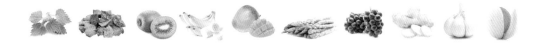

安東尼‧威廉　Anthony William　著

鄧捷文　譯

醫療靈媒

改變生命的食物

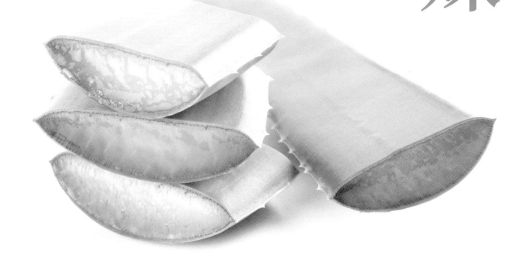

Medical Medium Life-Changing Foods: Save Yourself and the Ones You Love with the Hidden Healing Powers of Fruits & Vegetables

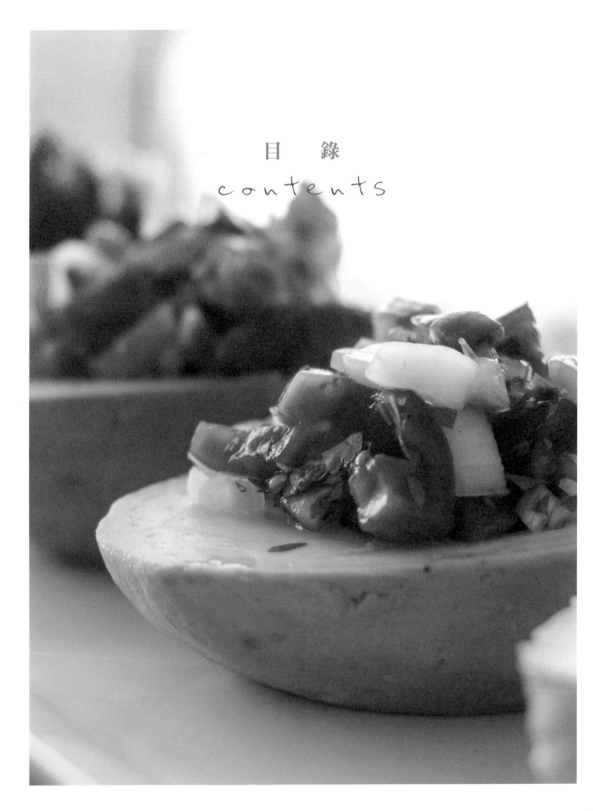

目　錄
contents

第 1 部
自灰燼中重生

✦ 現代人面臨的健康威脅　030

✦ 透過食物適應現代世界　046

✦ 滋養靈魂的食物　059

〈推薦序〉

第六感教你吃對食物

朱慧芳

　　吃，是維生的基本動機。吃什麼，除了來自習俗、文化、傳統、家庭之外，更重要的是來自生物直覺。甜的食物讓我們吃了開心，因為它可以直接成為身體燃料；苦的食物提醒我們要小心吃，因為它可能含有毒性。習慣把「吃什麼」交給廠商決定的現代人，未必能將味覺和燃料、毒性什麼的聯想在一起，但內在封印的生物直覺仍然會忠實地守護我們的身體，告訴我們什麼東西可以吃，什麼東西要小心吃。

　　但你可能會說，難道我打從心裡喜歡吃鹹酥雞、麻辣鍋，不也是生物直覺嗎？是的，儘管你吃再多東西，如果沒有吃到身體真正需要的全方位養分，就必須從少數幾樣慣於入口的東西當中，擠取一些些可能的高品質營養。也因此你好像吃得很多，卻常常不感到飽足，空乏的熱量和刺激的味道只是滿足口腔咀嚼的需求，身體卻長期處在飢餓狀態，甚至導致肥胖和各種病痛。

　　《醫療靈媒‧改變生命的食物》作者花了很多篇幅，苦口婆心解釋飲食與健康的關係，試圖打破慣性迷思的同時，娓娓向讀者訴說他本身遇到天啟之後的神蹟開竅，接著再用一對一的方式，直接告訴讀者特定蔬菜水果可以對治什麼樣的身體狀況。對於生物直覺還不夠敏銳的讀者，這是有效的參考資訊，不過我相信作者更想要傳達給讀者的是，只要把心神關注力從忙碌的日常轉置在自己的身體上，人人都能夠掌握那條繫著健康與食物之間的繩索。

　　一旦察覺了健康與食物的緊密關係，就好像得到了通關密碼，可以通往屬於你個人的健康之道。到那時候，讀者就不會因為書中介紹的是溫帶地區作物，不全然是熟悉的亞熱帶蔬果而感到隔閡。飲食是很個人化的事，健康卻有一定的原則可循，一旦重新找回自己的生物直覺，就如同隨時有「高靈」在身邊指導。這項特異功能在食安問題頻傳的現在，如安身立命的護身符，能讓你我常保安康。

　　吃，是維生的基本動機。但現在我們都知道，單單維生並不夠，更重要的是透過適當的食物提升生命的品質，才能達到長期的身心健康直至終老。如果這句話對讀者來說還是太玄的話，那麼，這本《醫療靈媒・改變生命的食物》你是非看不可了！

（本文作者為財團法人梧桐環境整合基金會執行長、環境健康飲食專欄作家）

〈推薦序〉

神創造食物，不只是要餵飽我們的肚子

AKASH 阿喀許

在我閱讀本書的同時，心裡忍不住不斷地說：「哦！真的嗎？」「嘿！很棒的提醒啊⋯⋯」

《醫療靈媒・改變生命的食物》不只是一般教你如何根據營養成分選擇食物的工具書，它的價值遠超過這個，你會從書中發現作者像食物之神一樣，把多種「平凡的」食物隱藏的情感助益與靈性教誨告訴我們：原來蘋果在我們感到孤單時可以帶給我們撫慰； 橙可以切斷憂鬱的心情；酪梨是世界上與母乳最相近的食物，能夠像母親的愛一般滋養你的靈魂；生長在極端環境的野生藍莓，其實是在壓力中成長茁壯的專家，它天生的智慧會探查你的身體，揪出潛在疾病，監控你的壓力與毒素濃度，最後找到治療你的最佳方法⋯⋯

本書深入介紹能改變生命的五十種食物，揭露每一種食物都有一套特別的療癒特性，並讓我們知道它們如何在讓身體恢復與療癒的同時，兼顧情感上的慰藉與靈性上的充實。

作者讓我們了解到，神創造食物，不只是要餵飽我們的肚子，同時要以你從未想像過的方式滋養我們的靈魂。

（本文作者為知名心靈導師、靈氣師父、AKASH 阿喀許心靈教育創辦人）

〈推薦序〉

協助身體轉化的健康食譜

CD 高靈＆ Asha

非常有趣實用的一本書！

通靈後，「身體」成了我首要探索的一大區塊。這本書來的機緣甚是巧合，在我準備出發去美國雪士達聖境旅行前兩天，我收到了方智出版社的來信，請我為《醫療靈媒 · 改變生命的食物》一書寫推薦序，當時也正好是我的高靈 CD 傳訊告知這趟旅行是我「身體轉化」的重要關鍵。我很樂意與大家分享與這本書同頻共振，並且可協助身體轉化的訊息。

首先，我想跟大家分享，我的身體處於與環境共振非常直接的敏感狀態，這環境若有過多的化學物質，我的身體馬上就會受影響；假如到食材用了過多殺蟲劑或農藥的不良餐館吃飯，我的腸胃會給我立即的反應，我的味覺也是，比如舌頭覺得微麻、苦澀。此時，我若因為便利而食用了這類食物，接下來就是身體不適引發的情緒，腸胃不適導致我的情緒沮喪、易怒。

CD 高靈會跟我說：「食物吃進肚子裡，要好幾小時消化，你小小的胃就會有幾小時的時間與你的太陽神經叢對抗。這部位的脈輪為了捍衛你隨興的胃口，將它轉化成情緒以便排毒！」

身體是跟情緒同步相應的，而情緒也是主導身體健康的重要關鍵。如果面對生活壓力的情緒會直接累積在身體各器官，而口中送進的食物也會以情緒模式儲存在各脈輪中，七個脈輪就是譜出我們氣場所有故事的七大器官，也是我們此生在這肉身的所有靈魂故事。簡單說，身體、情緒體、靈魂體同等重要。

出發前，當我收到這本書時，高靈微笑地請我馬上回應我非常樂意推薦此書，因為它是一本活生生的健康食譜，簡單、容易準備且實用。更巧的是，在雪士達接待我們的導遊正好是一位經驗豐富的蔬食大廚，每天三餐就

是吃有機與非常美味的各國料理。我必須說，這書就這麼神妙地出現在我眼前。為了印證書中提到的「四大尊者」食物，與含於其中的活水、礦物質成分，我在雪士達請我的高靈們可以放大數倍的方式將這些健康蔬果內化於我的身體細胞中，讓我體驗帶來的效益。

　　首先，祂們簡單地描述了我身體的健康狀態：台灣環境中過多的空氣汙染與擁擠急促的壓力使我的神經系統變得疲憊、衰弱。那幾天，我們幾乎餐餐都有花椰菜、青花菜（與書中提到的相同），而祂們也鼓勵我多喝當地雪士達山水源頭水，裡頭富含高頻潔淨能量與礦物質。十天下來，我接完訊息完全沒有之前耗弱的疲憊感，或是心悸、末梢神經發麻等副反應。旅途中我也問祂們，回台灣後沒有水源頭，沒有當地聖山產的有機食物，如何維持？

　　CD 這樣回應我：

　　「雪士達山是個頻率開放的神聖空間，當地環境汙染是台北新店山區的五分之一，台北市的十分之一。先前為何告訴你這是轉化身體的好時機，是因為身體細胞中有個趨光記憶，當有意識地帶著轉化的念力與聖地能量環境做整合，我們的細胞就會急速地進行排毒與療癒，加上冥想靜心與高靈們連結，帶有光能量的植物與水果就會是很棒的細胞守護使者，這時你的身體振動頻率已不同以往了。潔淨的空間創造了你的身心靈大整合，而這完美的整合即使你回到台灣都不至於像先前因環境的束縛而使身體呈現工作後的疲憊感，因為身體細胞已經與更高頻的神性自我相連了！這就是趨光性！但請持續維持健康飲食習慣。」

　　我又追問：「那沒去過聖地的台灣朋友如何更健康、更心靈自在？」

　　CD 說：「用誠意將食物轉化。環境若無法改變，可用正向力量使食物更充滿光，也可以借助台灣大自然的力量為自己做一個簡易閉關，食用有機食物或大量減少動物性攝取，此書中也有分享所有益於身體的食物。要在稠密的都市中維持健康，一週一次深度運動一到兩小時與親近大自然之外，靜心請求神性來訪與協助淨化都是很好的方式（書中也提到相同論點）。每三個月做一次腸胃排毒靜心也可協助破壞因子的釋放。」

　　回到家，我再度拾起這本書，安靜並感恩地與此書高靈連結。祂給了我下面幾句話：

生命如源頭的水，

流向你與大地。

體嘗此書的意涵，

也讓此書背後眾多神性的精神如泉水般湧向各位。

這裡只有祝願，

慈悲的心創造慈悲的身體，

慈悲的身體護佑著各個器官。

願光與你同在，

我會在每個你需要潔淨時守護著你，如同親臨過此書的神性聖殿般，

已在你的細胞儲存了記憶，

人類共存的趨光記憶。

（本文作者為身心靈作家，心悅人文空間創辦人之一，著有《星宇》《小奇奇幻之旅》，

天生有與高靈對話的天賦，近期剛完成雪士達聖山之旅）

〈推薦序〉

重新認識食物，重拾身體健康

薛維中

　　二十一世紀的人類，因為飲食、作息的違自然與意識的分裂，加上環境與氣候的劇變，生活中常常充斥著各式慢性病的風險。長期慢性病造成的重症患者，比例逐年攀升，以致國內醫院的病房總是人滿為患。至今已發展數百年的西方逆勢醫學，或許遺漏了某些環節，或許也正面臨需要重新思考發展方向的轉折點，對於其無法真正提供解決之道的疾病，也讓我們開始對食物、自然、作息、意識、氣候環境等與疾病之間的關連性有著不同以往的解讀與看法。

　　本書作者安東尼‧威廉對食物的看法與我們老祖宗曾經再三強調的「身土不二」其實是不謀而合的。他不僅教導我們「重新」認識野生藍莓、玫瑰果、白樺茸、椰棗與朝鮮薊這些能夠改變生命的食物，也提醒我們要更加重視礦物質、微量礦物質、酵素、輔酵素、植物性化合物與 omega 脂肪酸，甚至是膳食纖維等營養。而這些營養素有共同的特徵：它們都來自能夠「自然再生」的有機土壤。

　　「食療就是最好的醫藥」是西方世界流傳已久的一句話。《醫療靈媒‧改變生命的食物》這本書不僅讓我們有機會再度認識蔬菜、水果、藥草與香料、野生食物等對於身體健康的重要性，也讓我們理解它們對「情緒」的支持也有相當的影響力，並啟發我們的靈性與食物之間的內在連結。

　　讀完這本書，你（妳）一定會對「唯有正確餵養身體，才能重拾健康，才能察覺真正的心靈自我」這句話有更深的明白。當然，也更能堅信人類擁有與生俱來的「自癒力」，並全然地接納：身心的平衡與健康是我們豐盛人生的本來面目。

（本文作者為臉書社團「酮樂會」版主、整合身心健康研究與推廣者）

〈推薦序〉

聽見來自青草天使的呼喚

李大俠（李嘉梅）

　　我已經從事本土保健青草教學多年，常常被認識與不認識青草的學生或朋友詢問：「為什麼會想要學習本土保健青草？」我剛開始是這樣回答的：「從小就喜歡植物的我因緣際會之下一頭鑽進青草的世界，也在因緣俱足之下開始教綠活青草課。」但隨著時間慢慢過去，我的內心有了更確切的聲音告訴我，身為一個青草師，不單單是青草召喚我，我也在呼喚青草，可以說在一邊教授青草課的同時，也在一邊用青草療癒我的身體及情緒，並讓我更有能量去面對變幻莫測的世界與生命。我真是一個幸福的青草師！

　　閱讀安東尼・威廉的《醫療靈媒・改變生命的食物》，從第一頁開始我就被他驚人的標題「自灰燼中重生」嚇住了，原來有人用這麼特別的角度去看待我們已經熟悉的世界，卻又能提出柳暗花明又一村的見解：「透過食物適應現代世界」，這正是我平常對待危機的不變態度：山不轉路轉，與危機共處，自我調適。特別是在〈滋養靈魂的食物〉那一章看到從事園藝可以是富有變化的靜心方法，也是與大地之母建立連繫以療癒靈魂、淨化靈魂的方式──賓果！我內心的共鳴讓我衝動地想與安東尼・威廉先生擊掌說：「好樣的，你真是說出了我的心裡話！」

　　當台灣的青草師遇到西洋的醫療靈媒，我只能說又打開了新的眼界。本土保健青草與本書提到的四大尊者食物（水果、蔬菜、藥草與香料、野生食物）在保健養生的功效助益上有異曲同工之妙。我很認同「讀者讀完這本書就多了五十位新朋友，了解從土裡長出來的食物是神賜予我們、用來拯救人類的禮物」，這珍貴的禮物正與我常說的「認識身邊草，處處都是寶」不謀而合，也讓我對本土的青草懷抱滿滿的信心，同時更加激勵我需要學習的東西還太多太多了！

當然，身為本土保健青草師，我必須謙卑地說，針對書中整理的五十種改變生命的食物，能夠具體而微地介紹有何疾病、症狀時適合食用，能夠獲得哪些情緒上的支持、靈性上的啟發，以及巧妙介紹食用的小祕訣與怎麼吃的創意食譜，在在讓我非常佩服西洋的醫療靈媒能夠理性兼具感性地揭露如何在身體恢復療癒的同時，兼顧情感上的慰藉與靈性上的充實，這些寶貴知識正是我未來推廣本土保健青草的理想典範。沒錯，一個好的青草師應該照顧到植物之於人的身心靈層面，才能創造改變生命的食物所追求的神奇功效，以及為使用者生命帶來的奇蹟。

記得我常問學生：「青草、雜草、野草、藥草有什麼分別？」其實沒有分別，端看你的認識與知識有多少。認識以後，雜草變藥草，野草變野菜。所以我們一定要謙卑地看待周遭的一草一木，放下人類為萬物之靈的迷思，因為生長在大地中的四大尊者遠比你所理解的更加神聖與強大。它們和大自然的力量緊密連結，使人體機能正常運作，更蘊含來自大地之母的智慧，而這些正是自我調適迫切需要的。感應你身體需要的正能量，虛心接受改變生命天使的奇蹟來到你身邊。

在此由衷感謝讓我與安東尼・威廉相遇的謝無愁老師與方智出版社！

（本文作者為青草師）

〈推薦序〉

讓你眞正利用食物優點改變生命的飲食指南

克莉絲汀・諾瑟普

　　幾年前，我在賀書屋出版集團的活動上認識安東尼・威廉，這位謙虛又務實的療癒者改變了我的生活──包括我食用食物的方式，以及對大地母親之上所有生命的觀點。

　　你或許知道，安東尼從小就與高靈共事，這項天賦使他成爲散播資訊的渠道，而這些資訊對現今科學而言遙不可及；這項天賦讓他得以看見地球上受苦的大衆，並對他們伸出援手。他教導我們透過攝取大地母親提供的水果與蔬菜，將她與大自然的智慧以美味又健康的方式引導至我們體內。

　　《醫療靈媒・改變生命的食物》說的不只是「多吃蔬菜水果」，這句話往往會剝奪飲食的愉悅與樂趣。傳統的養生建議總是在你想吃披薩時告訴你「應該」吃什麼才對，但這本書裡沒有這類批判，沒有羞辱，也不會扮演食物警察的角色；相反地，這是一本令人愉快的使用手冊，告訴你如何將土壤中那些神的恩賜裡蘊含的生命力，以美味、健康、充滿喜悅的方式帶回我們的生命之中。

　　安東尼透過高靈，將賜予生命的魔法帶回蔬菜水果這個主題上，讓攝取蔬果這件事成爲昇華的覺知體驗，開始在各個層次上改變你──在身體、心智、靈性層次。讓我舉個例子，當他告訴我們要吃野生藍莓時，並非只談到這種美味食物中的抗氧化成分，雖然它們確實相當強而有力（有許多科學研究可以佐證），但安東尼也會談到這種莓果在極端環境中成長茁壯時，被裝滿了令人訝異的求生能量。野生的緬因州藍莓灌木儘管定期會被焚燒，整個冬天還必須緊緊抓住結凍的岩石，但依然能夠生存下來，且每年都產出大量的甜美莓果。當你吃下野生藍莓時，就等於將那些特質──面對重重難關仍不屈不撓的驚人生命力──帶進身體裡。高靈稱野生藍莓爲重生食物，看看

它有多強大！

　　現在來談談不起眼又常受人批評的馬鈴薯吧。高靈告訴我們，覺得漫無目的或茫然時，馬鈴薯能提供我們堅實的力量基礎，部分原因是它有能力從土壤中汲取高濃度的主要與微量營養素。馬鈴薯體現了接地與穩定的特質，也提醒我們具備隱藏的天賦，也就是我們那些像馬鈴薯一樣被埋在土裡的面向。此外，我們也不再需要將馬鈴薯視為令人發胖的「白色食物」，而避之唯恐不及──只要了解如何利用馬鈴薯的優點，它自然也會發揮所長。遇見安東尼之前，我已經幾十年不吃馬鈴薯了，現在它卻成為我日常飲食的一部分。馬鈴薯重回我的懷抱，而且我完全沒變胖！

　　閱讀這本書時，你會開始以嶄新的觀點看待蔬菜水果，會發現自己對莓果、洋蔥、椰子、香蕉，以及大地母親提供的所有餽贈抱持興奮與感恩的心情。現代醫學之父希波克拉底說過：「汝之食即汝之藥，汝之藥為汝之食。」

　　但在今天的速食世界中，你該如何得知什麼疾病該吃什麼食物？食物又怎麼變成藥物？這正是本書在我閱讀的諸多飲食著作中鶴立雞群的原因。針對書中列出的所有食物，從西洋梨到西洋芹，以及其他食材，本書都列舉了該蔬菜或水果可以幫助緩解的疾病和症狀。但不只如此，每一種蔬菜或水果在被你吃下肚時，都能在情緒與靈性層面發揮特定的支持作用。而且，本書還提供了簡單、美味的料理食譜。

　　此外，本書也探討了數十年來讓許多人困惑不已的各種飲食風潮與迷思，包括水果恐懼症（我本人就深受其害）。因為水果滋味甜美，我們總是把水果中的糖分與其他造成肥胖與健康問題的「壞」糖混為一談，但水果並不一樣，多多益善。自從在飲食中加入更多美味的水果後，我對甜點（例如糖果、餅乾）的口欲幾乎煙消雲散。透過攝取椰棗、莓果、新鮮柳橙與香蕉，我進入了全新的甜蜜世界。說實在的，真的很神奇。

　　當你依循本書的引導，採買與烹調都有了新的意義，因為蔬菜或水果的靈開始與你對話，並在你的身體與生命中運作。你開始真正感受到大自然的支持，你某個深層的、原始的部分開始甦醒。此外，你也透過學習直接與改變生命且負責食物供應的天使合作，而與不可見的助力連結。天使們提高蔬菜與水果的營養價值、保護授粉者、促進每顆蘋果與每片萵苣葉及萬物生長、協助將食物帶給飢餓之人、抵擋基因改造食物的製造、協助並支持有機

食物運動，甚至影響天氣型態。知道這些眞是讓人鬆了一大口氣。

　　閱讀本書並汲取蔬菜水果的情緒與靈性力量，如同服下效用卓越的良藥，會開始感覺與支持萬物的母親，也就是大地合而爲一；而與天使的國度接軌時，我們也開始感覺與天堂合一。希望與生命力開始流回我們身上，並流經我們。

　　親愛的朋友，這番感受好似回到人間天堂。

（本文作者爲醫學博士）

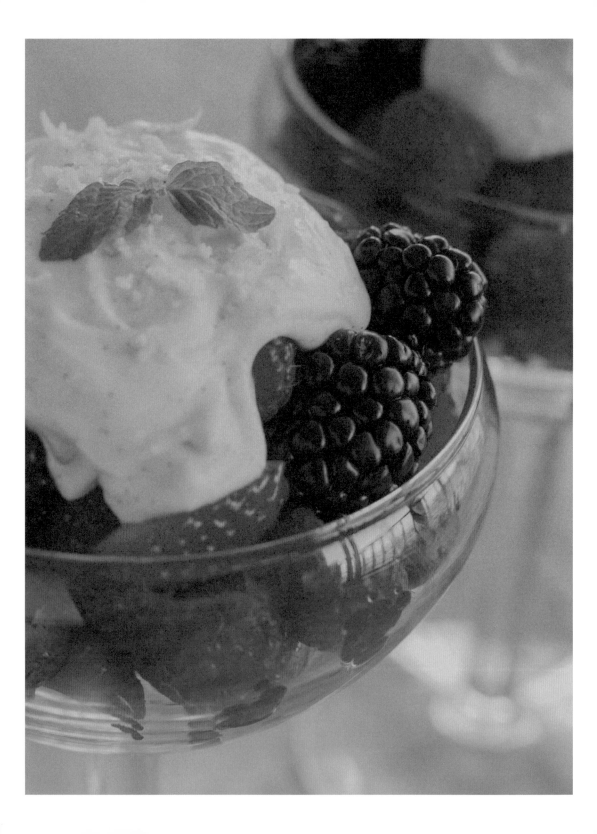

〈前言〉

重新看見植物性食物眞正的價値

　　很小的時候，旁人就教你要萬事小心。嬰兒時期，照顧者會在你將手伸向插頭或銳利的罐頭邊緣時，將你的手拉走；在你第一次試著靠自己的雙腳站立時，爸媽會扶著你的腰。類似情景不斷上演：媽媽提醒你晚餐前要洗手、老師責備你不該在走廊上奔跑、叔叔要你一定得戴上安全帽才能騎腳踏車。身爲孩童，假如一切行爲都以「應該如此」爲原則，我們就被監督我們一舉一動、凡事以我們的安全爲優先的大人圍繞。那些大人事事小心，也教導我們要萬事留意。

　　隨著年齡增長，我們內化了這些教誨。買第一輛車時，會優先考慮安全性：車上有好的安全氣囊嗎？刹車功能是否正常？考慮要念哪所大學時，會問問自己：在校園裡覺不覺得安全？教授是否眞的關心學生？到了某個階段，這份擔憂會往外擴展：我們可能會結識另一半，而他／她的安全突然也進入我們擔心的範圍。我們和伴侶一起計畫未來，並將彼此的人身、財務與情緒安全列爲優先考量。

　　假如有了孩子，我們就會回到起點，只不過立場不同了──這次是由我們灌輸種種教誨。有些是流傳幾世紀的訓誡，例如過馬路時要牽手；有些則是我們生活的時代獨有的，例如網路安全。最後，我們可能會成爲祖父母，到時又得照看另一個世代的孩子；同時，當父母逐漸變老，我們也會成爲他們的照顧者。我們總是在彼此照料。

　　安全考量永無止境：在夜裡將門上鎖、買保險、裝設警報系統；跟著流行嘗試不同的飲食法來預防心臟病、癌症與糖尿病；隨著世界上的威脅日漸

增多，進行就地避難演練，架設金屬探測門。大家都習慣生活在準則與規範之下，因為安全是一切的底線。我們知道若失去安全，自己就會滅亡。

　　本書探討的則是完全不同層次的安全，我們甚至不知道自己需要這種安全，卻比任何時候都需要它。我說的是**健康安全**——換言之，就是生存。在學習適應時代變遷的路上，沒有人知道要傳授我們這些教誨，因為即使擁有已知的一切，還是有更多知識等著我們去發掘。

⚘ 讓飲食跳脫以往的理解框架

　　現今的營養資訊——關於心臟病、癌症、糖尿病、自體免疫疾病、阿茲海默症等駭人疾病的背後成因與治療方法——都局限在框架裡。框架讓我們有安全感，讓一切看似都在掌握之中，而且是可控制的。

　　然而，這其實是場騙局。人們的安全遭受的威脅是無法預料的，任何對付過零時差電腦病毒的資訊工程師，或者曾被召集前往槍手隨機攻擊現場的緊急應變人員都能證實這一點。安全威脅可不會被限制在某個框框裡，所以我們的思維也不該受到局限。為了保護自身健康，必須跳脫到已知一切的範圍之外去思考。

　　真正能夠保護自己的方法，就是攝取本書介紹的食物。

　　我已經聽到有人在質疑了：「最好是啦，安東尼。蔬菜水果？還真是有創意。」先別朝我丟爛番茄，我說的可不是以往那些陳腔濫調。別把大啖蔬菜水果當成科學家在發現其中足以拯救地球的強大威力後，讓人們拿來裝模作樣的癖好。這些食物確實強而有力，其蘊含的足以改變生命的強大力量，屬於人們未曾發現的層次。

　　我們忽略了植物性食物的真正價值，把攝取蔬果當成受罪，是小時候接受的訓誡，現在既然長大了就可以擺脫它們。有時聽人說要避開十字花科蔬菜、茄科植物與水果，有時又有人拿蔬菜、水果與藥草的各種優點來說服我們，卻不知道如何發揮它們的好處。人們對食物的各種看法雜亂無章，又在諸多局限之中實踐這些觀點，以致限制了保護自己遠離健康威脅的能力，而且現今存在的健康威脅比以往有過之無不及，讓我們比過去更需要預防措施。

　　本書提供的資訊打破了目前對「營養」這件事的理解框架，因為這些食

物會影響你身心安康的每個面向。不僅告訴你要攝取葉黃素來保養眼睛，或者攝取鈣質來保護骨骼——沒錯，這些確實是保護健康的重要觀點，卻只是起點——書中還談到無花果一次要吃九顆才能發揮最大效益，將馬鈴薯納入日常飲食以發掘你真正的特質，長途旅行時包一顆椰棗當護身符可以讓你一路上都能找到食物，並且探究為什麼焦慮、結腸炎、失智症等疾病都以前所未有的速度在人群中蔓延，以及如何利用這些改變生命的食物來保護自己免受傷害。

　　這些來自「高靈」的資訊往往超前現代科學，所以比方說，當你在書中讀到洋蔥有助減輕口臭，而不是導致口臭時，你應該找不到哪份科學研究或哪位健康照護專家會提出相同說法，因為還沒有人知道這件事。高靈了解你沒有數十年可以等待科學研究找出這些答案。你還想在不知道西洋芹汁是最佳助消化劑的狀況下繼續忍受胃痛折磨二十年嗎？不，你必須立刻接觸這些洞見，好讓自己有更美好的感受，並享受人生。

　　如果你在書裡看到似曾相識的資訊——例如酪梨與母乳極為類似——別忘了我在超過二十五年的歲月中曾與數萬人分享健康資訊，當他們再與其他人分享時，某些觀點就會傳遞給更廣大的群眾。此外，高靈樂於向科學家在食物與健康領域的發現，以及從古流傳至今的健康智慧致敬，所以你也會在書中看到與主流健康知識呼應的資訊。而正如我所言，高靈總會將知識帶到另一個層次。比方說，沒錯，大家都知道野生藍莓含有極豐富的抗氧化物，但大家並不知道，野生藍莓是重生食物，能夠在一切看似回天乏術時，使我們重獲新生。

　　這一切都歸結到你需要發掘些什麼，以發揮自己最大的潛能。人類花了大把心血探尋關於身體與心理層面的健康、安全、保護與啟發的答案，而我可以告訴你，這些答案一直以來都藏在市場中陳列各種農產品的走道上。

❧ 超前當代科學研究的健康真相

　　認識我的人都知道，我的資訊來自高靈。在我四歲時，某個自稱「最高的靈」的聲音叫我在家族聚餐時宣布奶奶有肺癌，當時的我連「肺癌」是什麼都不知道，還是轉達了這個消息，而醫學檢驗很快就證實此事。

　　這就是我獲得畢生天賦的開端——雖然有時我並不覺得這是天賦。高靈說的話持續傳到我耳中，把周遭所有人的症狀都告訴我。除此之外，高靈也在我小時候就教我用眼睛掃描人體，就像是增強的磁振造影掃描，可以揭露任何阻塞、感染、病灶、過往問題，甚至靈魂裂痕。

　　這代表我一直將注意力放在他人承受的折磨上。世界上有太多人受病痛所苦，數量遠比我們在新聞上看到的更多。許多人患有隱藏的流行病，面對極度疲勞、腦霧、疼痛、頭暈等症狀，卻不知道原因何在。也有些人看到可怕的診斷結果後，失去了對生命的希望。生病的人常常受病痛折磨多年，卻遍尋不著答案，最後覺得這些病痛某種程度上是自己造成的。

　　我的工作是揭露關於健康的真相，提供醫學尚未發現的解答，並將訊息傳達給普羅大眾，讓你知道健康出問題的原因不在你身上，而且你可以好起來。我的工作是教大家保護自己與心愛的人，不受現代世界危害——人們甚至可能沒有察覺那些危害存在。一開始，我只跟受疾病所苦、迫切需要幫助的人，以及需要協助以解決棘手病例的醫生進行一對一交流，但高靈告訴我是時候了，應該讓更多人知道這些關於療癒的洞見，因而催生出我的廣播節目、書籍與現場活動（使我得以提供火花，為所有聽眾點亮療癒之光）。我唯一的生存之道，就是確保你接收到高靈提供的重要資訊。

　　你在書中找不到引述自科學研究的內容，因為我寫在書裡的一切都是來自高靈。你在其他地方讀到的科學研究已經夠多了，而且很可能在過程中充滿困惑，懷疑那些相互矛盾的主張到底有哪一個可以相信。我在此分享的資訊，並非是在一個人人都有看法的世界再添上一種見解，而是真相。高靈想要帶你超脫困惑之海，在你不確定可以相信哪一種理論時，提供你清楚的答案，並分享超前現今研究數十年的健康資訊。

　　這是因為高靈是「慈悲」這個詞活生生的本體，這個「慈悲之靈」就是神對人類的慈悲的展現。我是個平凡人，只是剛好聽得見高靈清晰又明確的聲音，就像有朋友站在我身旁說話一樣。我接收並傳達的訊息全來自這慈悲之音，表達了對人類最深刻的關懷與同理心。不是我選擇了這份天賦，它是被選給我的，而且我本人無足輕重，提供答案的不是我，是高靈。我得以幫助數萬人療癒的唯一原因，是高靈提供了資訊。高靈提供訊息，所以**你**才能獲得幫助。一切都是關於你和你的健康，到頭來，這才是最重要的。

⊱ 高靈當你的靠山

　　如果上網搜尋「全世界海拔最高的山是哪一座」，你會得到一份搜尋結果清單，告訴你答案是聖母峰，而且有些網站會告訴你，假如你問的是「身高」最高的山，它們可以將你導向正確的地方。如果搜尋的是「如何從紐約到加州」，你會得到廉價航班、開車指南與確切里程數等結果。這些搜尋的共同點在於，它們的問題落在已經探索完成的領域，因此可以給你正確答案。

　　那麼，假如搜尋「阿茲海默症的病因是什麼」呢？你會得到大雜燴，有些網站說病因未知，有些則會列出可能的原因與危險因子，還有少數網站會提供治療方法。然而，沒有哪個網站會將你引導到能針對「爲什麼這個殘忍的病會使我們失去心愛的人」之類的選擇問句提供正確解答的搜尋結果，因爲這是未經探索的領域。搜尋結果不會給你明確的方向，而是帶你繞圈圈、走進死胡同。我稱這些爲「非結果」「非眞相」「非智慧」。若堅持不懈，你可能會發現一些正在一片荒蕪中成形的道路開端，這些路總有一天會帶我們找到眞相，但目前言之過早。在慢性健康問題相關的搜尋中，你就是找不到確切答案。

　　你可能想問我：「你憑什麼這麼說？」我無意蔑視科學或每天爲病患而戰的眾多健康照護專家，對於醫學和其他療癒技術，我只有深切的欽佩之意，我完全認同科學。高靈單純希望我讓你察覺，至今的科學發現中遺漏了某個環節。光是在美國就有超過兩億人生病或出現難解症狀，這些人就是證明。臥病在床的母親不知道問題所在，卻因爲太過疲勞無法照顧孩子，而著急不已地想知道如何恢復健康，就足以支持我的論點。問問她醫學找到答案了沒有。

　　誰都不想要疾病纏身。我們生活在一個積極正向的時代，因爲我們都能感受到現今的世界出了問題，所以試著讓自己保持正向，鼓勵彼此要選擇喜悅而非絕望，要尋求智慧與啓發，才不會在旅程中被拋下。這是一場很有影響力的運動，但同時我們也必須留意，保持正向不應成爲我們拒絕面對眞相的理由。

　　我發現當人們對難解疾病的流行提出質疑，或表示誤診問題並不普遍，或認爲他們聽到的那些艱澀難懂的症狀名稱就是答案時 —— 亦即認爲現狀很

合理時——通常代表他們未曾遭受眞正的健康威脅。他們也許偶爾會頭痛、會患上普通感冒、會有泌尿道感染問題（他們甚至不覺得這是一種眞正的病），或者甚至骨折（骨折的原因與療程都很明顯），但除此之外沒什麼毛病。我不是說這些人某種程度上藉由不相信疾病存在來保護自己不生病，而是他們運氣好，並未暴露在讓其他人病倒的因子之中（我們會在書裡探究這些因子），所以疾病看起來像「別人的」經驗，與他們無關，彷彿抱持正確的態度就能避免生病。

我們不能假裝非眞相不只是假設，不能假裝生病的人並非眞的生病，不能假裝如果不採取我在本書談到的正確預防措施，我們並不會落入相同的命運。我不能傳遞沒有價值的東西，那是不尊重身爲讀者、身爲人類、身爲這個星球上另一個靈魂的你。在啓蒙之前，任何人都必須如實地看待這個世界。智慧是以眞相爲基礎。

而眞相是：除了壓力與現今繁忙的生活步調之外，我們正面臨我稱爲「四大病根」的一組有害汙染物與病原體（接下來那一章會詳細說明）。假如你正遭遇健康危機，假如你正苦於失眠、胃痛、眩暈、喜怒無常、腦霧、記憶力衰退、脹氣、疲勞、強迫思想或今日常見的其他任何問題，責任不在你身上。高靈要你了解，這些不是你造成的。你的健康問題並不是你透過負面思維吸引或顯化而來。如果你一直在承受病苦，那不是你的想像，也不是你的錯。在所有病例中，只有不到 0.25% 是眞正源於「心理作用」——就算是那樣，讓一個人引發自身症狀的，通常也是大腦中某個由四大病根或眞實情緒創傷造成的潛在問題。

除了承認外部來源是慢性病流行的幕後黑手之外，你還必須了解神賦予你的健康權利。這些是你與生俱來的，即使你不知道它們存在，你仍然擁有這些權利：你有權健康，你有權擁有平靜的心智，你有權獲得可恢復精力的優質睡眠，你有權免於痛苦，你有權從疾病中痊癒，你有權預防患病，你有權調適並成長茁壯。永遠沒有人能從你手中剝奪這些權利，它們一輩子都是你的。

高靈的任務是確保你了解如何保護這些權利。這無關規則、評判或懲罰，高靈不是什麼宇宙糾察隊，不會因爲你沒有遵守規定程序就記你一支缺點。說到底，那有什麼好處？只會將你局限在框架裡，奪走你的自由感，讓

你覺得比現在更糟。

高靈其實比較像貼身保鑣，首要任務是讓你平安無恙地走過這一生。不是在你犯錯時拍你一下，而是要讓你逐漸認識自己的價值。你與任何一個身旁有隨扈圍繞的大人物同樣重要，而保護你的其中一種方式，就是指出對你的平靜與安全造成威脅的事物，並告訴你如何擺脫那些威脅。我們到目前爲止學到的規則並不夠。

身爲高靈麾下護衛隊的一員，我有責任分享足以幫助你保護自己與兒孫的先進資訊。這些是給新時代的課題，是本來不該是祕密的祕密。是時候去汲取原本就屬於你的智慧了。

❧ 這本書想告訴你的事

購買大型用具時，通常都會拿到一本使用手冊吧？這些使用手冊的內容其實都不完整。假設你買了一輛新的越野車，無論使用手冊中寫了哪些安全須知，只要路上突然出現障礙物，你還是很可能會受傷。使用手冊不會告訴你：「遇到路面結冰，又有狐狸從樹林裡衝出來使你分心，以致車子打滑時，請這麼做。」

同樣地，目前所有關於如何度過健康危機的資訊也都不完整。並不是有誰隱瞞了什麼訊息，只是因爲醫學界尚未弄清楚疲勞、腦霧及各種慢性病不斷危害廣大群衆的根本原因。

本書的目的是盡可能收錄更爲眞實、詳細且可用的健康資訊，提醒你在邁向健康之路上可能打滑的路段與使你分心的危險事物。本書希望你學得愈多愈好，這樣你才不會摔下越野車。

在第一部「自灰燼中重生」裡，我會幫你上一堂速成課，以了解我們是如何來到健康歷史中的此時此刻，以及該怎麼面對當下的課題。第一章〈現代人面臨的健康威脅〉介紹了危害健康的四大病根及其他主要危險因子；接下來是〈透過食物適應現代世界〉，這一章說明了各種改變生命的食物爲何是解決辦法；而第一部的最後一章〈滋養靈魂的食物〉則探討了食物的情緒與靈性層面——包括爲何我們不必將撫慰食物拒於門外。

以上是入門課程，接著就進入第二部「食物中的四大尊者」，這是本

書的核心，你能在此找到高靈提供的、關於地球上五十種最能帶來轉化的食物的菁華資訊（這些食物分成水果、蔬菜、藥草與香料，以及野生食物四大類）。**針對每一種食物，你可以知道它對健康的功效、有助緩解的疾病與症狀、在情緒層面的助益、提供的靈性啓發，以及善用該食物的訣竅。**這些內容並非無所不包地告訴你這五十種食物的所有相關細節，否則每種食物都能聊上一整本書；應該說，這些是高靈分享的、關於每一種食物最重要的資訊，讓你讀完這本書就多了五十位新朋友。

此外，我也針對每種食物提供一道食譜，因爲我發現許多人對於蔬菜水果怎麼吃沒什麼想像力，搭配食用的往往是大家習慣一起吃的單調食材。除了用來路不明的油來炸薯條，或者堆上酸奶油與培根之外，馬鈴薯還能怎麼吃？答案就在第 204 頁。

在你明白各種改變生命的食物可以提供的好處之後，本書就來到第三部：「擁抱眞相，保護自己」。我在這裡分享了更多如何順利航行於現今世界的祕密，你可以找到水果與生育力的關連、應該避開的飲食風潮與食物，以及我鍾愛的主題之一：照料我們、改變生命的天使。

☙ 相信食物的療癒力量

我知道你一定曾在健康領域中覺得困惑不已，也確信你曾搞不清楚到底是要相信青花菜會造成甲狀腺腫大這個（錯誤）主張，或者吃青花菜能消除黃斑部病變的說法（答案：放心吃青花菜吧）。此外，你或許也懷疑過，感冒時是不是先不要喝柳橙汁，因爲其中的糖分據說會餵養病毒，或者應該繼續喝，因爲維生素 C 會增強免疫系統（答案：繼續喝柳橙汁吧）。實在有太多謠傳、太多互相矛盾的說法、太多讓人搞不清楚的訊息、太多五花八門的風潮，令人無所適從。要不是有高靈的聲音在引導，我根本不知道該相信什麼。

我一直堅定不移的原因是：答案確實存在。這個世界上有某樣事物是你可以緊緊抓住的，那就是來自高靈的資訊。它不會像沙子一樣從你的指縫流瀉，只要依循書中來自高靈的建議，你的生命就會改變，而且是極大幅度地變好。我一次又一次在來找我的人身上見證這一點，而高靈總是會提到食物

的神聖療癒力量。

　　你可以做到，你可以和注定要成爲的自己建立連結。你會需要忘掉以往聽說的一切，也需要習慣新觀點，而你最需要的，是信任。

　　我很清楚要說服別人相信你分享的資訊時，最糟糕的方法是說「相信我」。信任的建立需要時間，你不會在第一次靠近某匹馬時，就跳上馬背疾馳而去──尤其如果你還聽說那匹馬很難對付。相反地，你會循序漸進地培養你與馬兒之間的信任關係。

　　同樣地，假如你曾經懷疑蔬菜水果是否眞的具備可以帶來轉化的特質，就不可能在讀過書的隔天立刻改變飲食習慣。我們都知道要謹愼付出自己的信任。

　　所以，我要邀請你閱讀這本書，並思考書中的訊息。我想請你留意，在你了解從土裡長出來的食物是神賜予我們、用來拯救人類的禮物時，心中有何感受。與那份感受共處，如同花時間與一匹馬培養感情，撫摸其鬃毛，感受牠的眞實本質。

　　不久之後，我希望你會豁然開朗，會發現有個神聖又慈愛的力量一直看顧著你，引領你來到生命的這一刻──這次，你終於可以爬到那匹白馬的背上，讓牠載著你奔馳到比你所能想像更遠的地方。

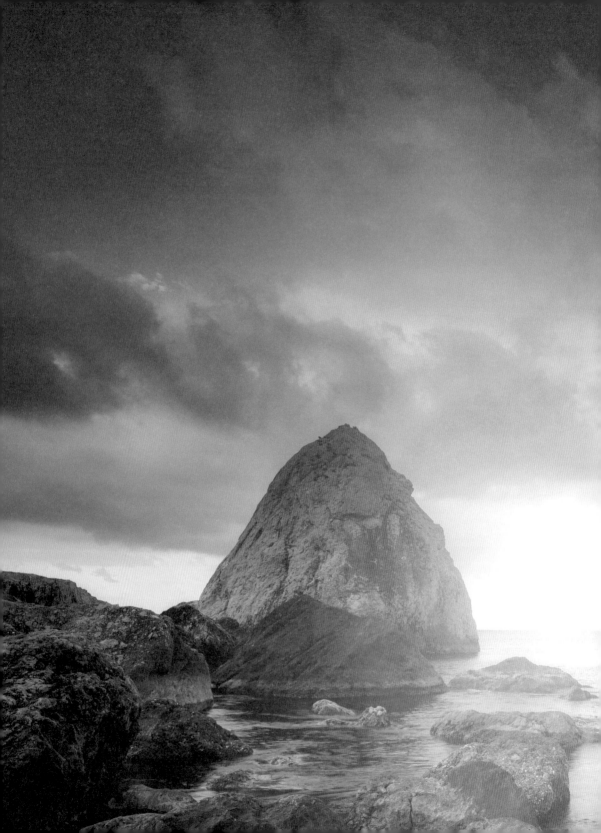

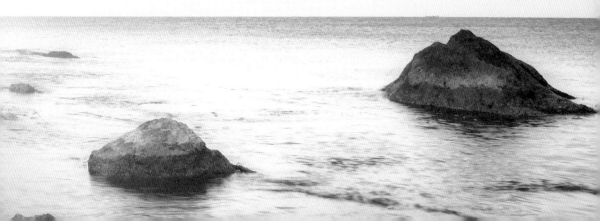

第1部
自灰燼中重生

現代人面臨的健康威脅

　　現今世界充斥著恐懼，尤其是談到健康的時候。我們害怕癌症、阿茲海默症、萊姆病、多發性硬化症、不孕、糖尿病與肌肉萎縮性脊髓側索硬化症；我們害怕失去生命力，怕無法發揮最佳表現，怕被拋在後面，怕承受痛苦，怕錯失生命；我們害怕那些無法解釋、讓許多人感到迷惘與絕望的症狀；我們半夜躺著無法入眠，擔心可怕的疾病會帶走孩子、父母、朋友與伴侶。或者說，我們無法接受現狀。

　　我不會告訴你重點在導正你的心，不會告訴你真正的問題是恐懼，假如你能控制恐懼，一切就沒問題，因為事實上，我們的恐懼是有道理的。人類的健康比以往任何時候更脆弱，慢性病已成為現在最普遍的問題。遭受慢性病折磨的人數破了紀錄，除了第一段列出的疾病，還有類風濕性關節炎、慢性疲勞症候群、甲狀腺疾病、纖維肌痛症、注意力不足過動症、自閉症、自體免疫疾病、克隆氏症、結腸炎、大腸激躁症、失眠、憂鬱症、強迫症、偏頭痛──而且都找不到原因。人們出現疲勞、體重增加、疼痛、腦霧、神經痛、皮膚問題、麻木、消化不良、體溫波動、心悸、眩暈、耳鳴、肌肉無力、落髮、記憶力衰退、焦慮等狀況，然後去看醫生，卻得不到明確的答案，通常只換來荷爾蒙失調或缺乏維生素 D 之類的說法，沒什麼幫助。這些人被排除在人生的賽場外，被迫放棄自己的夢想，以單純對付「活下去」這件事。有時，他們就這麼敗下陣來。

　　我們正面對**難解疾病蔓延**的現象。難解疾病指的是無從解釋的健康問題，而且多得數不清。光在美國就有超過兩億人罹患難解疾病，醫學界為各種疾病冠上的名字，例如橋本氏甲狀腺炎、糖尿病神經病變、全身性勞作不

耐受症之類的，可能讓你以爲科學已經找到相關解釋。別被騙了，癌症與其他慢性病仍然是主要的醫學謎題。

這不是在批判醫療機構，醫學界（我指的是另類醫學、正統醫學、功能醫學與整合醫學）中的每個人都是英雄。我愛醫生！沒有醫生，我們可能就此滅亡，他們是現代某些重大發現的幕後推手。醫生們盡其所能地善用手上的資訊，只不過，醫學研究卻將他們蒙在鼓裡，讓他們不知道那些難解疾病與症狀到底是怎麼回事。因此，過去幾十年來，我們在這個領域依然停滯不前，某些發展與洞見落得被人遺忘、被人埋葬、資金短缺，甚至遭人隱瞞的下場。

隨著時間過去，我們已經看不見了。沒人有機會得知眞相，因爲我們是以舊的慢性病理論爲基礎在努力。醫界的領頭羊是醫療產業的機器人，他們其實別無選擇，被迫接受這些過時又受到誤導的理論。跟隨在後的是得不到更優質資訊的人，而最終，他們一起跌入黑暗與死亡的深淵，結果受苦的還是普羅大眾。這聽起來可能很刺耳，但唯有如此才能讓你有所覺知。事實上，數十年來人們一直在受苦，因爲有太多疾病的成因與療法都懸而未明或遭受誤解。假如不敞開心胸、備足知識並保護自己，我們也會被誤導而受傷。

若你想拯救自己與心愛之人免於這般命運，就必須了解眞相，這是中止磨難與恐懼循環的唯一方法，也是我寫這本書的原因。

⚕ 了解真相才能拯救自己的生命

探討眞相有時並不容易，以個人生活爲例：如果你有某種明知對自己沒有任何好處的行爲模式或固習，你會停止做那件事，並且正視它，或是會本能地一再重複去做，假裝什麼問題都沒有？這種「否認」也發生在醫學界，而且規模大多了：我們都能感覺到，這個世界在健康問題方面出了差錯，因爲有數十億人都受疾病所苦，而在人類歷史上，我們偶爾會碰巧發現人們受苦的原因，例如一度備受推崇的殺蟲劑雙對氯苯基三氯乙烷（也就是DDT），半世紀前被揭發會造成大眾健康浩劫，還有曾經是夢幻療法的汞，已經被視爲劇毒很久了，但你想得到，汽車後照鏡裡就含有這兩種成分嗎？

我們無法輕易擺脫過去。DDT仍然存在我們的環境與身體裡，至今依舊

造成疾病，即使在禁用 DDT 很久後才出生的人同樣受到影響；使用歷史長達數千年的汞，持續在現今的世代之間循環。醫學研究尚未發現的許多危險因子如今仍在折磨我們，這只不過是其中兩個例子（稍後我會介紹更多）。在我們拿出放大鏡檢視過去發生的一切之前，歷史會持續存在，並不斷重演。自欺欺人地宣稱糟糕的時代已經結束，我們永遠不會進步。

如同宣稱人類現在活得更久、更健康不會讓我們進步一樣，那只是假象，因為全球總人口數大幅增加。與此同時，人口成長幅度已經到達顛峰。到現在的安養院走一趟，你會發現高齡九十、一百歲的居住者人數比三十年前少，且住進安養院的人年齡逐漸下滑。距今二十年後，這種轉變會更加明顯，你會聽說、會讀到人類壽命的巨大變化。綜觀而言，嬰兒潮世代比他們的父母輩面臨更多足以威脅生命的健康問題。即使拯救生命的科技日新月異，人的壽命卻不增反減，而對那些年邁的長者來說，活得更久不代表活得健康。雖然藥物與手術在某些情況下可以延長壽命，卻可能伴隨著延長折磨的代價。

新聞報導是否曾讓你擔憂人口過剩的問題？這並非真正的問題所在，我們面對的問題反而是無法讓人口持續成長。眼前的現實十分嚴酷：人的壽命愈來愈短，難解的不孕症阻礙新生命到來，愈來愈多疾病正在影響愈來愈多人。

乳癌就是這種近年來讓所有人提高警覺的疾病。有些女性接受基因檢測，並在檢測出 BRCA1 或 BRCA2 基因突變時，選擇接受雙邊乳房切除術。這種擔憂是有根據的：在三十年內，所有女性新生兒幾乎一定都會罹患乳癌，除非她知道如何保護自己。

這就是為什麼真相往往令人感到解脫。冷靜地認識接下來要介紹的現代健康風險，將讓你贏回自己的生命。假如知道我所謂的四大病根每天都在威脅你的健康，你就能夠降低風險；如果了解我們這個充滿壓力的文化有多危險，你就能將自己從腎上腺素陷阱中解放出來；若發現食物對拯救你自己有多重要，便能扭轉一切。

ꓥ 危害現代人健康的四大病根

以下這些傢伙就是讓事情變得這麼糟的罪魁禍首：**輻射物、有毒重金屬、病毒爆發、DDT**。我稱之為四大病根，它們在這數十年、數百年，甚至數千年來的發展簡直毫不留情。它們或獨自、或共同摧殘了人們的身體，讓我們質疑自己是否精神正常，將整個社會逼到崩潰邊緣。

這四大因子是現代難解疾病蔓延的幕後黑手，其中某些傢伙，例如汞，已經肆虐了數千年；有些，例如 DDT，看起來則像是近來才發生的一目了然的事，但其實已經有夠久遠的歷史了。好幾世紀以來，工業革命與發明 X 光等事件成了重大轉折點，讓一個或多個這些因子得以利用機會獲得動能，將我們帶到如今這個危急處境。

四大病根是人類生活中的隱形入侵者，是令我們夜晚輾轉難眠的未知事物，也是讓生命變得如此充滿挑戰且無法預料的原因。我在第一本書《醫療靈媒》中寫到許多慢性疾病時，幾乎無可避免地都會提及這四大病根。它們就是如此普遍又充滿威脅性。

活在現代的我們都被眼不見為淨的錯覺所害，縱使所到之處的人們都被慢性症狀或重大疾病折磨，我們也試著別太追根究柢，似乎只要保持距離，相同的命運就不會降臨在自己身上。我們總是很快就忘掉自己聽見的危險事物，四大病根就是很好的例子：假如看不見輻射物、有毒重金屬、病毒或DDT，假如這些東西不是天天出現在頭條新聞上，我們就會告訴自己，把它們拋在腦後沒關係。我們選擇遺忘人類社會過去的錯誤並高速前進，而不是停下腳步去理解，若不檢視過去，我們可能會犯下新的錯誤。

為了保護自己，一定要徹底了解四大病根。首先，**它們往往一代傳過一代，而人們常將這樣的「代代相傳」與遺傳搞混**。當我們生病，且症狀又跟家族成員經歷過的相似時，我們會不假思索地認為自己遺傳到壞基因。這種理論很有說服力，因為我們會在有血緣關係的人身上看見相似特質。我們認為如果有某種鼻子形狀、髮色或步態，就是遺傳了相同基因組合中特別容易罹患某種疾病的因子。是否曾有人告訴你，你的健康問題是家族遺傳？別被「你天生就有病」的說法矇蔽了。

其實，許多代代相傳的家族疾病是四大病根在血脈中傳遞所致。輻射

物、重金屬、病毒與 DDT 都可能在受孕時和子宮中往下傳，這正是大部分世代相傳疾病背後的真相。沒錯，我們是有基因，基因也確實在我們的生存中扮演關鍵角色，然而，「你在基因層面不正常」的錯誤觀念，只是另一種在肉體維持生命的神聖基礎上尋找缺陷的信仰系統罷了，就跟認為自體免疫疾病是身體在攻擊自己的謬誤一樣（本書第二部「食物中的四大尊者」導言將進一步探討這一點）。慢性疾病不是基因問題，而是與你的祖先接觸到，然後往下傳給你的父母，之後再傳給你的東西有關。當你了解問題在於外來物，如病原體或毒素時，你的觀點就會改變，因為這代表你可以一勞永逸地擺脫這些因子。

關於四大病根的第二個重點是：**它們結合起來時危害更大，所以最窮凶惡極的疾病往往是兩種以上的病根引起的**。比方說，一個人可能接觸到輻射物（無論是直接接觸或家族遺留），而因為輻射物會削弱免疫系統，讓他更容易染上病毒，例如可能發展為多發性硬化症的 EB 病毒。或者，某個人可能透過世代相傳承接了高濃度的 DDT，然後暴露在重金屬之中，尤其是導致腦癌的鋁，偏偏有毒重金屬又是病毒最愛的糧食，所以原本應該處於潛伏狀態或被排出體外的病菌，反而因為周遭有美味的汞或鋁而激增。

第三點是最重要的：記住，「希望」確實存在。只要保持警覺，就可以減少接觸這些因子的機會；只要夠勤奮，就能解除這些因子的毒素。運用本書提到的各種改變生命的食物，你就能給自己前所未有的保護。

輻射物

我們都忘了輻射物是個大問題。不久之前，大家還把行動電話的輻射視為重大議題，現在卻已經拋在腦後。此外，雖然我們在核災發生後會擔心暴露在輻射之中，但只要不住在事故現場附近，過不了多久，我們又會忘了這件事。

其實，每次核災都對地球造成無可挽回的傷害。二戰時期的廣島及長崎原子彈爆炸、一九八六年的車諾比核災，以及二〇一一年福島核電廠事故的輻射落塵至今仍然籠罩著我們。在這些事件中，輻射物被釋放到大氣裡，但並未立刻落到地上，大部分都飄在空中，留在我們呼吸的空氣裡，即使我們

住得離日本與烏克蘭很遠。飄落的輻射物則進入水與土壤中，所以我們幾乎隨時都接觸到輻射物。來自廣島的輻射物至今只飄落了一小部分，大部分都還留在大氣中，就算過了一千年，也只有一半的輻射物會落到地上。

　　還有人類在 X 光科技受到全面管制前接觸到的輻射。二十世紀中期，到鞋店買鞋時可以將腳放進稱為「試鞋透視機」的 X 光箱子中，讓店員觀察腳的內部結構，藉此幫你找到最合適的尺寸。而因為小孩子的腳一直長大，便會重複接受試鞋透視機的 X 光照射，就跟許多以買鞋為樂的人一樣，偏偏孩童對輻射特別敏感。

　　如今，我們體內充滿比以往更多的輻射物，無論是來自直接接觸、環境中的輻射落塵、食物與飲水汙染，或是父母及祖父母接觸到並遺留下來的，輻射物都是我們面對的重大健康風險之一。它是引起癌症、內分泌系統失調、骨質缺乏症、骨質疏鬆症、骨刺、免疫系統衰退及皮膚疾病的一個重要因素，也會觸發所有影響人類的疾病──所以，假如你體內潛藏著四大病根的任何一種，又接觸到輻射物，就可能促使潛伏的汙染物轉變成全面爆發的疾病。

有毒重金屬

　　某些重金屬有毒並不是祕密。我們都知道整修老房子時要小心含鉛油漆，也都在某個時期改用無汞溫度計，但大家可能不甚了解──有些狀況下可能毫不知情──有毒重金屬正是現今某些非常普遍的健康問題幕後黑手，包括注意力不足過動症、自閉症、阿茲海默症、不孕、克隆氏症、潰瘍性結腸炎、帕金森氏症、憂鬱症、焦慮、癌症、癲癇發作等。此外，這些金屬也是稍後要介紹的病毒相關疾病的刺激因素。

　　再者，我們每天也可能不知不覺暴露在有毒重金屬之中。鉛、汞、銅、鎘、鎳、砷、鋁都會累積在人體內，最後引起或促成疾病。你上一次使用鋁箔紙或外帶鋁箔餐盒是多久以前？或者，你可能住在有銅製水管的房子裡，或時常到噴灑殺蟲劑（通常內含有毒重金屬）的公園散步。潛在接觸途徑遍布四周，有時無可避免，甚至會以水汽的型態從天而降。

　　某些案例中，我們細胞裡的重金屬並非此生接觸到的。

汞這個最邪惡的有毒重金屬可以在血脈中持續存在數千年，一代傳一代，並且在往下傳的過程中增強。因此，存在某個孩子大腦中線管道、引起自閉症狀的汞，可能三千年前就爲害，而且現在造成的問題更甚以往；或者，假如傳承而來的汞存在腦中另外的部位，可能會導致憂鬱症。我們不只要對抗目前的接觸途徑，還要與自古相傳下來的毒素奮戰。

這些重金屬本身已經是毒素，更糟的是，它們往往會氧化，帶來更多問題，例如有毒逕流會傷害它流經的任何組織。此外，有毒重金屬並非只在大腦造成問題，當它們出現在體內任何地方時，會使整體免疫力降低，並成爲病毒與細菌的刺激因素。

病毒爆發

人類疱疹病毒家族中，有超過一百種病毒株與變異株會對人造成危害。以癌症而言，有98%是由病毒結合其他至少一種四大病根引起的。

此外，EB病毒（以單核球增多症形式呈現的早期階段）、帶狀疱疹、巨細胞病毒，以及人類疱疹病毒第六型、第七型，還有未被發現的第十型、第十一型、第十二型——包括每一種病毒的未知變種、支系與變異體——都是這個時代某些最讓人虛弱、最受人誤解的慢性疾病背後眞正的肇因。多發性硬化症、萊姆病、類風濕性關節炎、甲狀腺疾病、纖維肌痛症、慢性疲勞症候群、顳顎關節問題、偏頭痛、糖尿病神經病變、貝爾氏麻痺、梅尼爾氏症、五十肩，以及無法解釋的耳鳴、眩暈、抽痛、刺痛、心搏過速、心房顫動、心悸、心律不整、疲勞、熱潮紅與灼熱感等症狀，往往都與病毒有關。如同其他四大病根，日常生活中無可避免會遭遇這些傳染性病原體——無論是與朋友共飲汽水，或是吃下餐廳廚師以被割傷的手指烹調的料理，都有可能碰上。

大家通常不會注意到這些病毒，因爲它們都在經過血液感染階段、進駐器官之後，才眞正開始引發問題，連醫生都不知道該到器官裡去找。EB病毒在人類族群中生根已超過一百年，且在這一百多年裡已經突變，並如野火般大肆蔓延，讓人們像得了流行病一樣紛紛因爲無法解釋的疲勞、肌肉疼痛、關節變形而臥床。

　　然而，病人時常被告知 EB 病毒不可能是問題所在，因爲血檢結果發現有抗體，顯示之前感染過，而不是現在。假如有工具可以檢測器官中的 EB 病毒，醫學界會恍然大悟，明白對那些飽受纖維肌痛症、慢性疲勞症候群或甲狀腺疾病所苦的人而言，大學時期感染、看來普通的單核球增多症並未眞正離開他們的身體，只是躲到體內其他部位，開始引發更嚴重的問題。

　　此外，這些病毒的病毒株種類超過醫學已發現的，因此大家也不知道該尋找些什麼。例如在人類疱疹病毒家族中，病毒株清單不是只到有紀錄的人類疱疹病毒第八型，而是一路排到第十二型。無數患者受到帶狀疱疹引起的灼熱感，以及使人無法行動的神經痛所苦，卻不知是這種病毒在背後作祟，因爲研究尚未發現有不起疹子的變種帶狀疱疹存在，所以醫生也不知道該朝這個方向診斷。

　　疱疹病毒周圍有它們最愛的食物（例如有毒重金屬）時，就會分泌被稱爲神經毒素的有毒廢棄物。神經毒素會擾亂神經功能，並迷惑免疫系統及試圖診斷症狀的醫生。例如狼瘡就是身體對 EB 病毒的神經毒素產生過敏反應，結果這個症狀成爲關注焦點，背後的病毒感染則持續發展。

　　倘若所有人都了解病毒爆發的眞相——了解這件事正在發生，以及如何保護自己——它就不會像今天這樣變成問題。然而現實並非如此，人們痛苦不堪，卻不知道原因何在，或是該如何阻止。雖然可能會獲得某個病名，如狼瘡、萊姆病或多發性硬化症，但這些病名無法提供解答，讓人知道自己所受的苦背後眞正的原因。

DDT

　　人們擔心接觸到殺蟲劑是有道理的。爲了健康著想，情況允許時應該盡可能攝取有機食物，並且避免以合成化學物質照顧草皮與花園，也要小心你家附近公園裡的草是噴灑了什麼東西才會那樣綠油油——大家現在雖然有這樣的覺知，仍然不該忽略一種過去曾被廣泛使用，以致在被發現有毒的數十年後仍然存在環境中，在我們的家族血脈裡代代相傳、影響健康的危險化學物質。沒錯，我說的就是 DDT。

　　我們很容易把 DDT 當成歷史。這種有毒殺蟲劑在五十多年前被揭露會造

成癌症與其他疾病、危害野生動物、汙染環境，已經在美國被禁用超過四十年。噴灑 DDT 的卡車不再駛過大街小巷，業務員也不再挨家挨戶推銷，宣稱其適合用在花園裡。

不幸的是，即使科學界先驅努力呼籲，例如瑞秋‧卡森在她一九六二年的著作《寂靜的春天》中揭發 DDT 的危害，並提倡大規模限制其用途的數十年後，我們仍然每天與 DDT 糾纏不清，因為 DDT 殘留在環境裡，這意味著它進入食物供給中，而且隨著食物鏈逐級傳遞，其危害跟著放大。此外，和其他四大病根一樣，DDT 會世代相傳，所以即使 DDT 的全盛時期你還沒出生，你的祖先也可能生活在當時，並接觸到這種化學物質；也就是說，你體內可能有自古相傳下來的 DDT，並殘害你的健康。還有，我們也正暴露於今日的 DDT 落塵之中，因為並非所有國家都禁用 DDT。DDT 一經噴灑，就進入空氣之中，被風帶到遠方各地，甚至帶到其他大陸。

DDT、其他殺蟲劑與除草劑是抑制免疫系統的主要根本原因，讓人身體虛弱，病原體與汙染物因此有機可乘。DDT 可能會讓一代接一代的家族成員特別容易罹患相同疾病，以致原本能透過排毒療癒的病卻往下傳承，成為讓大家束手無策的遺傳問題。儘管 DDT 可能已經成為歷史，但它現在仍然荼毒著我們，例如使肝臟過度敏感（病毒則是重大肝臟問題的另一個肇因）、引發糖尿病、導致脾臟與心臟腫大、造成消化不良、引起偏頭痛與慢性憂鬱症、造成皮膚問題、擾亂荷爾蒙。實在太悲慘了！這正是我希望你知道這些資訊的原因，如此你才能利用本書提到的食物積極淨化自己的身體。

腎上腺素成癮

假如今天人類的健康只面臨上述四種威脅，那還好辦；然而，我們為了跟上別人被迫使用的藥物——腎上腺素——卻讓狀況加劇。四大病根迫使我們的身體在擊退這些入侵者時釋放比以往更多的腎上腺素；此外，日常生活中的壓力到達史上最高點，我們經常動用自己的腎上腺素庫存，以撲滅工作與家庭生活中燒起來的火。這樣做的惡果不容小覷。依靠腎上腺素度日，將付出嚴重的代價。

我們如同在車水馬龍的路上競賽，為了不被輾過去，必須跟上，即使會

受傷也不能停下來。在賽車界，如果增強引擎的馬力還不夠，賽車手傾向為車子加裝一氧化二氮，這種無色氣體有其優點：只須撥動開關，一氧化二氮便會釋出，提供引擎超強動力。問題在於你只能短暫使用，否則它會使引擎爆裂，或者讓你旋轉、失控，將你對整輛車的投資置於危險之中。

增強馬力的引擎就像活力旺盛的 A 型人格，現今的文化讚揚此類性格，人們利用這種幹勁迅速完成任務。然而，他們往往發現這樣還不足以應付需求，於是打開腎上腺素開關——但如果太常動用這個開關，可能造成健康危機。若想保護自己的身體，就像駕駛人想要保護車子，就必須了解我們所做的任何決定的潛在危險。

當人體分泌的腎上腺素成了藥

我們本身的腎上腺素應該被歸為第一級管制藥品，它就是這麼容易使人上癮。而且，就跟任何藥物一樣，我們會在某個程度之後對腎上腺素變得麻木，然後隨著動用的腎上腺素愈來愈多，失去對於何謂美好、安全、快樂與正常的判斷基準。

沒人能否認適量的腎上腺素有益又安全，畢竟腎上腺素確實是人體自然運作的一部分，對人類的生存也極為重要。過去我們的確能靠低濃度的腎上腺素運作，偶爾遭遇危險時，腎上腺素才會激增。想像一下：在美好的日子裡漫步於一大片開滿花的田野之中，陽光燦爛，鳥語花香，心情平靜——直到你看見有條森林響尾蛇盤踞在路上。思索著如何安全走過響尾蛇身旁時，你的腎上腺素濃度會瞬間升高；一旦通過之後，腎上腺素會在你繼續往前走時降回先前的濃度。這相當於前數位時代的生活，也是人體建構的目的：維持恆定狀態，**偶爾**被保護我們安全的腎上腺素激增打斷。

時代已經改變了。我們仍然漫步於那片開滿花的田野之中，仍然是藍天、陽光與鳥語相伴的美好日子，不同的是，路上的響尾蛇從一條變成數百條，每邁出一步都是在冒險。這是科技年代的副產品：所有事物都移動得那麼快，遭遇危險的頻率也跟著變高。這意味著我們的腎上腺素濃度必須升高。從前除非遇到危及性命的狀況，否則只是耕田或在辦公室努力工作一整天，並不會讓我們的腎上腺素激增。有生產力與維持身體平衡彼此並無衝突。

　　而現在，恆定狀態已經是我們不再擁有的奢侈品，持續攀升的腎上腺素濃度──還不到危險程度，但也差不多了──已然成為新常態。為什麼呢？因為我們一天到晚忙著抵擋潛在的緊急狀況。我們徹夜輾轉難眠，擔心如何保護家人遠離在新聞上看到的悲劇。現代通訊速度愈來愈快，我們覺得自己必須隨時保持「開機」狀態。科技一眨眼間就改變，於是我們快速行進，以跟上腳步。有太多事情要忙、太多方向要前進，擁有的時間卻太少。我們看見疾病以愈來愈快的速度侵襲自己所愛的人，而病原體與汙染物（如四大病根）當然也一代傳一代，讓我們的包袱愈來愈沉重，進而將我們逼到情緒、靈性與身體上的極限。這一切都讓我們持續處於充滿壓力的狀態。然後除此之外，真正的危機仍然會降臨，腎上腺素從日常的適中濃度飆到破表，荷爾蒙開始左右我們的生活。

　　此外，我們也利用腎上腺素來自我治療，這就是我為什麼說腎上腺素是藥。我們太習慣於這種荷爾蒙流經血管的感受，以致對此上癮。我們忘了健康的腎上腺素濃度是什麼感覺，將腎上腺素激增與「覺得活著」連結在一起，所以在真正有機會放鬆時，就開始體驗到離開雲霄飛車的失落感，反而又渴望獲得刺激。這意味著我們往往在「關機」「休息」的時間裡讓自己過度忙碌、過度接受刺激，這樣做甚至令人覺得放鬆，因為可以讓我們的腦袋不要去想到電子郵件滿出來的收件匣、沒完沒了的待辦事項清單，以及對自身生活的恐懼。

　　這就是我們的處境，我們面對的事物：我們生活在以腎上腺素為基礎的文化裡，環境中充滿誘發腎上腺素的毒素，加上世代相傳而來的毒素。腎上腺素是我們面對不斷變動的時代唯一的依靠，所以，接下來的問題變成：這對我們有何影響？

仰賴腎上腺素的大腦

　　人的腎上腺會製造五十六種混合腺素，來對應不同的情緒與活動。對應洗澡的是某種腎上腺素混合物，對應做夢的是另一種，還有數十種用來應付其他無關壓力的平常任務。然後，有一些不同的腎上腺素混合物用來對付危機，這些強力腎上腺素原本應該只用在危及生命的罕見緊急狀況──當這種

腎上腺素甚少分泌時，健康沒有問題；然而，若總是覺得生命瀕臨危機，如同現代人的處境，原先的平衡就會開始傾斜。

可以將腎上腺素視為我們意識的打火機油。比方說，野炊時你正在架烤肉架，每個人都飢腸轆轆，你可能會在煤炭上多灑些打火機油，以加快生火的速度——讓煤炭可以最立即發揮潛能。你很可能會獲得想要的結果：火立刻點燃，燃燒的煤炭散發出熾熱的溫度。但也可能要付出代價：煤炭提早燒完了。如果沒有灑打火機油，煤炭原本可以燒比較久。

同樣的道理也適用於腎上腺素與大腦。腎上腺素點燃我們內在的火，代表可以讓我們做很多事。整體而言，我們比以往完成數量更多、類型更廣泛的工作，而且所需的時間更短。腎上腺素的作用如同催化劑，可以提升思考理解速度與工作效率，並拓展我們發展科技的能力。此外，我們也利用腎上腺素將運動成就推至顛峰，還會用來保護自己的小孩。現代人必須提防的大野狼愈來愈多，而且這些狼會以各種樣子和大小出現。以藥物為例，過去美國只有 4% 到 7% 的高中生有用藥習慣，但目前在美國許多地區，有高達 90% 的高中生都在服用藥物。腎上腺素幫助父母掌握自己的孩子，並確保他們的安全。

但另一方面，我們也**更快燃燒殆盡**。我們尚未在這番史無前例的表現與自我照護的進展之間取得平衡。被我們像打火機油一般澆上大腦的腎上腺素，正迫使我們的神經傳導物質、電脈衝、神經膠細胞與神經元提早超越能力極限，這正是現代人一直步入阿茲海默症、腦霧、記憶力衰退、定向力障礙、意識混亂、憂鬱症、集中力不足、人格解體、健忘、失眠與失智症的部分原因，同時也讓我們瀕臨危險邊緣。

別讓身體負債

我們必須了解消耗腎上腺素要付出什麼代價，這跟消耗腦汁可不能相提並論。腎上腺素是用來保護我們不受到急性、短期的傷害，但若長期依賴腎上腺素，反倒會成為**傷害的來源**。如同電池酸液在體內流動一樣，過多的腎上腺素具有侵蝕性與毒性，造成的後果包括腎上腺疲勞、免疫系統功能低落、愛迪生氏症、血壓升高、不孕、憂鬱症、陰道乾燥、體重增加、腦霧、

動作型抽搐、抽痛、痙攣、視力模糊、偏頭痛、喪失性欲、喜怒無常、焦慮、恐懼、失落感、倦怠、萎靡、妄想症，以及喪失信任感，而且對中樞神經系統與其他神經組織特別有害。此外，過多的腎上腺素會餵養之前討論過、造成多種疾病的病毒。過量腎上腺素對我們的危害，遠勝過其他毒素。

我不希望你將人類愈來愈嚴重的疾病問題歸咎於自己的身體，是**外在因子**逼迫我們的身體超出極限，所以我們必須聰明地保護自己，必須調整思維，重視自己的腎上腺素儲存量。腎上腺素就像液體黃金。以財務狀況為例，我們都知道收支要平衡才能免於透支，也知道不斷花費是無法期待保有償付能力的。

然而，我們卻忘了把這算式套用於腎上腺素。我們被各種雜務、期望與挑戰轟炸；我們無度地揮霍腎上腺素，還不自覺。然後，有許多人尋求腎上腺素飆升的快感，例如高空彈跳也許能讓人當下覺得興奮，就像瘋狂購物或在賭場豪賭一般，但對身體而言仍然會危及生命，之後可能使我們陷入腎上腺素「赤字」。每一次腎上腺素高漲過後，接著就是腎上腺素崩落，而且腎上腺素高漲狀態持續愈久，之後的崩落期愈長。

花費的腎上腺素愈多，代表我們體內的會計（神經傳導物質）與財務經理（神經元）的工作愈重，最後可能使它們過勞，導致腎上腺機能低落或過度活躍，或者在兩種狀態間變來變去。到了這種程度，身體的其他部位會試圖介入並提供資助，以避免身體負債。內分泌系統與腦下垂體加速運作，肝臟開始釋出大部分的重要葡萄糖庫存，胰臟盡其所能地分泌所有酵素，全身上下的可用器官彷彿都試圖參與其中，印製鈔票來取代腎上腺素這種液體黃金。這可能會讓這些珍貴的身體系統筋疲力竭——除非我們採取行動維護自己的健康，這也是我下一章要講的主題：自我調適。

❧ 當今食物面臨的挑戰

除了四大病根與腎上腺素過量之外，我們還要應付食物危機。我說的不只是人口過剩、以連作方式種植作物、表土縮減與去礦物質化、基因改造工程、食物鏈受到汙染，以及生物可利用的養分變少與利用性下降的問題，雖然這些因素確實難辭其咎，但使人類陷於險境的遠不止於此。

　　我們還必須注意這幾點：陽光減少、活水不足，以及選擇吃些什麼（這是最重要的）。這個世界不斷變化，每天都變得對人類的健康更具威脅，我們必須察覺這些改變，並仔細照料自己與家人，才不會被重大變化擊垮。

陽光減少

　　人類擁有的陽光已大不如前。雖然頭條新聞都聚焦於暴露在陽光下的危險，不斷警告我們臭氧層日漸稀薄與紫外線的危害，但真正的危險其實是陽光**不足**。沒錯，過去幾世紀以來，陽光已經大幅減弱，我們現在認為的晴朗天空早就不如以往蔚藍。如果你藉由時光旅行回到兩百年前的大晴天，一定會震驚不已──感覺就像把被弄髒的眼鏡擦乾淨，看見了清晰的世界。

　　今日的天空充滿汙染物與化學物質。我說的不是擋住太陽的雲朵，而是一層含有鋇的白色霧霾，讓天空變得昏暗，也讓陽光無法完全穿透。在大家普遍害怕紫外線會危害健康的恐慌之下，陽光減弱聽起來也許不錯，但我向你保證，這絕對是壞消息。過去十年來，在夏季重要的作物生長期間，美國許多地區的天氣愈來愈冷，導致某些農作物的產量降低。雖然夏天還是有熱的時候，但溫度在關鍵時刻降低打亂了植物的生命。問題的根源在於能穿透的陽光減少了，天空不再像以前那般清澈，經濟為此付出代價，更別提許多美國人的健康與生計了。

　　陽光不足造成的類似負面影響也正在威脅這個世界的其他地區。許多地方現在已經很難見到蔚藍的天空，取而代之的是由氧化金屬、輻射物與化學物質等汙染物構成、讓陽光日漸減少的霾害──甚至嚴格說來，天空中也許一朵雲都沒有。這種如薄膜般占據天空的霾與煙霧不同，煙霧會停留在距離地面較近的位置。

　　這不只對植物是個問題。雖然我們認為陽光對人類的唯一好處是維生素D，然而科學研究發現，我們的身體像植物一樣能進行某種光合作用。我們仰賴陽光提升各種酵素、礦物質、維生素與其他養分的產量，好讓身體系統恢復元氣。陽光減少代表壽命縮短，若無法接觸充足的陽光，代表我們將無法生存。若想在這種處境下安然度日，就必須了解這個問題正在發生。

活水不足

　　從前，洗刷地球的雨水充滿生命。這種水富含礦物質與其他養分，裡頭生命力十足，當其透過食物進入人體內，就提供了我們生存所需的基本要素。而雪過去被稱為「窮人的肥料」，因為當雪融化時，會以極高濃度的活性分子與微量礦物質奇蹟似地滋養田園。來自天空的這種水含有充足的生命力，根本不必替土壤施肥，因為作物所需的養分都在那裡了。

　　如今，我們的雨和雪有所缺乏。我指的不是降雨或降雪量——雖然乾旱在某些地區確實是日益嚴重的問題——我說的是**雨水本身已經不再含有它從前具備的所有成分**。「缺乏」這個概念你再熟悉不過了：假設你因為覺得疲勞與虛弱去看醫生，醫生驗血後發現你可能缺乏鐵質與維生素 D，因而造成那些症狀。

　　現在的雨水也有同樣的問題，卻不怎麼受重視。地球其他方面的危難都獲得關注，也確實該如此，但這個問題同樣重要。雨水開始降下時，一場神奇的淨化過程會自然而然地展開，就像天上有個巨型濾水器；然而，當天空充斥愈來愈多毒素，淨化過程也要增強。大自然為了消除滿布空中的有害化學物質、輻射物與氣化有毒重金屬的傷害力，也一併消除了雨水中那些賦予生命的養分。結果，落入土壤中的雨失去了原有的生命力，變得貧瘠不堪。

真正的食物危機

　　我們正經歷一場食物危機。別把這場危機與危及所有地區的糧食短缺搞混了，這場食物危機影響的是那些人們可以享用幾乎各種食物的地方，是關於人們在抉擇不受限的情況下選擇吃些什麼。雖然食物一直是人類生存的核心，但吃得**健康**往往只是少數有心、有錢之人的嗜好。而現在有這麼多混亂的訊息、互相矛盾的研究與飲食風潮，光是**如何**吃得健康似乎就一直是個巨大的問號。

　　使人們離開飲食正途的因素之一，就是**尋求情緒慰藉**。為了擺脫悲傷，我們很容易訴諸熱巧克力聖代或雙層培根起司堡，即使清楚知道之後會有膽固醇指數飆高、腰帶變緊或其他更糟糕的代價也一樣。現在的世界充滿誘

惑，而過度緊湊的行程帶來的壓力意味著最簡單、最便宜的餐點選擇通常是最多加工、最有害的。縱使我們更加了解，也有方法可以購買或種植更健康的食物，還是會去吃那些導致發炎、潰瘍、血糖飆高、動脈阻塞、肝臟阻塞、腦霧、水腫、活力降低，以及餵養病原體、引起疾病的東西，因為我們的靈魂真的有被滋養的需求，而這些觸動情懷的食物能使心智停止運作一段時間，讓我們逃避片刻（我會在〈滋養靈魂的食物〉那一章多加探討這一點）。

有時候，我們會有動力想要吃得健康，例如家人與朋友的支持，或是有方便取得的管道──看起來似乎萬事俱全。然而，即使在這種狀況下，還是很容易選擇沒有效益的食物，因為**許多飲食風潮都在說服我們某些其實有害的食物很健康**。芥花籽油就是個例子：許多健康食品店與餐廳都推崇芥花籽油的好處，稱讚其飽和脂肪含量低，還說能夠降低心臟病風險。其實他們也沒什麼研究，那不過是人云亦云的「智慧」罷了。事實上，芥花籽油會導致發炎、餵養病原體，而且對動脈有害。如同我在第一本書的〈你該對哪些食物說 No〉那一章裡提到的其他食物一樣，以芥花籽油烹調會使人們走上危險之路，它就是我們面對的食物危機的幕後黑手之一。

對於如何吃得健康，以及如何在餵養身體的同時滋養靈魂，眾人總是有許多誤解，其實這兩者並非只能取其一，也並非不可能達成，甚至不會令人不悅。我們可以將這場危機化為轉機，以學習對自己最有利的做法。

⚘ 面對現實，才能前進

我不希望你認為人類的前途黯淡無光。沒錯，我們正面對現今世界一些嚴重的威脅；沒錯，這讓我們的生活變得比以前更可怕、更不確定。然而，只有面對現實，我們才能真正向前邁進。

是時候改變了，你得開始學習你早就該了解的事，學著如何從充滿挑戰的世界拯救自己與家人。現在你已經了解人類是如何落入生命備受威脅的處境，也知道你的健康遭受哪些危害。讀完這章之後，你已經更有能力保護自己與心愛的人。最終，具備這些知識的你，在之後的章節裡不僅能學會如何對抗危險，還能戰勝之。

透過食物適應現代世界

　　這是個科技發展促使生活步調比以往更快的年代，一眨眼間，各種裝置、平台與程序都翻新了。我們隨身攜帶小型電腦、透過即時影像與世界另一頭的人聊天、讀著提及機器人手術已經變得司空見慣的文章……這就是未來！然而，如果不在基礎層面調適，縱有先進發展，我們依然脆弱無比。

　　因為，所謂的進步有個特點：不會永遠完美同步。有些領域的發展超前，有些則落後。以汽車為例，今天的車子配備 Wi-Fi、數位儀表板、全球衛星定位系統、太陽能板、遙控啟動裝置、顯示視線盲點的鏡頭、有加熱功能的座椅、頭枕電視、自動傳動裝置、雨滴感應式雨刷等，這些都是一個世紀前亨利・福特推出第一輛福特 T 型車時，所有人都無法想像的東西。汽車現在基本上跟太空船沒什麼兩樣，我們還聽說不久後汽車就能自動駕駛了。

　　然而，如此進步的裝置還是要靠過時的科技帶動：充氣橡膠輪胎。這點就跟一百年前一樣，當時你還得用手搖曲柄發動引擎呢！此外，我們都知道輪胎依然時常爆胎──而且同樣讓人無力。你可能在公路上開著車，打開衛星收音機，享受著雙區自動空調的宜人溫度，還有個聲音提醒你該在哪裡轉彎──但這些都無法讓你避開路邊那堆鐵釘。輪胎開始漏氣，你會感受到車子開始顛簸，接著被迫停在路肩，在你換上新輪胎前哪裡也去不了。五分鐘前，你還站在世界的頂端，現在卻只能站在路邊，感覺自己跟以前駕駛木輪車的人沒什麼兩樣。在汽車從甲地到乙地的移動方式發生革命性改變前，無論配備多麼華麗齊全，汽車仍然會陷入過去的困境裡。

　　這說明了在健康方面，我們就像個社會。無論就團體或個體的角度而言，沒有了健康，我們在人生其他領域的發展都沒有什麼意義。是健康帶領

我們走上生命之路，健康就是基礎、是一切，沒有了健康，我們就陷入困境之中。然而，其他各方面的發展卻矇蔽了我們的雙眼，使我們看不見自己的身體有多脆弱。潛在的危險藏在四周，就像路邊的鐵釘，而你在前一章已經認識了其中幾種。

那麼，該如何是好？如何應對？我們必須採取人類與生俱來、深植在基因之中、應該去做且全宇宙都支持我們的行動：調適／適應。

首先，我們必須向一個最不可能的來源尋求協助──真正的協助。

⤳ 換一種觀點面對壓力

生活在快速發展的年代就像溫水煮青蛙，溫度持續以眾人無法察覺的幅度上升，最後突然使我們承受不住。我們並非直接跳入這個劇烈翻騰的局勢中，而是經年累月而來，但若不趕緊察覺，我們可能被活活煮熟。

壓力其實是很棒的老師

適應現代世界的關鍵步驟是：**別再把壓力當敵人**。沒錯，現今的生活確實可能令人苦惱──應該說苦惱到不行。我們有太多事物必須持續取得平衡，而女性要面對的工作與肩負的責任更是超乎以往，每個人面對的每件事都可能令人恐慌。假如你覺得被壓得喘不過氣、走投無路，百分之百說得過去。

要保護自己不受持續變動的世界危害，唯一的方法就是**跟著改變**。我們必須想辦法應付，這也是生存並向前邁進的唯一之道。有些人透過運動抒壓，這確實很有幫助；有些人訴諸靜心與禱告，我認為這很重要，才會在第一本書中用了兩章來探討；還有些人會回到得心應手的領域尋求成就，只要你能轉換自如，這也是很棒的方法──絕對要允許自己「以聰明工作取代埋頭苦幹」，必要時棄守撤退、交付重擔，在活力不足時打個小盹，而且不要逐項檢查待辦事項清單。

然而，很多人都試過上述所有方法，而且就算想減少自己留下的責任，還是辦不到。我們已經盡量避免事必躬親，還是避不掉許多迎面而來的狀

況，也無法期待它們消失不見。現在的世界就是如此：有太多事情必須完成。

　　所以才要開始與壓力交朋友。我並非刻意以裝可愛的口氣，讓這件事聽起來很容易；我是認真的。這是很嚴肅的現實：若每天都消耗過量腎上腺素，我們會因此病倒。太多這種侵蝕性物質流經體內，會讓人完蛋的。

　　藉由將壓力視為傳訊者，你就可以學會在能量上抵銷腎上腺素反應。**壓力是在告訴你：你在地球上是被人需要的，你是個有用的人，你有自己的使命**。假如壓力大到了極點，覺得山窮水盡，彷彿壓力從四面八方而來，你就是正為了使命開疆闢土——你有更高的使命。更高的使命代表你正處於平凡生活之上的下一個層次，你真正用自己的生命觸動他人，而這需要你付出許多心力。

　　壓力不是想要殺死你，它是個試圖與你溝通的偉大老師。**壓力是在測試你，而光是被挑選來接受這項測試，你就已經成功了**。這個世界正在轉變為全然不同的樣貌，而你被視為具有能力的關鍵角色。若堅定如你的人學會視壓力為榮耀並善加利用，我們必定能在這重生的年代獲得豐碩成果。

　　別將壓力視為入侵者，而是要了解壓力會讓你成為高手。擁抱壓力，把它當作某位熟人、你在乎的人，並且直視它。把壓力當成偉大的導師來迎接它，並對其抱持歉意，因為你終究會擺脫、克服、超越它——你將把壓力拋在腦後。面對壓力時，一定要記住：沒有永遠不變的事物。在壓力逼迫你超越能力極限，在你覺得亟需喘一口氣時，請提醒自己：這不會一直持續下去。

　　壓力存在時，我們可以感謝它。沒有了壓力，我們又將如何？那時，不會再有挑戰可以激勵我們。如果天氣永遠宜人、食物永遠豐足、愛永遠流動，我們將失去奮鬥的目標，生命也變得索然無味。沒有了壓力，我們會失去意志，因為意志是建立在不斷克服、超越、突破壓力的基礎之上。

　　如果仔細想想，「壓力」不過是我們在負面狀況（或者被我們貼上「負面狀況」標籤的事件）中給它的名稱。生命裡有許多我們視為休閒或玩樂的時刻都包含壓力元素。當你在週末騎著腳踏車出門，並使盡吃奶的力氣騎上山坡頂，那就是壓力——只不過你大概會當作是一件讓人覺得興奮或解脫的事。或者，當你剛學會騎腳踏車時，你或許會將之視為騎二輪車的最終獎賞，所以即使很困難，且就技術而言充滿壓力，即使摔傷了膝蓋，你依舊覺得這是令人興奮又有趣的體驗。重點在於壓力是自然現象，一直存在，也一

直是個朋友。無論當下覺得壓力多強烈、多沉重，都要記得別怕它。

　　我們時常聽見「壓力管理」一詞，這個概念的問題在於管理壓力讓人覺得多了項工作，也多了件令人不舒服的事。常保健康的重點不在於管理壓力，而是與壓力互動；不要試圖對抗壓力，應該與壓力溝通，甚至考慮與其共存。如果你以往有壓力導致肌肉緊繃的症狀，別像按摩師一樣猛按著不舒服的部位，而是要禮貌地向壓力提出請求，傳達訊息請壓力放鬆並爲你所用，因爲你需要壓力幫助你履行更高的使命。

　　你必須對壓力設定一條界線：就寢時間。晚上就寢時，你就是在告訴壓力：「我把你關在外面了。」無論生活中發生了什麼事，熄燈的同時你就得關閉對所有事物的思維，這就是你召喚天使爲你創造夜間庇護的時刻，讓你得以進入夢鄉，並清除白天累積的負面情緒。你需要休息，也應該休息。

　　將壓力視爲傳訊者、朋友、老師、身體工作者與教練，可以減輕其帶來的壓力。這是相當有效的技巧，能幫助我們成長並適應這個時代的挑戰。**當你對壓力抱持歉意與感激之情，並認清它只是暫時的，壓力就不會將過量的腎上腺素送進你的血管，也不會像原本那樣危害你的身體。**所以，大膽嘗試吧，看看當你以全新觀點迎接壓力時會發生什麼事，我等不及讓你體會解脫的感受了。

壓力的助益與少量多餐的重要性

　　當我們因爲生命中的艱難考驗而迷惘或覺得負擔過重時，常常想要找東西吃。這種本能並不壞，這是大腦在說它需要一些支持來度過難關。重要的是了解哪些食物能夠真正提供幫助。你很快就會在書中讀到的食物，都是適應／調適的好手，在惡劣天氣裡生存下來的它們，將如何於艱困環境中茁壯的知識深植於細胞深處，而這種適應力會在你將這些食物吃下肚時成爲你的一部分。你會發現我在介紹某些食物（例如芽菜）時會特別注明它們的「適應原」特質，或者讚美某些食物有助於抒壓。這些都是你會想存放在廚房並帶到公司吃的恢復活力食物，並賦予「壓力飲食」這個詞全新的含意（下一章會進一步討論口欲與撫慰食物）。

　　還有一個重要的方法能讓我們保護自己，不受這個過度充電的世界激起

的狂熱影響：**少量多餐**。每一個半到兩小時就吃點東西，有利於面對現今生活中常見的腎上腺素起伏，但現在流行的大多是能量飲料、不吃某一餐或某幾餐，以及猛灌咖啡。我們往往為自己可以好幾個小時不吃東西而高興，如果在餐與餐之間想吃點心，就覺得自己意志薄弱。我們似乎應該像機器人一樣什麼都不用吃，徹底符合數位時代的需求。

該重新思考這種制約了。就算你可以很久很久不吃東西，也不代表你應該這麼做。一方面，假如必須以「表現得不像個人」為代價，縱然擁有各種進步的科技，又有什麼意義？另一方面，這對我們的身體來說是行不通的。如果你在中午吃了豐盛的午餐，可以讓你一直飽到天黑，你的血糖濃度仍然會在下午一點半或兩點左右往下掉。除非你的肝臟擁有驚人的葡萄糖儲存量（多數人都沒有），而且大腦的神經傳導物質健全無比，否則你的腎上腺就會因為血液中缺乏血糖，被迫分泌腎上腺素與皮質醇到血裡。正如我說過的，過量腎上腺素具有侵蝕性，而皮質醇也不能像請客那樣分泌，因為過多的皮質醇會讓人脫水、導致體重增加，並消耗人體建構元素的存量，例如葡萄糖、肝醣、鐵質、電解質與胺基酸。

腎上腺過勞時，你就容易疲倦與生病。更好的替代方案是少量多餐。假如你一天吃三餐，不必改變習慣，只要記得若想充分發揮精力，並預防身體變得過勞且容易生病，可以在早餐、午餐與晚餐之間補充清淡又營養均衡的點心。你會在本書的第二部找到一些適合當點心的料理。

食物中的「四大尊者」

我們真的能將甜美與光攝取到身體裡 —— 我說的是食物中的四大尊者，這些神聖的助力使我們得以安然度過現在的生活，也是人類需要的答案，能夠拯救我們。為了對抗四大病根與其他挑戰，我們必須訴諸這四大尊者：

- 水果
- 蔬菜
- 藥草與香料
- 野生食物

你將讀到這些食物如何抵抗四大病根並除去它們的毒素、幫助你面對壓力、增強免疫系統、給你成長茁壯的力量與機敏性。別擔心，你不必戒掉其他食物，無論你適合哪種飲食法，只要在日常飲食中多多攝取四大尊者，就能改變你的生命。

重新思考什麼才是有益的食物

食物中的四大尊者遠比我們所能理解的更神聖、更強大，因為它們從大地中生長而出，接受陽光的洗禮，並且在成形過程中一天又一天地忍受惡劣天氣，所以跟大自然的神聖力量緊密連結。它們不只含有人體運作所需的基礎養分，更蘊藏來自大地之母與天堂的智慧，這正是我們想要了解如何調適迫切需要的。

人類長久以來都不必對吃下肚的食物投入太多心思，但世界已經改變了，我們變得比以往更脆弱，食物如今已成了對生存至關重要的因素。

你一輩子吃下的植物類食物真的夠嗎？

我們吃下肚的食物相當重要。一般人一生平均吃下大約八萬餐，聽起來很多，拆開來看就不是這麼回事。你吃過多少主要由蔬菜水果組成的餐點？新鮮的植物類食物通常比較像裝飾用的配菜，例如早餐穀片上的一片香蕉，或是晚餐牛排旁邊的沙拉。現代人忙到時常忘了自己究竟有幾天沒吃到新鮮的蔬菜水果。我們總以為自己做出了健康的選擇，因為我們記得晚餐時吃了些菠菜或幾片蘋果，卻忘記那已經是幾天前的事了。偶爾，四大尊者成為某一餐的主角，但大多不是以最新鮮、最完整、最純粹的形式呈現，而是變成堆滿乳酪與培根的二次焗烤馬鈴薯，或是出現在甜點中、充滿玉米糖漿與防腐劑的草莓。

若去訪問九十多歲的爺爺奶奶，在各種飲食風潮開始流行及各類廣告改變人們的飲食習慣前，他們吃的東西是否以蔬菜水果為核心，受訪者必定會回答「是」，並與你分享那些食物背後的故事。多吃水果、蔬菜、藥草與香

料，以及野生食物來獲得長壽，曾經是普遍的知識，也曾為人們帶來樂趣，而非只是另一件麻煩事。不久之後，年長者一生若能攝取到等於一萬五千餐分量的四大尊者食物，就算幸運了，但這還不到一輩子用餐量的 20%。如果想要保護自己，不讓自己感覺筋疲力竭、痛苦或生病，這樣的攝取量根本不夠。

其他種類的食物並非不好，它們各有自己獨特的價值，只不過四大尊者本質上具備「適應原」特性，最能幫助你調適，當中充滿取之不盡、能夠療癒與修復生命的植物性化合物，可以保護你遠離四大病根與其他導致癌症及心臟病等疾病的健康威脅。你只須確保飲食均衡，並且盡可能攝取這些改變生命的食物。

四大尊者都有著充滿生氣的過往，舉例來說，野生藍莓就蘊藏了數千年的療癒智慧。它們在好幾千年的環境劇變中生存下來，於北美洲扎根的第一批野生藍莓將求生知識傳承給後繼的同類植物，所以我們今天攪打在果昔（smoothie）中的野生藍莓內含世代傳承而來的資訊。其他植物類食物也一樣：**適應力深植在它們的基因裡**。吃下野生食物或它們經過栽培而來的表親，我們就取得了古老的活智慧，而人的身體本能地了解該如何運用這些智慧改善健康。

想要變得健康、活得更長壽，關鍵就在於增加水果、蔬菜、藥草與香料，以及野生食物的攝取量。不是偶爾吃，而是每天吃，一天吃好幾次。我們不該因為層出不窮的創新飲食概念而受到影響，現在所有人都只考慮蛋白質，雖然蛋白質確實很重要（順帶一提，全世界生物可利用性與可吸收性最高的蛋白質來自葉菜類），但我們也確實需要注重礦物質、微量礦物質、酵素、輔酵素（輔酶）與 omega 脂肪酸等營養素，以及花青素、茄紅素、葉綠素、葉黃素、白藜蘆醇與類黃酮等植物性化合物。這些都是維生元素，而且富含於四大尊者食物之中。沒有這些養分，我們就失去了健康的機會。若希望孩子們健康成長，就必須以四大尊者作為孩子的飲食基礎。不必再尋找其他解答、解藥或仙丹，關鍵就在這裡。

如果你已經吃完一輩子那八萬餐的其中四萬餐，而且這四萬餐裡缺乏新鮮植物類食物，最好趕緊補充，讓你剩下的四萬餐好好發揮作用。

充滿光的食物

四大尊者不僅富含科學發現的營養成分，也充滿尚未被發現的元素，而這些對我們在地球上抵抗諸多挑戰而言十分重要。如同之前提過的，我們正面臨陽光不足的狀況。以前有較多陽光可以照射到我們身上，而現在的陽光都被天空中那層白色的霾害減弱了。

如果你曾在寒冷又陰暗的氣候中度過冬天，或者做過整天待在室內且離窗戶很遠的工作，一定知道缺少陽光是什麼感覺。你的心情會變得厭煩、皮膚蒼白、免疫系統失去活力──這些還只是很容易察覺的影響。陽光為你的情緒與身體健康帶來無數尚未被發現的益處，絕對不只是促進維生素 D 生成而已。只要有一點陽光，我們就能獲得更多維生素 A、維生素 B，以及更多科學尚未發現的營養素；我們的焦慮會降低、憂鬱症會減輕。陽光照在皮膚上，甚至能促進消化食物及將養分甲基化並轉為身體所用的過程。

所以，照射而下的陽光減少後，我們該怎麼辦？既然昏暗的天空已成現實，我們該如何調適？

我們要將更多的光引導至生命中──透過食物中的四大尊者。這些藤蔓、樹木與其他植物生長時，會吸收、聚集陽光，並將之濃縮，然後在我們吃下這些根、芽、葉與果實時，將陽光提供給我們。比往常更陰暗的天空與其他氣候變化使農作物難以徹底發揮生產潛力，然而得以成功茁壯的水果、蔬菜、藥草與香料，以及野生食物都相當健壯。它們是鬥士，是為了忍受磨難而生，它們將陽光利用得淋漓盡致，且蘊藏了陽光的神聖魔法，而這一切都將奉獻給你。

我們有些祖先住得離柑橘果園很遠，為了一顆柳橙必須長途跋涉，但現在大部分人都不會碰到這樣的限制。住家附近的商店一年到頭都運來一卡車一卡車的蔬菜、水果，無論什麼季節，你都能吃些菠菜以提振意志，大啖一整碗剝好的橘子來改變振動頻率，在最黑暗的時刻吃顆芒果，改變自己的人生。

既然無法從外在獲得陽光，就該調整做法。**吃這些食物就是在攝取陽光。**細胞吸收光，並傳播到身體各處與大腦，散發出光的能量與生命力。你可以四處尋找，但你絕對找不到比這更好的解答，能讓我們應付不斷變動的

世界。

富含活水的食物

我先前提過關於雨水狀態的警訊。地球上的水源供給已經失去它大部分的生命力，這是赤裸裸的事實。那麼，該怎麼辦？一樣，多多攝取四大尊者，這些植物類食物擁有讓水重生的奇妙能力。我會在下一章揭露新鮮植物類食物中的水對我們而言有多神奇，現在你得先了解，面對雨水貧瘠的危機，四大尊者一定會挺你。

我們的生態系統知道雨水愈來愈貧乏，而屬於四大尊者食物的植物也知道。科學尚未發現它們的根、葉、莖幹、花蕾與果實都對環境中的所有變化了然於心，且會透過調適來彌補。當來自雨水、我們無法取得的微量營養素浸透植物的葉子與根部，植物會活化並轉化那些養分，所以在我們把植物吃下肚時，就能獲得水的完整療癒力量。同時，大地也在雨水碰觸土壤的時候，使其恢復生氣。

倘若吃下足夠的新鮮水果、蔬菜、藥草與香料，以及野生食物，我們也將能夠調適。這不表示你的飲食中只能有四大尊者，而是意味著我們比以往更須遠離加工食品。我們必須著重於攝取更大量的新鮮、美味、營養豐富、水分含量更高的植物類食物，這是獲取人體迫切需要的活水及其他各種養分唯一的方法。

☙ 以四大尊者對抗四大病根

提到調適、適應時，四大尊者食物是終極選擇，可以提供我們無法從其他來源獲得的全方面支持。此外，假如你特別擔憂該如何抵抗輻射物、有毒重金屬、病毒爆發及 DDT 等四大病根，這些食物就是你的解答。這五十種食物對四大病根都有自己的一套對抗方法，例如強化你的體質，使你不那麼容易受影響，或是直接處理那些入侵者，讓它們無法傷害你的身體。你很快就會認識這五十種改變生命的食物，並了解它們的療癒能力是歸功於哪些養分及特質。但首先，讓我們概略認識一下幾種關鍵成分，就是它們讓這些食物

成為與我們一同對抗四大病根的堅定盟友。

抗老化的抗氧化物

　　當你在本書讀到植物性化合物時，要知道它們大部分都擔任抗氧化物的角色。你一定聽說過抗氧化物，但它們的重要性——以及在水果、蔬菜、藥草與香料，還有野生食物中的豐富種類與含量——遠超乎科學研究目前的發現。氧化作用是身體的器官組織與入侵者產生的化學反應，所謂入侵者就是毒素。除了毒素本身帶來的傷害，氧化反應產生的自由基也會對身體造成嚴重破壞，使細胞退化並導致老化。大腦中的有毒重金屬氧化作用危害特別大，且時常引起腦霧、記憶力衰退、失智症與阿茲海默症。而當大腦中存在輻射物與 DDT 時，它們會殺死腦部組織，導致其快速氧化。抗氧化物能對抗這一切。想到抗氧化物，就應該想到抗老化。抗氧化物會與毒素及自由基結合，就像捕蠅紙一樣將其牢牢黏住，使它們停止氧化作用——並將它們打包，快遞到身體外。

關鍵的葡萄糖

　　你的身體仰賴大腦與肝臟來維持適當的葡萄糖儲存量。這些葡萄糖庫存有重要的功能，例如在兩餐之間相隔太久時穩定血糖濃度，以及在經歷心智處理過程與情緒上的劇烈變化時提供大腦動力。我們每天的生活步調如此快速，大腦運作得比以往更辛苦，這意味著大量電子活動。如同電腦處理太多資料時會過熱，大腦也一樣，而且由於有毒重金屬是熱導體，當它們存在腦中時，甚至會使溫度再向上飆升。

　　為了對抗這種現象，大腦需要的天然糖分是平時的兩到三倍。四大尊者食物中的生物可利用葡萄糖與果糖——尤其來自水果與生蜂蜜——是幫助你對付日常挑戰的頂級燃料。全食物中的天然糖分並不可怕，它就像用來抵銷電器高溫的冷卻劑，也像是讓大腦組織不受創傷損害的保護罩。若沒有在飲食中穩定攝取瓜類、椰子水、新鮮柳橙汁與椰棗等食物，多項身體機能很容易因為超時運作以對抗四大病根而用盡燃料。

　　改變生命的食物中的天然糖分具有運送強力植物性化合物的功能，所以當血液輸送葡萄糖到身體器官時，這些器官不只獲得葡萄糖本身的好處，也取得了對抗四大病根的力量。與礦物鹽類結合的葡萄糖，正是我們能夠存在地球上的原因。

神奇的礦物鹽類

　　為了讓身體運作得最好，我們的飲食中必須有充足的礦物鹽類。檸檬、椰子水，以及西洋芹與菠菜等蔬菜提供了生物可利用的鉀、鈉與氯化物，使我們身體強壯，得以擊退四大病根與其他入侵者。這些食物也富含微量礦物鹽，其中尤其包含了身體迫切需要（且科學目前尚未發現）、以生物可利用形式呈現的礦物質。

　　礦物鹽讓資訊能夠傳遞到全身，使身體在任何情況下都能保持平衡。它們有助於由心臟與大腦所產生、用來管理體內其他器官的電流流動。礦物鹽讓心臟保持跳動，並產生神經傳導物質，用以將資訊從大腦的 A 點傳遞到 B 點──也就是在神經元之間傳送（將一個念頭想成一艘船，並把礦物鹽想像成海洋：海洋如果乾涸了，船就動彈不得）。礦物鹽還能讓腎臟與腎上腺維持運作，並形成腸道中的鹽酸，讓身體得以分解並吸收你吃下肚的食物。

　　此外，礦物鹽也能調節全身的溫度，讓我們不至於過熱，並預防感冒。沒有礦物鹽，我們很容易出現脫水、嚴重水腫等症狀。為了讓你保持最佳狀態以迎接所有挑戰，礦物鹽類確實不可或缺。

令人愉快的 B12

　　讓四大尊者如此珍貴的成分不只存在食物裡，也存在食物**上面**。蔬菜和水果的葉子及表皮上覆蓋著一層特殊的益生菌薄膜，我稱這些益生菌為「崇高微生物」或「崇高生物」，因為它們覆蓋在生的、未經清洗（或僅稍加沖洗）的植物類食物位於土壤「上方」的表皮上。不同於土基生物及工廠生產的益生菌，崇高微生物能夠在你的消化過程中存活下來並到達迴腸，也就是小腸最末段，製造對身體運作至關重要的維生素 B12。

　　不清洗就直接吃的農產品必須經過挑選，最佳來源就是你自己的有機菜園、種植在廚房料理檯上的芽菜，或是你信任的本地有機農夫。如果是從一般商店買來、以傳統農法種植、上面還覆蓋著蠟的蘋果，你一定會想先刷乾淨再吃，這可不是攝取崇高微生物的優良來源，因為蠟與種植過程中使用的殺蟲劑已經阻礙了有益微生物形成天然薄膜。另一方面，如果你有不含化學物質與汙染物的農產品，而且想直接食用，卻看見上面沾著泥土，通常只要以清水稍加沖洗即可 —— 崇高微生物薄膜應該能完整保留（畢竟微生物都撐過雨水沖刷了）。運用你的直覺判斷哪些食物適合未經清洗直接食用吧。

　　古時候，人們通常都是食用從田裡、菜園或野外現採的水果、蔬菜與藥草，所以能取得較高含量的崇高微生物，這也是大腦問題、消化不良、自體免疫疾病與其他許多慢性病在過去較不普遍的部分原因。即使早期世代的人和我們比起來較不容易在冬季取得新鮮食物，但他們在春季到秋季都從飲食中穩定攝取崇高微生物，因此得以熬過不易取得這些重要微生物的季節。如今，包裝食品與匆忙的生活步調都使我們難以獲取富含崇高微生物的食物。

　　正在閱讀本書的讀者幾乎都缺乏維生素 B_{12} —— 即使驗血結果顯示你的 B_{12} 濃度正常或偏高（更多資訊請參閱第三部的〈有害健康的飲食風尚與潮流〉那一章）。全世界目前的狀況就是如此。我們必須解決維生素 B_{12} 缺乏問題（藉由攝取更多崇高微生物）的原因之一在於，B_{12} 能將同半胱胺酸維持在低濃度，意味著能夠減少體內的發炎現象。另外，崇高微生物製造的維生素 B_{12} 對大腦健康特別重要，因為它能強化神經傳導物質、提升心智功能，並使我們遠離憂鬱症。

　　沒有維生素 B_{12}，我們就死定了，它就是這麼重要。維生素 B_{12} 就像水壩一樣，擋住了即將淹沒城鎮（身體）並威脅生命的大量汙水（四大病根）。當你的飲食中富含維生素 B_{12}，就能使水壩更堅固，我們被迫遭遇的四大病根便無法傷害我們，而是被隔絕在外。因此，在 B_{12} 水壩的另一邊，許多重要的作業都得以完成，包括建構免疫系統、維護器官健康，以及讓你的心理與情緒狀態從大大小小的創傷中恢復。

　　這代表負責在我們體內製造維生素 B_{12} 的崇高微生物左右了我們能否適應現在這個時代。這些有益微生物透過許多方式支持我們，讓我們充滿生命力。事實上，它們也是四大尊者食物如此神聖的主要原因。

❧ 帶著四大尊者的力量向前邁進

正如我所說，四大尊者食物是適應與前進的頂尖好手。將其納入生命中，它們的「適應原」特質就會成為你的一部分，不只能有效處理四大病根、壓力，以及我在前一章提到的其他挑戰，也能幫助你變成最好的自己，使你得以成功應付生命旅途中遭遇的挑戰。

雖然這些食物第一眼看起來沒什麼了不起，但你也只是剛剛窺見水果、蔬菜、藥草與香料，以及野生食物如此崇高的原因而已。你會在之後的內容中更加了解這些食物隱藏的力量——包括它們如何提供你情緒與靈性上的支持，以及身體上的轉變。繫好安全帶，準備繼續往前衝。生命中有了這些食物，你將不斷向前邁進。

滋養靈魂的食物

　　從吃下肚的食物中獲得慰藉，是你身為人類的神聖權利。你有權從食物中得到安慰，而且不必為此付出代價。不只有權，而是**應該如此**。你並非注定要捨棄對食物的欲望，或是一定要能超然於靈性與情緒層面的飢餓之外。

　　並非所有食物都能提供你尋求的支持，這點也確實無誤。大啖一顆甜甜圈能帶來短暫的歡愉感，隨著精製糖與油炸脂肪征服你的大腦，隔絕了擔心與絕望，但你早就知道快感過後總得付出代價：慘不忍睹的膽固醇指數、牛仔褲的腰圍變緊，以及吃完後一整天昏昏欲睡的感覺。

　　然而，某些食物──來自大地的四大尊者──除了實質營養外，更能帶來諸多好處。它們能提供當下的安慰與踏實感，也能長時間提供你從未料想過的堅定決心。當你了解如何揭開其奧祕後，這些食物甚至能影響你周圍的人──有時光是在乏味的對話中將它們擺上廚房料理檯就能見效。

　　因此在本書的第二部，你將發現在各種水果、蔬菜、藥草、香料與野生食物的介紹中，都有一部分內容在探討它們帶來的情緒上的支持與靈性啟發。餵飽自己並不代表逃避追求更崇高的心靈，當你將食物中的四大尊者納入生命裡，那就是開悟的一部分。只要想想讓泥土中的種子有朝一日結出閃亮紅葡萄的神祕力量，沒有什麼比將那樣的奇蹟吃進身體裡更重要。神創造了這些食物，以你從未想像過的方式滋養你，而看顧這些作物的天使也因為了解食物對人類的未來至關重要，所以悉心呵護它們。

　　每一種改變生命的食物都有一套特別的療癒特性。就像我們都知道想要對抗感冒，柳橙汁中的維生素 C 能夠派上用場，各種抽象的病痛都有不同的食物能夠發揮療癒功效。有些水果幫助我們找到真正的朋友，有些蔬菜在我

們悲傷時帶來希望，有些藥草與香料協助我們培養自我價值，有些野生食物可增進我們的記憶力。這些不只是食物給我們的抽象教誨，更是吃下它們時會成為我們的一部分的特質。如同工具箱裡的工具，有不同需求時，我們可以尋求不同的療癒食物。

此外，你還能運用各種技巧，使你吃下肚的食物發揮更大的療癒效果，我之後會陸續談到。而隨著你讀過本章、讀完本書、闔上最後一頁並回到現實世界，別忘了：食物應該成為你生命中充滿喜悅的一部分。健康飲食不該是剝奪式的行動，我們太習慣閱讀各種只談到纖維、血壓、鈉濃度等探討營養的文章，以至於沒有領悟到：當你了解應該吃哪些食物，以及如何汲取它們的好處之後，食物就會從各種層面餵養你──這也是你應得的。

❧ 你可以從飲食中同時獲得身體健康與情緒上的撫慰

食物與感受就像光譜的兩端。一方面，我們傳統觀念中的撫慰食物是：起司焗通心粉、炸雞、加一球冰淇淋的派。我們一整天、一整個星期或一整個月都充滿壓力，而總匯三明治、起司漢堡或披薩感覺起來就是能減輕壓力的選擇。對某些人而言，這些選擇有上癮成分、把食物當毒品的感覺，以及無法控制的大吃衝動；對其他人來說，則不一定非暴飲暴食不可，但吃完仍然不覺得心情好到哪裡去。然而，餅乾的香甜氣味當下會讓人屈服，使我們想起小時候坐在奶奶家餐桌前那種安全、溫暖的感受；長大成人後，當我們被迫打電話告知年邁父母其健康狀況時，我們又感受到縱容自己的需求。

而另一方面，則是一種將食物當燃料的飲食態度。在光譜的這一端，我們試圖將所有情緒從用餐時間中抽離，單純根據營養成分決定要吃哪些食物。我們告訴自己，不需要從食物中獲得慰藉是一種開悟，情緒是用來感受的，而不應該以任何方式使其麻木。這種心態驅使人們向點心說不、好幾個小時不吃東西，並且光靠嘗起來像泥土的蛋白粉過活。這種觀點在某人開始以負面眼光看待自己的身體，且過度限制飲食以致產生壓力時，就會變成飲食失調。此外，將食物當燃料的態度也嚇跑了許多好奇的觀望者，這些人想吃得更健康──也**知道**自己應該吃得更健康──但光吃紅蘿蔔棒度日的概念卻剝奪了生命中所有的樂趣。

我想告訴你，這兩極之間可以找到平衡點。本書中的療癒食物藏著某個尚未有人去了解、挖掘的祕密元素，而這就是能替你解開健康飲食之謎的鑰匙，也是你長久等待的答案，讓你知道如何在恢復健康與療癒的同時，兼顧情緒上的慰藉與靈性上的充實。

淨化靈魂的輔因子水

你知道梅子與梅乾之間有巨大差異嗎？為什麼你要注意別把萵苣葉放在料理檯太久，否則就會開始枯萎？你知道為什麼乾旱是農作物最大的威脅之一嗎？

這全都是因為農作物的水分含量決定了其價值。雖然脫水食物也有一定的重要性，但新鮮果、蔬菜、藥草與野生食物中的**水分**才真正具有驚人的療癒特質。這些植物類食物其實含有兩種不同的水，兩種水的結構相異，裡頭蘊藏的資訊也不同，而且透過不一樣的系統提供療癒效益。並非所有的水都用於相同目的，進入身體後的目的地也不全然相同。

存在所有新鮮的四大尊者食物中的第一種水是「水合生物活性水」。這種水含有能賦予生命力的養分，可以維持身體健康，且為細胞補充水分的效果比任何飲料或純水都好。水合生物活性水──活水──是人們直覺地在水中擠入檸檬汁或加入小黃瓜片，或者在運動後想喝椰子水、新鮮果汁或果昔的理由，因為如同其名稱暗示的，這種水能注滿你的身體、供給血流，讓你繼續前進。

另外就是尚未被發現的「輔因子水」。這另一種形式的活水包含有助於靈魂與精神復元的資訊，並能提供情緒上的支持。在一塊或一片新鮮的農產品中，水合生物活性水與輔因子水在細胞層次上並排在一起，差不多就像蜂巢中的牆隔出一個一個小巢室那樣。假如一隻熊靠近蜂巢並揮下熊爪，蜂巢就會解體，所有的蜂蜜會一起流瀉而下。而當我們咬下一顆蘋果時，在微觀層次上也會發生相同現象：隔開水合生物活性水及輔因子水的細胞壁破裂，果汁也一起流下。不過，我們的身體仍然可以辨別這兩種水，且能夠分別使用於不同用途。

然而，科學界尚未發現這一點，因為當水果與蔬菜被送到實驗室研究

時，用來採樣的工具和我們的牙齒一樣會破壞細胞壁，即使細小的針筒也會造成影響。所以，蔬菜和水果中的水分持續被當成一個整體來研究——而且食物的靈性面並非醫學研究的熱門題材，所以我們一直聽到的都是食物的實質營養。除非科學家能以研究血液與淋巴液在人體內的作用——彼此分開但通力合作——的方式，來探究新鮮、活的植物類食物中含有的水分，才能真正有所突破。

順帶一提，輔因子水與水合生物活性水同樣重要，因為其中含有特別能從靈性與情緒層面滋養你的微量礦物質、礦物鹽類、酵素與植物性化合物。維持靈魂的活力就跟維持心臟的跳動一樣重要，所以必須了解四大尊者食物中的活水能從各個層面滋養我們。

提升生命的食物儀式

四大尊者食物被我們吃下肚時，都會帶來幫助，無論我們知不知道。這是它們提升人類生命各個面向的目的與使命的一部分，無論我們能否意識到這一點，它們都會繼續下去。然而，你還是可以採取特定方法來增強四大尊者食物對你的助益，並激發它們提升生命的特質。

自己種植療癒食物

自己栽種食物也許是你能為自己做的最好的事——在身體、靈性及情緒層面皆是如此。園藝工作可以是一種轉化性的靜心方式，是與大地之母建立連結以療癒靈魂、淨化靈魂的方法。這是很好的活動，也是最好的機會，能讓你取得最新鮮的食物、擺脫食物中的化學物質，並將重要的崇高微生物攝取至體內。

除了這些驚人效益，還有個你無法從其他地方聽到的祕密：**自己種植食物，會收成符合你特殊需求的產物**。每一片芫荽葉、每一顆覆盆子、每一根小黃瓜裡都刻著你的名字。當你播下一顆羽衣甘藍的種子，植物會在知道你是誰、知道你各個層面需求的情況下成長。如果你患了某種病，即使你一直找不到符合你症狀的病名，或者根本沒有察覺自己生了病，羽衣甘藍會本能

地知道你生的是什麼病。**隨著你替它澆水、施肥、除去周邊雜草，羽衣甘藍會了解你是誰，並長出符合你個人需求的適當營養素組合。**當你最後採下捲曲的莖葉、做成沙拉時，它就成了你所能吃到療癒效果最棒的沙拉，因為它提供了針對你的身體特製的養分。

　　你靈魂層面的需求也是如此。假如你的靈魂出現裂痕、假如你正經歷艱難時期、假如你質疑自己出生在地球上的目的，你栽種的植物都會感受到。它們想幫助你走出低潮，所以會長出適合的成分與能量來修補你的情緒。你為自己栽種的食物會以強烈的奉獻之情守護你。我們有時盡力享受當下，不好的回憶卻不放過我們，這種情況通常沒有明確的解決方法──我們不是總能找到適合的聽眾，也就是可以真正傾聽我們的生命故事並做出正確回應的人。我們不是總能彌補以往與他人的關係，只能悉心照料土壤中的小種子，它們會成為生命力的象徵，成長為植物，然後透過照料我們來回報我們付出的呵護之情。

　　假設你一直苦於被周遭的人當作隱形人，而你在本書中讀到馬鈴薯能在你覺得被蔑視時助你一臂之力，所以到了春季，你便在菜園裡播下一些馬鈴薯種子。在來往於菜園的幾個月中，你對它施以有機肥料、在不下雨時替它澆水、處理可能危害農作物的甲蟲，馬鈴薯會察覺你的困境。這樣的植物是你真正的聽眾、真正的朋友，會感受到你首次覺得被人忽視的兒時經驗，以及長大成人後加強你挫折感的生活事件。當收成之日到來，你終於將鏟子插入當初埋下寶藏的泥土中，而你在家把小馬鈴薯蒸熟後做成的料理，將無與倫比地餵養你的靈魂──同時會處理若未及早治療可能變成克隆氏症的輕微大腸桿菌感染。當你在往後幾個星期繼續烹調這些馬鈴薯，它們將持續保護你的身體不受微小入侵者傷害，並撫平你靈性上的創傷。這就是我所謂的終極靈魂食物。

親手做料理

　　氣候、時間與空間限制，或是其他實際因素，都可能讓我們沒辦法一直親自栽種自己要吃的東西。然而，從市場或商店購買食物時，我們還是想獲取最大的療癒效果。問題是，就像前面提過的原則，你親手在菜園裡種植的

食物對你特別有益，不是你栽種的食物接收到的則是別人的能量。

　　從播下種子的農夫、照料田地與果園的人、採收工人、貨運工人、商店農產品部門的員工，到比你早一步在架上尋覓食物的客人，無論是一顆桃子、一顆青花菜或一枝迷迭香，都經過了許多人的手，因而吸收了所有經手人的需求，並準備好要應付**他們的**療癒所需。為了消除這些影響，讓你購買的食物真正屬於你，這裡提供除了以愛與感恩之情準備食物之外的其他技巧。這些方法能讓你吃下的食物針對你的困境——無論是身體或靈魂層面——發揮最大效益。如果可以對你買回來的農產品施加全部三種技巧當然最好，但即使只做其中一種，也能帶來強大效益。

- 一天數次，用雙手撫過你珍貴的農產品。架上成熟的水果、冰箱裡的食材——花點時間在經過時碰碰它們，就像走過心愛的寵物身旁你也會和牠們連結、摸摸牠們一樣。
- 對你的農產品說話，彷彿它們是你親愛的人：「你為我而生長，我們注定要在一起，只是過程中耽擱了一下。現在我們終於團聚了。」
- 在切下（或準備與吃下）水果、蔬菜、藥草、香料或野生食物前，將其握在手中三十秒，讓它有機會適應真正的你、適應你的需求。

❧ 檢視口欲之下真正的渴望

　　但願我能告訴你，口欲一直是來自你身體的訊息，告訴你當下最需要哪一種食物。可惜，情況並非總是如此。我們的心智與身體被多年來的廣告、錯誤資訊、社交飲食場合與不健康的點心及正餐制約，以致忘了如何真正餵養自己。口欲通常與某個時間點的情緒更為相關，而不是對我們有益的食物。有時候，口欲告訴你的並非你**需要**的食物，而是你**想要**的。

　　我前面提過，為了情緒進食沒有問題，只是你必須突破口欲的陷阱，並用腦袋去了解對你的心真正有幫助的食物（在本書的第二部）。口欲不如表面看來那麼直白，它們有自己的語言，而我們必須學習如何「翻譯」。

　　假設你覺得自己在工作上並未受到充分賞識。你整天上午都等著聽到自己被指派去做你自認很適合的案子，然後早上十一點，列出被選中者的電子

郵件來了，上面卻沒有你的名字。接近午餐時間，你開始想吃培根起司堡。你說服自己最好順從渴望買一個來吃，因為你的身體一定是在告訴你需要鐵質以增強體力。

在此情況下，培根起司堡並不會帶來任何幫助，其中的高脂肪含量反而會使你整個下午都提不起勁、讓你大腦的運作變慢，以至於在早上的失望過後，工作似乎變得更令人沮喪。其實，你應該**檢視口欲之下的渴望**。你真正想在那份餐點中尋找什麼？是不是小時候拿到漂亮成績單，父母帶你去吃培根起司堡時獲得的撫慰與得意的感覺？

在這種狀況中真正有所幫助的食物聽起來令人訝異，甚至有點好笑：葡萄。相信我，我知道面對「被拒絕」這種事，丟幾顆葡萄到嘴裡以撫平傷痛似乎有點微不足道。這只是因為我們還不習慣看見水果真正的價值。容我再說一次，你將在本書的第二部讀到許多一直被人們忽略其價值的食物，葡萄只是其中之一。葡萄含有的微量營養素，對我們面臨失望時所需的情緒上的支持相當重要。此外，葡萄還蘊含神聖的資訊，能幫助我們打造新的路，並為自己創造更好的機會。

不只如此，葡萄中的生物可利用果糖及葡萄糖對大腦相當有益。我們的大腦依靠天然糖分成長茁壯，所以葡萄的作用不像鎮靜劑，反而像興奮劑，大多數的　一流撫慰食物都是如此。假如你在那個難熬的日子裡選擇的午餐不是培根起司堡，而是葡萄搭配無花果與「山羊乳酪」沙拉（參照第二部的〈無花果〉食譜），你將為心智與身體提供驚人的應對資源。你不會因為沒被選中去做那個案子而受傷，反而更能嘗試去找到困境中的一絲希望。

想想看：當你經歷無情的形勢變化時，你真正想要的是撫慰嗎？或許比較偏向認可與安慰，以及能夠安然處理難題並將其轉變為更美好的新事物的必要資源，而四大尊者食物可以幫助你做到這一點。

對糖分的口欲到底意味著什麼？

又回到糖的話題上了。對甜點的渴望是非常普遍的口欲，每天早上起床時、精神萎靡的下午，或是得知令人不悅的消息之後，通常會想來份填滿奶油與糖的糕點、糖果棒或披薩。在這種情況下，口欲是在傳達生物學上的特

定需求：你的大腦想要糖分。聽起來似乎不是好事，因爲我們都被訓練得要把糖當成壞東西。這可不一定。就像我說過的，來自全植物類食物的天然、純粹的糖對大腦機能極爲重要，因爲葡萄糖會讓大腦的引擎降溫，並預防腦部組織在你經歷壓力或創傷時受傷。對糖分的渴望其實是大腦在告訴你負荷過重、需要支援。

渴望糖分時，只要確保你攝取的是**來自全植物類食物的天然、純粹的糖**——別吃糕點、糖果或披薩。喔，我知道披薩看起來不像高糖食物，但乳製品與番茄醬常常以蔗糖或高果糖玉米糖漿增加甜味，加上用來做餅皮的高度精製麵粉，披薩的糖分含量簡直突破天際。別懷疑，對乳製品的口欲通常都是想吃糖，因爲乳製品中的乳糖（也是一種糖）含量頗高。問題是，乳製品往往也含有大量的隱藏脂肪，而脂肪與糖的組合會大幅影響調節胰島素的身體機制。真正的補腦食物，例如椰棗、無花果、瓜類、葡萄、柑橘、生蜂蜜，以及用椰子水打成的果昔，能在你覺得需要吃糖時提供身體真正需要的養分。

對咖啡因的需求

這些補腦食物也是很棒的咖啡因替代品。想要戒掉對咖啡因的癮頭時，人們常常以無咖啡因的軟性飲料取代能量飲料與含咖啡因的汽水。當然，這是很好的開始，但只能取代你以往喝冰涼的罐裝或瓶裝甜飲料的體驗，在能量方面並沒有幫助。假如你都靠這些飲料來提升能量，那麼新鮮多汁的水果將能滿足你的渴望——同樣地，又是由生物可利用葡萄糖（加上其他所有的絕佳營養素）來喚醒你的大腦。如果你對血糖濃度的變化很敏感，吃水果時就搭配西洋芹棒、小黃瓜片或葉菜類一起食用——或者乾脆打成一杯翠綠色的果昔——這樣做有助於避免血糖濃度的劇烈變化。

排毒期的口欲

在飲食中加入更多農產品時，常常會經歷某些排毒作用，這就是你期望的。讓身體擺脫有毒重金屬、病原體、病毒副產品、輻射物、累積的化學物

質，以及由不健康的食物造成的傷害，正是邁向健康之路。攝取較多蔬菜水果也代表你吃下的其他不利於健康的食物比較少，而當你讓自己遠離令人懷念的不健康食物，可能會引發非常強烈的失落感。

　　走上排毒之路時，可能會沒來由地突然想吃焗烤通心粉、漢堡或其他某種讓你聯想到「慰藉」的食物。那感覺起來像是一時興起的強烈口欲，而且讓你覺得就算破例一次吃點路邊正在向你招手的油炸餅乾，也沒什麼大不了。這正是你要保持堅定的時刻。先深呼吸，接著把手伸向你為了這種時刻塞在口袋裡那包黏乎乎的椰棗。長久下來，你必能獲得回報。

　　這不是因為你需要從道德層面證明自己，而是因為**你在排毒時對某種你知道對自己毫無益處的食物產生的口欲，代表你的細胞正在釋放來自那種食物的陳年毒素**。當毒素被釋放時，感覺就像有顆氣泡在你的意識中爆開，裡頭伴隨著你過去吃那種食物時，利用它來平復的各種情緒（比方說，油炸餅乾可能是你高中被朋友欺負時的慰藉）。此外，你的身體那時正試圖處理並排出各種環境或病原體毒素，卻辦不到，因為處理沒有益處的食物成了優先事項，於是那些毒素繼續深埋在你的器官裡。

　　排毒期間的強烈口欲代表你的身體終於有機會擺脫所有陳年泥渣，你不應該阻礙那個過程。若能找到方法凌駕排毒期間的口欲之上，你會發現自己變得煥然一新；相反地，如果你認為口欲表示你的身體真的需要那種食物，而吃下它，打斷排毒過程，你也將打斷自己的療癒與開悟。

與口欲共存

　　想要對付口欲，先計畫好每一餐並盡可能隨身攜帶健康點心。每當想吃的欲望湧現時，就把自己當成翻譯員：這份口欲真正想說的是什麼？如果是你能夠分辨的情緒或靈性上的需求，就翻到介紹四大尊者食物的本書第二部，找出對你的處境有幫助的食物。假如是大腦正在索求燃料，大口咬下綿密的酪梨或某種香甜成熟的水果；如果是對過去某種食物的強烈渴望，試著承受住，同時讓自己享用美味又健康的替代品，例如本書第二部的食譜介紹的各種料理。

　　請記住：當你轉換至更健康的飲食方式，口欲也會隨著時間轉變。到了

某一刻，在你的身體擺脫了夠多毒素、腦中的葡萄糖儲存量已經補足，你也體驗過四大尊者食物帶來的情緒與靈性上的教誨之後，你會發現你觸及了自己最深層的需求。有些口欲完全消失，有些口欲感覺變得比較隱微、比較可以控制，還有一些則是真正的訊息，讓你知道什麼對你的身體、靈魂與精神是最適合的。

ᴥ 利用四大尊者食物滋養身體與靈魂

　　在野生藍莓灌木自然生長的區域，人們普遍會在田野中放一把受到控制的火，好調整這種植物的生長。美國原住民最先發現野生藍莓被火燒過後不僅能存活下來，還能成長、茁壯。火燒過後那一年，這種植物長得比以前更健壯。它們能從灰燼中重生。

　　這正是我們需要野生藍莓這種四大尊者食物的原因。誰不曾覺得靈魂被這個世界衝擊，在某個時刻體驗到全然失落的感受？無論是健康或其他層面，誰不曾需要激勵，以從逆境中再次昂首？我們必須將野生藍莓重生的故事銘記在心。現在是人類及地球歷史上的關鍵時刻，我們今天決定利用四大尊者食物滋養身體與靈魂，這個選擇將影響未來的每個時代。如果你的健康狀況欠佳、覺得不堪負荷或瀕臨崩潰，你並不孤單，而現在還來得及扭轉乾坤。

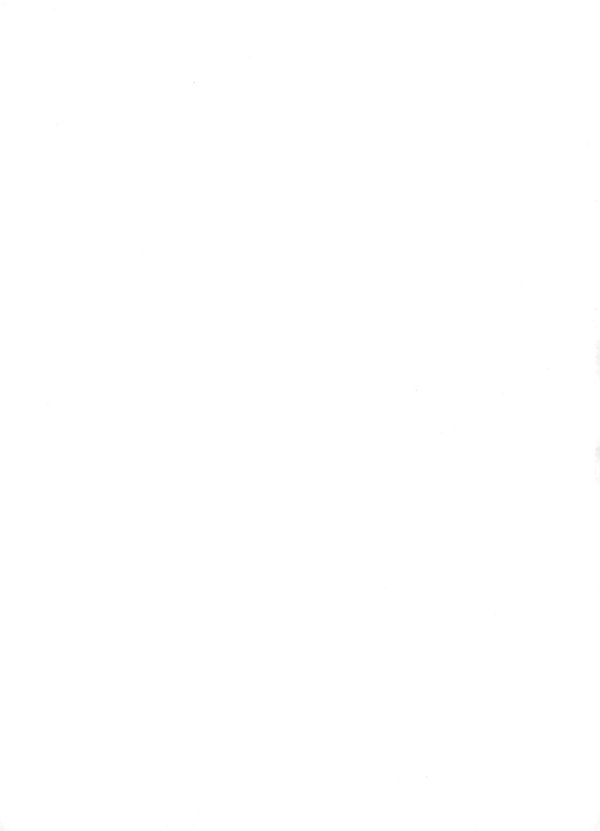

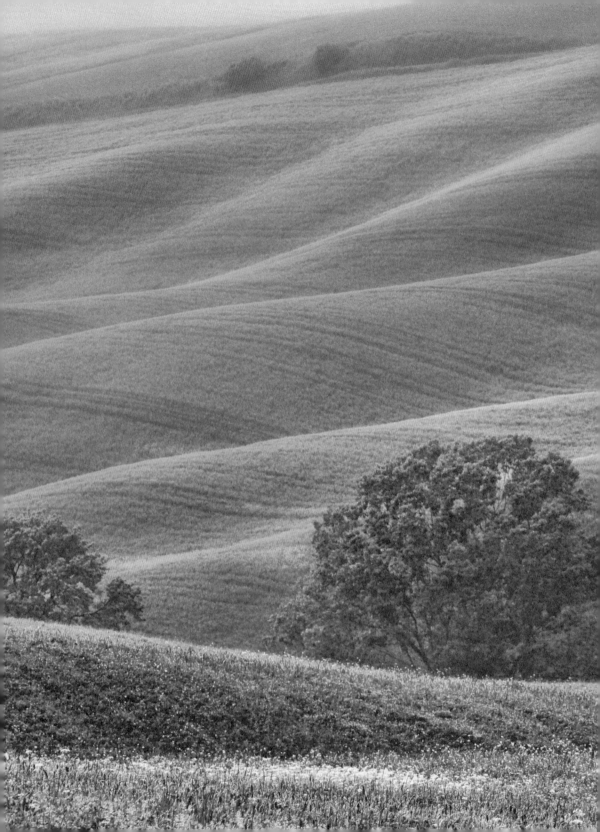

第 2 部
食物中的四大尊者
水果、蔬菜、藥草與香料、野生食物

改變生命的食物

想從接下來要介紹的食物中獲益，無論你奉行何種飲食方式，或者你是否有奉行任何飲食方式，其實都沒關係。我們所有人都不一樣，因此對每個人有益的特定食物組合也不同，重點在於你的個人需求。為唇疱疹所苦？那馬鈴薯一定對你有幫助。想改善甲狀腺的健康？你或許會想認識一下花椰菜與它的十字花科表親。

假如你採行某種將水果排除在外的飲食法，但你缺乏鈣質，又在此讀到柳橙富含鈣，且是以其生物可利用度最高的形式呈現，該怎麼辦？一樣，重點在於**你的個人需求**──你最好多吃柳橙，而不是避開。若想改善失眠，那你在跳過芒果與香蕉（助眠冠軍）的同時就錯失了擺脫失眠的良方，就只因為某種飲食方式叫你別吃它們。一切都圍繞著你。你想要解決或避免什麼樣的健康問題？症狀與疾病是來自身體的訊息，告訴你身體正需要什麼，也藉此決定了最適合你的食物。特定的食物信仰體系永遠無法勝過這一點──你沒辦法將某種食物信仰強加在身體的需求之上。

想要獲取這些食物提供的助益，關鍵之一就是經常大量攝取它們。任何一點分量都有幫助，所以你當然能選擇以補充的方式利用食物。若想要有更快速的成效，試著找一天單純食用以改變生命的食物組成的餐點，同時避免食用本書第三部〈阻礙生命的食物〉那一章裡列出來的東西；或者，找一個星期，甚至一整個月都只吃改變生命的食物。我在第一本書《醫療靈媒》中提供了一套「二十八天療癒淨化法」，試過的人都回報了相當驚人的成果。

只要了解這些食物可以為你做些什麼，就能讓一切有所不同。當你知道水果是癌症鬥士、蔬菜能趕走體內酸性、藥草與香料可以建構免疫系統，以

及野生食物有助於適應壓力之後，找尋這些食物就從惱人的工作變成一個機會。

由於篇幅限制，還有許多改變生命的食物我沒辦法在這裡介紹。我知道有些讀者在第二部列出的食物中找不到南瓜、薄荷、番茄、堅果、種子類，以及其他無數種個人偏愛的食物時，一定很失望。請放心，這五十種改變生命的食物（其實超過五十種，因為有些食物是成組列出）只是開始。

請記住，關於各種改變生命的食物帶來的益處，你即將讀到的只是重點部分。我沒辦法列出所有細節，不然每種食物都得花上一整本書才說得完。因此，我把焦點放在它們不為人知，或者我們尚未通盤理解的健康益處上。

就以最近成為熱門飲食話題的「顏色」為例。顏色確實很重要，野生藍莓的深藍紫色果皮中含有最高比例的抗氧化物，賦予它抗氧化能力的植物色素對大腦健康相當有幫助。但水果、蔬菜、藥草與香料，以及野生食物之所以有益，並不全然只跟顏色有關。顏色對某些疾病與症狀至關重要，其他營養素則可能對其他疾病與症狀而言舉足輕重。大家往往認為「白色」食物不好，因為我們現在知道經過脫色與加工的麵粉對健康無益，但談到改變生命的食物，就得注意別把「白色」視為「缺乏營養」。當你切開蘋果、香蕉、牛蒡、花椰菜、某些種類的洋蔥、許多種馬鈴薯和某些小蘿蔔時，會發現都是白色的。這些食物雖然少了色素，但全都蘊藏著滿滿的療癒能力。所以，雖然你會在此讀到一些關於食物顏色的細節，但這本書談的可不只有顏色——如果只關注顏色，那就虧大了。

❧ 為疾病與症狀貼上的標籤

你想怎麼利用本書的第二部都可以，無論是從前面讀到後面，或者快速翻閱以找出與你想要預防或減輕的特定疾病或症狀相關的食物。但請注意，每個食物章節中列出的可療癒疾病與症狀並非鉅細靡遺；如同列出的各種食物對健康的益處一樣，這些都是特別值得注意的重點。

關於疾病名稱，在此要多提一下：假如你讀過我的第一本書、參與過我的現場活動，或者定期收聽我的廣播節目，一定知道我認為某些「難解疾病」被冠上的特定病名有誤導之嫌。這些是醫學界尚未充分理解的疾病，冠

上病名後會讓人以爲它們已經被摸透了。然而，我知道許多讀者是初次接觸我的書，如果你也是，那麼你在看見「這些綜合症狀被不當命名爲萊姆病」或「念珠菌含量高這件事本身沒有什麼意義，你必須先了解背後的原因」這類注解時，一定會摸不著頭緒。因此，你只會看見書上列出「萊姆病」及「念珠菌感染」。書中還有許多這類例子。我對不當病名的觀點從未改變，但因爲尊重人們是透過主流病名來認識疾病，所以選擇使用那些較爲人知的名詞。

　　還有另一件事：某些疾病會有幾種不同名稱。比方說，爲了看來簡潔，我在書中用的是「慢性疲勞症候群」——當然，我還是尊重你最認同的名稱可能是「肌痛性腦脊髓炎／慢性疲勞症候群」「慢性疲勞免疫功能失調症候群」或「全身性勞作不耐受症」。任何有多種名稱的疾病都比照辦理。

所謂的「發炎」與「自體免疫錯亂」

　　人們普遍將自體免疫疾病誤解爲身體在攻擊自己。「自體免疫」本身就是錯誤用語，這個詞的意思是你的免疫系統盯上你了——盯上你自己！這使得「自體免疫」成了怪罪你和你的身體的標籤。事實上，**身體不會攻擊自己，身體攻擊的是病原體**，所以比較恰當的用語應該是「病毒免疫」或「病原體免疫」，因爲免疫系統鎖定的是入侵者，例如 EB 病毒、帶狀疱疹、巨細胞病毒、人類疱疹病毒第六型、其他疱疹病毒，甚至某些細菌。

　　在閱讀接下來的內容時請謹記在心，如同其他拙劣的疾病標籤，我在書中提到自體免疫疾病與失調時，有時會用「自體免疫」這個詞，以及醫學界視爲自體免疫問題的各種常見病名，包括類風濕性關節炎、橋本氏甲狀腺炎及狼瘡。但別忘了，這些病名背後還有更深層的含意。

　　「發炎」也是另一個未經眞正理解的用語。醫學界將其視爲從癌症、肥胖到心臟病等所有問題的起因，已然成爲我們不再質疑的囊括性用字。然而，我們必須質疑——不是因爲發炎現象不存在（任何有過疼痛與腫脹問題的人都能證明發炎現象再眞實不過了），而是我們必須檢視爲什麼發炎。發炎本身並不會引起任何問題。當發炎不是受傷引起的，就是病原體入侵導致的結果。以自體免疫疾病而言，發炎現象是病毒入侵的決定性特徵。以結腸

炎為例，帶狀疱疹病毒深深鑽進結腸黏膜中，促使免疫系統試圖抵禦入侵的微生物。再以橋本氏甲狀腺炎作例子，如同我在《醫療靈媒》中披露的，EB病毒入侵甲狀腺組織導致發炎，而發炎表示身體正在努力保護甲狀腺不受病毒侵害。你可能聽過某些說法，表示自體免疫反應是身體在抵禦刺激物（例如病毒或麩質）的過程中錯亂了，無法分辨外來物質與你自己的身體組織。刺激物不是這樣作用的。讓我釐清一下：引起自體免疫疾病的刺激物，其實是已存在體內的病毒的直接燃料。身體不會陷入混亂而開始攻擊自己，任何抗體活動都是你的免疫系統在主動攻擊病原體，而不是攻擊你的身體，這是很重要的區別。

　　所謂的發炎性食物，例如穀物等，時常背負罵名，尤其是在另類療法社群裡，穀物總是被貼上直接引起發炎，甚至引發自體免疫疾病的標籤。專業用語叫「黴菌毒素」（由感染穀類作物的真菌產生的有毒物質），這也是許多資訊來源用來解釋穀物為何會引發問題的說法。這個邏輯的問題在於：許多人攝取穀物後並無異狀。還有，為什麼許多超過九十歲的長者一輩子都在吃穀物與加工食品，卻從來沒有健康問題？

　　真正的原因是：自體免疫疾病患者體內有病毒或其他病原體（或兩者都有），而這些病菌以穀物與黴菌毒素為生，並在過程中製造出更強大的神經毒素，導致發炎。所以，體內沒有病原體的人不會對穀物產生反應，因為穀物不會讓病原體開始大快朵頤。患有橋本氏甲狀腺炎、休格倫氏症候群、硬皮症、多發性硬化症、纖維肌痛症、狼瘡或類風濕性關節炎的人，雖然在食用麵包或貝果之類的食物後可能會覺得頭腦不清楚與疲勞，但食物本身並不會使人發炎，而只是誘發了發炎現象。這不是說小麥等穀物對任何人的健康而言都是理想食物（我在第三部的〈阻礙生命的食物〉那一章會解釋為何小麥會帶來問題），然而我們還是必須了解，對小麥產生反應的人，體內到底發生了什麼事。

　　還有其他種類的刺激因素可能為體內的病毒與其他病原體提供燃料，或是削弱免疫系統，使潛伏的病毒有機可乘。這些刺激因素包括：接觸到輻射物、DDT 與其他殺蟲劑、除草劑、油漆味或黴菌；營養缺乏；藥物濫用；害蟲叮咬；身體受傷；接觸有毒重金屬；情緒創傷。

　　想要改善健康狀況，不只要避開會提供病原體燃料的食物，或是避免接

觸其他刺激因素，更要攝取能替你清除病毒、細菌及毒素的食物。所以，假如你正在對抗自體免疫疾病或任何發炎問題，別只聚焦在與你的特定疾病相關，或是能鎮靜發炎反應的少數幾種食物，本書列出的任何抵抗病毒或細菌的食物都可以協助你療癒。解決這些根本問題，就能減輕發炎現象，並逆轉自體免疫疾病。

❧ 水果恐懼症

對水果的恐懼讓太多人無法保護自己的健康，這主要源自大眾的錯誤觀念，認為水果中的糖分與精製食用糖與高果糖玉米糖漿相同，這絕對是錯誤的。水果及生蜂蜜中的天然果糖與葡萄糖，跟經過加工的糖極為不同。四大尊者食物中的天然糖分具有抗氧化物，包括白藜蘆醇，以及對保持健康極為關鍵的多酚類。與普遍觀點恰恰相反，**水果並不會餵養念珠菌與其他真菌、癌症、病毒、細菌，或其他任何對身體有害的物質，而是會對抗這一切。**因為水果相當容易消化，其糖分可以在你吃下水果後短短幾分鐘內就離開你的胃，進入血液中——甚至不會抵達腸道。

真正會餵養疾病的，是飲食中過多的脂肪。儘管有些飲食風潮可能試圖反駁，但過多脂肪會使肝臟與胰臟過勞、讓排毒作用變緩、導致糖尿病與脂肪肝、引起水腫與體重增加、加速有毒重金屬氧化、讓消化變慢，以及餵養病原體。這不是說你的飲食中不需要脂肪，你確實需要，而本書介紹的兩種改變生命的食物（椰子與酪梨）就含有特別珍貴的脂肪形式。只不過，太多的脂肪，尤其是來自油炸食物等劣質來源的脂肪，絕對不是你的朋友。

如果你真的很擔心生病，而且想要感受到最佳健康狀態，請稍微減少飲食中的脂肪含量，並大量攝取改變生命的食物，特別是大量的水果與葉菜類。假如對攝取水果的疑慮在你心中揮之不去，請參閱我第一本書《醫療靈媒》中的〈水果恐懼症〉那一章。

❧ 野生食物的益處

本書中的每一種食物都能在各個層面餵養你：身體、情緒，以及靈性層

面。前三大族群——水果、蔬菜、藥草與香料——是主要食物，能夠提供支持、燃料，療癒我們、給我們教誨，並且對抗疾病，讓我們向前邁進。

野生食物則讓這一切更上一層樓。本書中的野生食物——蘆薈、大西洋海茱、野生藍莓等——都挺過極端環境，來到我們手中時，這些食物已經是在壓力中成長茁壯的專家，並且將這項專長傳給我們。野生食物特別有益於逆轉由過量腎上腺素、有害食物及四大病根造成的傷害。野生食物是失落的環節、是聖杯，也是獲得嶄新開始的祕密。這些強大的抗老化食物充滿適應原，也就是說，它們對於幫助身體適應生命給我們的挑戰相當重要。野生食物不僅保留了大自然原本的維生素與礦物質含量，更在細胞中攜帶了重要的生存資訊。**吃下野生食物，讓它們得以在惡劣環境中存活的智慧就成了我們的一部分。**

野生食物的概念聽起來可能很陌生，但別把它們當成陌生人，你需要這些朋友來讓其他改變生命的食物發揮功效。別擔心，你不必花大把時間在窮鄉僻壤尋覓，其實許多野生食物（或是以接近野生型態呈現並能提供相同益處的食物）正在你家附近的市場等著你光顧，你很快就會讀到更多細節。

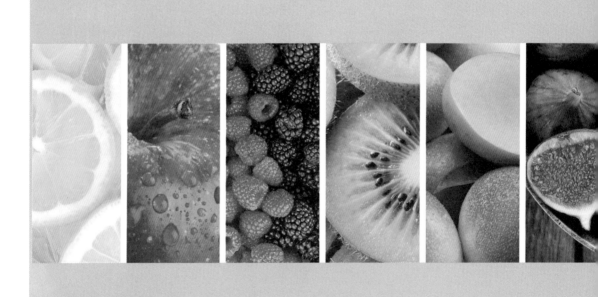

水果

蘋果

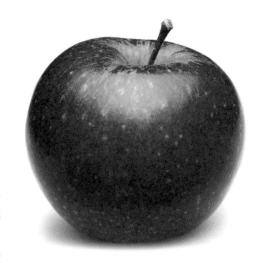

　　永遠別低估一顆蘋果的威力。這種水果的抗發炎特性，使其成爲你能用來對抗幾乎所有疾病的首選，腦炎（腦部發炎）、大腸激躁症（腸道發炎）及病毒感染（可能造成神經發炎）不過是一小部分，蘋果能夠在其中扮演重要的滋養角色，藉由減少造成發炎的病毒與細菌數量，鎭定你的身體。

　　蘋果中的植物性化合物能夠滋養神經元，並增加電子活動，使其成爲有益大腦的食物。紅皮蘋果具有花青素及微量的丁香素（花青素的一種），正是果皮呈現紅色的原因之一。這些色素具有抗肥胖的特性，並含有促進消化效果的化合物，有助於減重。此外，蘋果也含有微量的類黃酮、芸香苷及槲皮素等對於重金屬與輻射物具有解毒效果的植物性化合物，以及麩醯胺酸與絲胺酸等胺基酸，可以幫助大腦排除麩胺酸鈉（味精）。這種水果有助於淨化器官、改善淋巴系統循環、修復受損肌膚及調節血糖。

　　蘋果是結腸的終極清道夫，它裡面的果膠通過你的腸子時，能夠聚集並排出你體內的有害微生物，例如細菌、病毒、酵母菌與黴菌，也可以搜刮並排除腐敗與堆積的蛋白質及食物殘渣，這些殘料隱藏在腸道的囊袋中，不斷餵養有害菌落，例如大腸桿菌與困難梭菌，這讓蘋果具有絕佳的抗增殖效果，能夠治療小腸細菌過度增生及其他消化失調症狀。

　　蘋果還能在細胞層次發揮水合效果，可以提供珍貴的微量礦物質，例如錳與鉬，以及電解質與重要的礦物鹽類，能夠在運動或承受各種壓力過後幫助身體補充水分。

❧ 有助於療癒這些疾病

　　假如你有下列任一疾病，試著將蘋果納入日常飲食中：

腎臟疾病、肝臟疾病、阿茲海默症、關節炎、癲癇、多發性硬化症、甲狀腺疾病、低血糖症、糖尿病、短暫性腦缺血發作（小中風）、泌尿道感染、腎上腺疲勞、偏頭痛、帶狀疱疹、接觸黴菌、強迫症、骨髓炎、注意力不足過動症、自閉症、創傷後壓力症候群、青春痘、肌肉萎縮性脊髓側索硬化症、萊姆病、肥胖症、小腸細菌過度增生、焦慮症、耳鳴、病毒感染、眩暈症。

ᐟ 有助於療癒這些症狀

假如你有下列任一症狀，試著將蘋果納入日常飲食中：

耳鳴或耳中嗡嗡作響、糖尿病神經病變、頭暈、眩暈、平衡問題、心悸、胃酸逆流、低血糖與其他血糖失衡問題、礦物質缺乏、體臭、經前症候群症狀、肋骨疼痛、疲勞、腹脹、脹氣、便祕、神經質、焦慮、五十肩、體重增加、背部疼痛、視力模糊、腦霧、身體疼痛、意識混亂、耳朵疼痛、身體僵硬、腦部發炎、頭皮屑、更年期症狀。

ᐟ 情緒上的支持

蘋果是歷史悠久的食物，可以帶我們回到源頭。它是最早為我們帶來撫慰的食物之一，也因此提供了庇護感。當你覺得沮喪、孤單、體弱多病、無力、一無是處、毫無價值時，蘋果就是理想的食物。若你覺得自己不受認可，吃點蘋果可以幫助你改變心境。

蘋果能打開一部分的你，改變你內在及周圍的能量，以吸引更快樂、更光明的事物，也能讓你重拾活力、使你振奮、心情放輕鬆，讓你更加精力旺盛，這是因為數千年來，我們都有儲存蘋果過冬的習慣。這種水果是一線希望，使我們觸及生命的美好。當外在世界變得嚴寒淒涼，蘋果能讓我們與生命、重生、陽光及夏令時分重新連結，這番體認被徐徐灌入我們體內。

❧ 靈性啟發

　　蘋果教導我們別因為他人霜雪般的冷漠態度而凍傷。蘋果不像其他作物會被秋天的溫度損傷，許多品種的蘋果因為有可以抵禦霜雪的果皮，縱使在較寒冷的月份依然能持續生長、成熟。當朋友、情人或同事對你拋出一道道冷鋒時，不妨依循蘋果帶來的啟示，在自己周圍拉出一道防護罩，直到情況有所改善為止。

小祕訣

- · 紅皮蘋果的顏色愈鮮豔愈好。
- · 試試每天吃三顆蘋果。如果規律地這樣做，你會發現自己的健康狀況以意想不到的方式改善。
- · 一年至少到有機果園親自採收蘋果一趟。新鮮、未經清洗、未噴灑農藥且未上蠟的農產品，果皮中含有對腸道與免疫系統健康很重要的崇高微生物，而採摘水果的動作也是非常強而有力的接地靜心方式。

蘋果佐「焦糖」蘸醬

◆

分量：1～2 人份

　　你的小孩放學回來後，這就是一道值得等待的完美點心：爽脆的蘋果片一字鋪開，搭配綿稠的焦糖蘸醬。你可能會想一次準備雙倍分量，因為這道點心一轉眼就會被搶光。

蘋果 1 大顆，切片
椰棗 6 顆，去核
肉桂 1/4 茶匙

　　蘋果片鋪在盤子上。將椰棗與肉桂加一些水攪打，直到食材完全結合（假如用的是乾燥、硬質的椰棗乾，必須先泡水 2 小時，直到椰棗乾軟化），然後用湯匙將醬料舀入醬料公杯，擺在蘋果片旁。

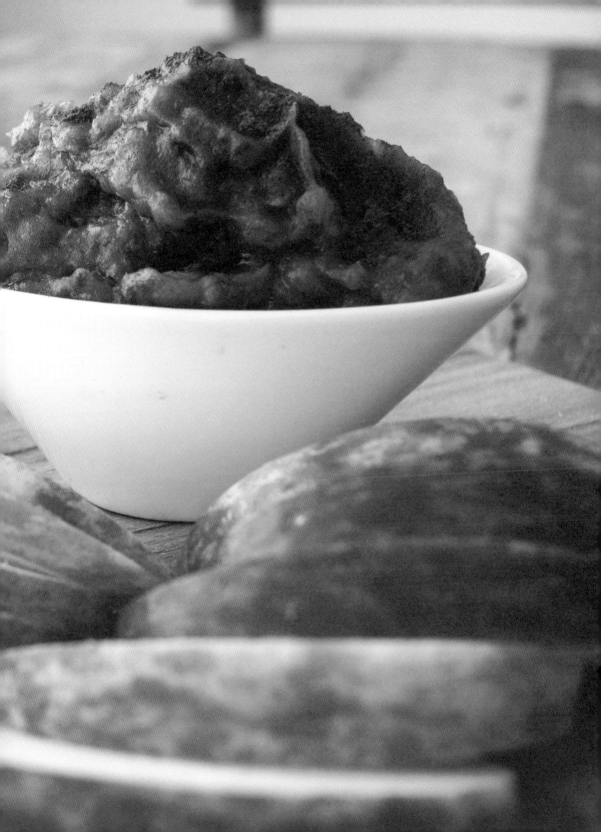

杏

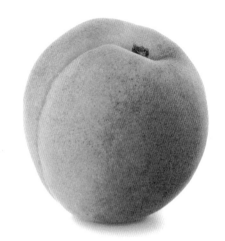

　　杏是神奇的回春食物，富含胺
基酸，例如半胱胺酸與麩醯胺酸，
以及硒與鎂等礦物質（而且是以它
們生物可利用度最高的形式呈現）。這種水果也含有超過四十種微量礦物質，
其中有些相互結合成輔因子微量礦物質，形成科學界尚未發現的生物活性
天然合金。杏擁有的植物性化合物能將自己黏附在體內深藏的化學物質分子
上，例如 DDT，因而降低許多癌症風險。

　　杏是促進維生素 B12 生成的食物，代表它能排除消化道中阻礙身體正常
生成 B12 的有害元素。吃下杏的時候，其果皮能聚集並消滅體內的黴菌、酵
母菌、不必要的念珠菌，以及其他有害真菌。此外，果皮還富含能夠保護
DNA 的酵素與輔酵素。杏的果肉可以防止腸子產生氨，這種破壞性氣體會滲
透腸道壁，導致全身上下的各種毛病，從腦霧到牙齒問題（這種狀況叫「氨
滲透」，科學界還不知道，而我在《醫療靈媒》一書中有詳細探討）。

　　杏是讓人溫暖的食物，也能讓活力穩定，以促進紅血球生成、強化心
臟、滋養大腦。當你的活力存量不足以使你達到顛峰，就吃點杏吧，它是絕
佳的恢復活力食物。

✑ 有助於療癒這些疾病

　　假如你有下列任一疾病，試著將杏納入日常飲食中：

　　癌症、膽結石、膽囊疾病、滑囊炎、麩質過敏症、憩室炎、萊姆病、青
春痘、貧血、高血壓、氣喘、關節炎、憂鬱症、慢性疲勞症候群、纖維肌痛
症、接觸黴菌、酵母菌感染、姿勢性直立心搏過速症候群、雷諾氏症候群、
低血糖症、高血糖症、糖尿病、寄生蟲問題、氨滲透。

⁓ 有助於療癒這些症狀

假如你有下列任一症狀，試著將杏納入日常飲食中：

對溫度變化敏感、疲勞、頭部覺得輕飄飄、身體疼痛、長期噁心、口渴不止、牙齦疼痛、呼吸短促、食物過敏、念珠菌過度增生、出汗失調（無法出汗或出汗過多）、皮膚癢、腦霧、腹脹、身體疼痛、結腸痙攣、充血、口欲、胃腸氣積、頭痛、活力低落、體重增加。

⁓ 情緒上的支持

杏幫助我們關愛生命，讓我們敞開來，變得更加慈愛，並且去幫助缺乏信任感的人，以減緩他們的神經質或易受驚嚇的狀況。感受到威脅時，杏讓我們冷靜並調節我們的防禦本性，使我們連結直覺，好知道何時該提高警覺，何時又該放下心防。在任何處境中產生挫折感時，杏都是極佳的撫慰劑。

⁓ 靈性啟發

杏一直被人忽視，總是因為更閃亮、更華麗、更美味的食物而相形失色。當你學會欣賞這種水果的健康益處 —— 其他許多食物根本比不上 —— 請打開雙眼、打開心，看見那些也一直被你忽視的工作機會、朋友與家人。

小祕訣

· 杏相當有助於轉換能量、相當有轉化性，只須吃一顆就能享受它的各種益處。不過，面對健康問題時，一天可以吃四顆杏來獲得支持與療癒。

· 杏在下午三點過後提供的效益最佳，這種水果的養分在此時達到最高含量，而且生物可利用度與可吸收度最高。

· 耐心等待杏熟透之後再食用，別在尚未熟透時就吃。別擔心它變得不夠多汁，杏能提供的效益與其是否會流下汁液無關。

· 如果現在不是杏的產季，無法吃到新鮮的杏，無硫杏乾也是絕佳的替代品。雖然不是所有乾燥水果都很珍貴，但杏在脫水後仍能保留所有藥性。與其他許多水果不同，杏經過乾燥後的鉀含量更高。

美味杏條

分量：2～4 人份

如果你一直想找快速又簡單的日常點心，美味杏條是完美的選擇，既甜美又有嚼勁，還有一點爽脆的杏仁口感。只需要四種食材，短短幾秒就能完成，放在冷凍庫裡可以保存長達一個月。

杏乾 *1* 杯
椰棗 *1/2* 杯，去核
杏仁 *1/2* 杯
椰子 *1/4* 杯

將所有食材放入食物調理機中，攪打至充分混合。烤盤鋪上烤紙，並將混料鋪成一大片平坦的方形，厚度大約 1 英寸（2.5 公分），然後放入冷凍庫至少 30 分鐘，再切成條狀即可。美味杏條放在冰箱冷藏室能保存 1 星期，或者放入密封保鮮盒中再置入冷凍庫，可以保存長達 1 個月。

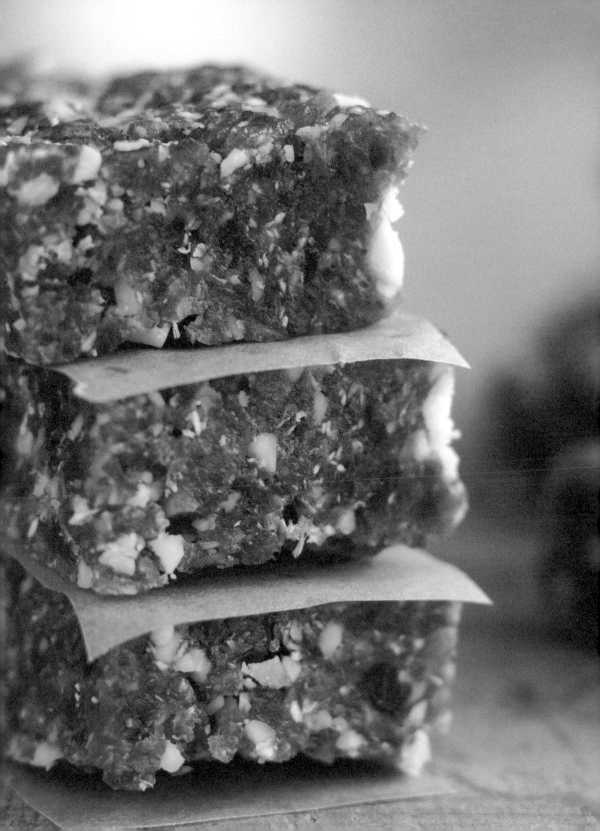

酪梨

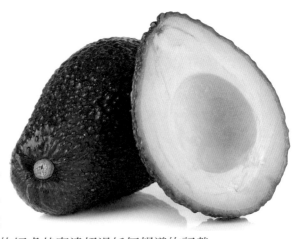

　　酪梨是母親般的水果。無論你喜不喜歡吃，都應該將酪梨視爲食品儲藏室的基石。幸好酪梨的健康益處近年來逐漸受到重視，但它的好處其實遠超過任何報導的記載。

　　雖然大部分酪梨的果皮無法食用，但其中富含數百種尚未被發現的植物性化合物，而許多成分都在成長過程中注入酪梨果肉裡。其中有些植物性化合物是異硫氰酸鹽類，這也是果肉呈黃綠色的原因，並且有助於修復胃部與腸道的黏膜。有任何消化不良問題，酪梨都能幫上忙。它容易消化的乳脂狀果肉，可說是終極的腸道撫慰劑，適合對食物敏感的人，例如克隆氏症、結腸炎或大腸激躁症患者。酪梨具有的抗發炎化合物有類似阿斯匹靈的性質（但不會稀釋血液），可以減少消化道的狹窄與腫脹現象。這種水果也有減少息肉的特性，有助於預防或消除這些腸道黏膜上的細小增生組織。

　　酪梨對大腦也相當有益。它是 omega-6 脂肪酸的健康來源，能修復中樞神經系統，減輕阿茲海默症與失智症。吃酪梨對皮膚也有抗老化效果，能減少乾燥狀況，帶來健康的光澤，更有助於消除黑眼圈。酪梨還內含具有植物性雌激素性質的抗輻射劑，能防止與雌激素相關的生殖器官癌症及結腸癌。酪梨的益處遠超過這裡的篇幅所能形容，總之，你的生命需要酪梨！

❧ 有助於療癒這些疾病

　　假如你有下列任一疾病，試著將酪梨納入日常飲食中：

　　心臟疾病、難解的不孕症、人類免疫缺乏病毒（愛滋病毒）、腎臟疾病、中風、癲癇、慢性疲勞症候群、禿頭、腦癌、克隆氏症、結腸炎、大腸激躁症、生育能力低落（參閱第三部〈生育力與我們的未來〉那一章）、子宮內膜異位症、纖維肌痛症、焦慮症、坐骨神經痛、阿茲海默症、失智症、

疱疹、甲狀腺疾病、腎上腺疲勞、注意力不足過動症、自閉症、憂鬱症、帶狀疱疹、睡眠障礙、息肉、泌尿道感染、失眠、痔瘡、卵巢癌、子宮癌、結腸癌、姿勢性直立心搏過速症候群、硬皮症、硬化性苔癬、輻射病、眩暈症。

有助於療癒這些症狀

假如你有下列任一症狀，試著將酪梨納入日常飲食中：

記憶力衰退、更年期症狀、頭痛、念珠菌過度增生、肌肉痙攣、肌肉疼痛、恐慌發作、焦慮、背部疼痛、頭暈、平衡問題、四肢刺痛與麻木、脹氣、腹脹、皮疹、腹部痙攣、經前症候群症狀、胃輕癱、疲勞、食物過敏、食物敏感、三叉神經痛、飛蚊症、虛弱。

情緒上的支持

你是否曾經感覺活得不像真正的自己，讓你無法如自己所期待地那樣經得起挑戰，更因而使你與所愛的人日漸疏遠？酪梨有助於找回自我，當我們需要情緒力量、需要與真正的自己連結，當我們需要修復破碎的心時，酪梨能使我們變堅強，成為人際互動鏈中的強韌環節。面對貧窮、好鬥或消極的人——也就是鏈子裡比較脆弱的環節——酪梨能幫助我們傳遞關愛與勇氣，好讓我們得以維持人際連結的健全，並教導其他人熬過生命的考驗。

酪梨也是你因為內疚而掙扎時的重要工具。若你需要重新引導羞愧與自責的感受，酪梨會是你的盟友，幫助你從心與靈魂中抽出痛苦的情緒。

靈性啟發

酪梨是滋養的來源，它是世界上與母乳最接近的食物，這代表酪梨除了可以哺育身體，更能在靈性上為我們注入滋養與母親般的愛。需要關心他人時——例如幫助朋友或所愛之人度過難關——吃酪梨有助於傳遞這份母性能量。而在我們需要關愛，無論是在照料周遭人的同時讓自己繼續前進，或是自己在生命中遭遇磨難時，酪梨都是最棒的撫慰食物。將酪梨帶入生命中，

作為教你無條件之愛的老師（無條件愛自己，也無條件愛他人），然後看著你懷抱慈悲之情的能力成長、茁壯。

小祕訣

- 一天吃一顆酪梨即可有顯著效益；若想獲得最大的益處，一天可以吃兩顆。
- 在商店購買的酪梨，從採收到上架的過程中都經過許多人的手，而每當有人經手，酪梨就會吸收那個人的部分能量。在切開買回來的酪梨之前，先握在雙手中三十秒，這會讓酪梨屬於你，並使它的細胞與你個人的能量、本質、靈魂及 DNA 連結，讓它發揮最符合你個人需求的滋養效果。
- 酪梨是絕佳的旅行食物。下次旅行時，試著帶上幾顆酪梨當作新鮮的替代品，取代了無新意又油膩的零嘴或脫水零食。餓的時候，只須切下並轉開酪梨，就能挖出果肉食用。

莎莎醬酪梨船

分量：2～4 人份

　　將你最愛的莎莎醬裡所有鮮明、活躍的風味裝在清涼綿密的酪梨中，記得事先準備雙份莎莎醬供你隨時使用，以備不時之需。

酪梨 2 顆
番茄 1½ 杯，切丁
小黃瓜 1 條，切丁
洋蔥丁 1/4 杯
切碎芫荽葉 1/4 杯
大蒜 1 瓣，切碎
萊姆 1 顆，擠成汁
切碎墨西哥辣椒 1/8 杯
海鹽 1/8 茶匙
紅辣椒（卡宴辣椒）1/8 根（依喜好選用）

酪梨對半切開，去掉果核。其他所有食材放入小碗中混合成莎莎醬，並將莎莎醬舀入對半切開的酪梨中即可上菜！

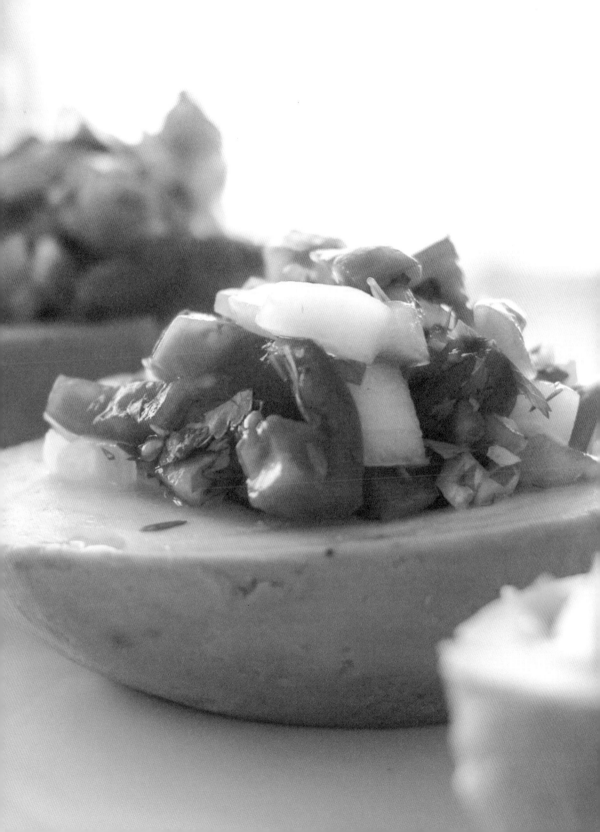

香蕉

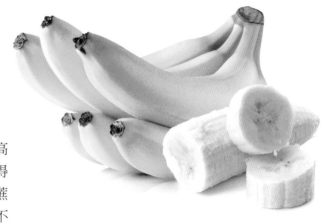

　　香蕉近來曾因含糖量太高
而背負罵名，但事實上，熟得
剛剛好的香蕉所含的糖分與蔗
糖及經過處理的甜味劑完全不
同。它的果糖結合了支持生命的重要微量礦物質，例如錳、硒、銅、硼、
鉬，以及大量的礦物質，例如鉀，這是對神經傳導物質運作非常重要的營養
素。香蕉還富含能與高生物可利用性的鉀相互搭配形成催化劑，以生成大量
電解質的胺基酸。與其認為香蕉裡都是糖，我們更應該提醒自己，香蕉也是
由纖維、果肉及水分構成的，而且高果糖含量正是它可以大量提供抗氧化
物、維生素和其他植物營養素以協助我們對抗疾病的原因。

　　香蕉是強而有力的抗病毒食物，強大到足以抑制人類免疫缺乏病毒（愛
滋病毒）的生長。香蕉含豐富的色胺酸，有助於減輕睡眠障礙、讓人鎮靜、
減低焦慮，並緩和憂鬱症。而擔心念珠菌的人不須害怕香蕉，它是終極的真
菌毀滅者，能消滅害菌，同時滋養腸道中的有益微生物。這也讓它可以促進
維生素 B_{12} 的生成，因為腸子裡的微生物會阻礙迴腸中正常的維生素 B_{12} 製
造過程。

　　香蕉對過度活躍的結腸與小腸道是解痙劑，能舒緩胃痙攣及壓力造成的
腸胃失調，也是逆轉結腸炎、大腸激躁症與克隆氏症的祕密武器。此外，香
蕉還是絕佳的血糖穩定劑、擁有能幫你對抗壓力的植物性化合物讓你可以撐
過一整天，而且無論你採取哪種飲食方式，都能幫助你平衡體重。

❧ 有助於療癒這些疾病

　　假如你有下列任一疾病，試著將香蕉納入日常飲食中：
　　結腸炎、大腸激躁症、克隆氏症、麩質過敏症、自體免疫疾病、心臟

疾病、胃食道逆流疾病、腎上腺疲勞、阿茲海默症、躁鬱症、糖尿病、腕隧
道症候群、憂鬱症、憩室炎、膽囊疾病、痔瘡、人類免疫缺乏病毒（愛滋病
毒）、不孕症、帕金森氏症、關節炎、注意力不足過動症、生育能力低落、
睡眠障礙、創傷後壓力症候群、真菌感染、帶狀疱疹、肌腱炎、焦慮症、低
血糖症、高血糖症、水腫。

有助於療癒這些症狀

假如你有下列任一症狀，試著將香蕉納入日常飲食：

失去味覺或嗅覺（或兩者皆是）、體重增加、體重減輕、顳顎關節問
題、脾臟腫大、視力模糊、疲勞、念珠菌過度增生、糖尿病神經病變、瘀
血、心搏過速、便祕、腹脹、腹瀉、頭痛、睡眠呼吸中止、視力混濁、血糖
失衡、食物敏感、耳朵疼痛、頸部疼痛、肌肉無力、焦慮、體內嗡鳴或震動
感、腹部痙攣、腹部疼痛、貝爾氏麻痺、背部疼痛、刺痛與麻木。

情緒上的支持

香蕉能鞏固我們的核心，鼓勵我們卸下虛假的防護罩，展露真正的自
我。香蕉有助於逆轉充滿恐懼的心理狀態（一天吃三根以上的香蕉可幫助減
緩創傷後壓力症候群），也能幫助我們表達想要有生產力、在過程中克服拖
延與其他無益行為的真實渴望。如果覺得某個朋友滿懷怨恨，遞根香蕉給他
／她，將有助於化解憎惡感。

靈性啟發

有時在靈性成長的過程中，我們也許會發現自己有堅不可摧、完全專
注於當下的感覺，但假如不夠謹慎——如果沒有未雨綢繆，為了將來增強自
己——迎面而來的挑戰強風可能將我們吹垮。

所以，我們應該向香蕉學習。香蕉不僅會長成樹，整株香蕉更會形成
又厚又廣的根系，地下莖不斷抽出地面，成為準備生長的吸芽。由於香蕉的

「樹幹」並非真正的木材，而是由一層一層的香蕉葉構成，所以長得很快，使新的分枝能夠在另一根葉柄被天氣破壞時迅速遞補。

當你朝著天空生長、開花、結果時，別忘了把自己的根系扎得又廣又深。讓學到的每個教誨都成為靈性上的枝枒，它們有一天可能會拉你一把。

小祕訣

· 香蕉最適合食用以攝取最高營養的階段，就是熟得剛剛好的時候。香蕉皮仍是綠色時，酵素會阻礙我們吸收這種水果的所有養分；至於果皮呈現褐色或黑色的過熟香蕉，則相當於發酵水果。香蕉的最佳食用時機，是果皮呈現黃色，並帶有褐色斑點時（最可靠的檢驗方法，是確認香蕉不會在舌頭留下刺刺的感覺）。
· 香蕉是最佳旅行食物——無論是長途的車程、飛行，或者只是到鎮上辦點事。知道自己即將外出時，提前買點香蕉，等到你需要它們時，正好熟得恰到好處。
· 運動前後吃一根香蕉，比其他任何食物更能補足身體需求。

香蕉「奶昔」

分量：1～2 人份

這杯「奶昔」是小孩子最愛的經典飲料，不過裡頭少了乳製品。加入少許新鮮香草豆，再撒上肉桂，會讓它變得更美味。

4 公分長的香草豆莢 1 根，縱向剖開
冷凍香蕉 2 根
新鮮香蕉 4 根
椰棗 2 顆，去核
椰子水 1 杯
肉桂 1/8 茶匙（依喜好選用）

刮出香草豆莢中的香草籽，放入果汁機內。將其餘食材也放進果汁機裡，攪打至滑順即可飲用！

＊香草豆莢的外皮可以留下來打成果昔或甜點（記得要用高速果汁機才能徹底打散）。

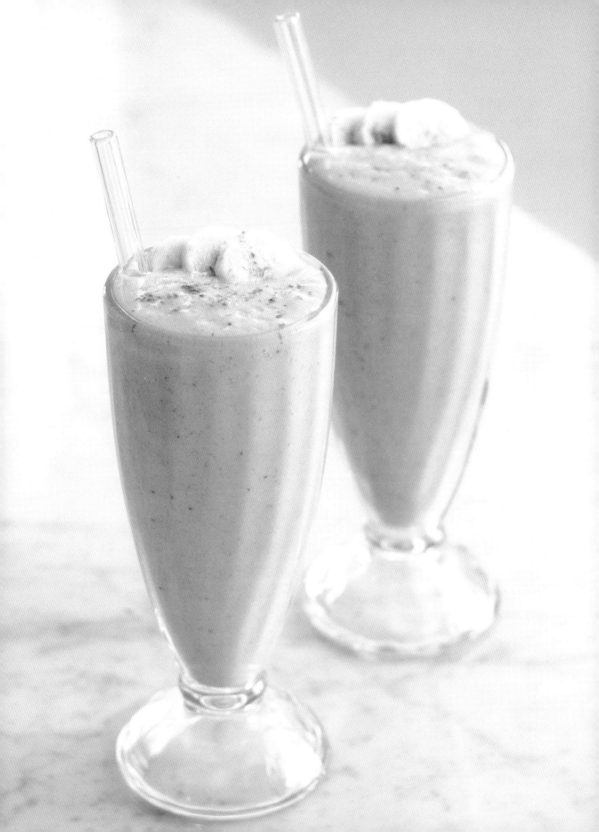

莓果

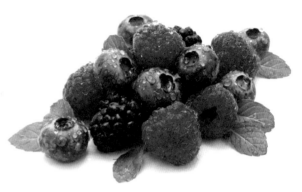

　　莓果是相當優質的水果，它們主要的力量來自抗氧化物，這也是對抗自由基的奇蹟鬥士。抗氧化物代表了生命，氧化作用則意味著死亡。我們需要這些抗氧化物來對抗老化（氧化）過程，並在面對不斷出現的健康威脅時維持生存。莓果透過它們的深紫色、藍色與黑色傳遞健康價值，這些顏色來自花青素苷（包括丁香素）與花青素等多酚類。此外，它們也富含二甲基白藜蘆醇與其他十多種植物性化合物、胺基酸、輔酵素，以及科學界尚未發現、在莓果中的含量與生物可利用度遠超過其他任何食物的輔化合物。

　　莓果是鐵、鎂、硒、鋅、鉬、鉀、鉻與鈣的絕佳來源，也含有微量的omega-3、omega-6 及 omega-9 脂肪酸。此外，它們還有防止過量腎上腺素對器官造成傷害的隱藏化合物，這使得黑莓、覆盆子、草莓、接骨木果、五味子之類的莓果對地球上的生命而言至關重要（蔓越莓另有篇幅獨立介紹）。尤其是野生莓果，更具有抗老化、抗疾病及賦予生命的能力。

　　至於野生藍莓則自成一類，你會在〈野生食物〉那個部分找到相關資訊。盡可能選擇冷凍的野生藍莓，而不是塑膠盒裝的新鮮培育藍莓。請養成習慣，在市場的農產品區採購之後，就到冷凍食品區逛逛，應該可以在架上找到袋裝野生藍莓。你會因此讓自己獲得最佳的復元與療癒機會。

　　莓果是真正適合大腦的食物，它們不僅能促進維生素 B12 生成，還能逆轉腦中的斑點──腦損傷、灰質區、鈣化、重金屬堆積、白點、疤痕組織、結晶化，以及由受損、擴張的血管產生的沾黏。若要防止各種腦部問題與疾病，包括腦癌、肌肉萎縮性脊髓側索硬化症、阿茲海默症、失智症、帕金森氏症、中風、動脈瘤與偏頭痛，吃莓果就對了。而任何與神經系統症狀相關的疾病，莓果也是最佳解答。

　　至於心臟健康，一樣交給莓果吧。莓果保護心瓣膜與心室，並藉由溶解

靜脈與動脈中的硬化脂肪堆積以清除斑塊的方式，沒有其他食物比得上。看似不起眼的莓果，卻是讓人遠離心臟科醫師的最佳處方。

此外，我們不能忽略莓果對生育力的意義。不久的將來，科學研究會發現一群特別能提高生育力的化合物。這些促進生育力的化合物是從單一種類的多酚衍生而來，可以讓女性的生殖系統能力維持平衡，因此，造成許多難解不孕案例的「電力過低」（生育能力低落）問題將不復存在（想要多了解這種現象，請參閱第三部〈生育力與我們的未來〉那一章）。莓果確實是人類未來的解答。

❧ 有助於療癒這些疾病

假如你有下列任一疾病，試著將莓果納入日常飲食中：

腦癌、良性腦瘤、肌肉萎縮性脊髓側索硬化症、中風、動脈瘤、偏頭痛、帕金森氏症、阿茲海默症、失智症、注意力不足過動症、自閉症、腦炎、癲癇、亨汀頓氏舞蹈症、猝睡症、骨髓炎、妥瑞氏症、腦性麻痺、多發性硬化症、動脈粥狀硬化症、心臟疾病、心搏過速、卵巢癌、心房顫動、攝護腺癌、子宮癌、多囊性卵巢症候群、難解的不孕症、子宮內膜異位症、骨盆腔發炎性疾病、耳鳴、失眠、憂鬱症、焦慮症、創傷後壓力症候群、生育能力低落、強迫症、青春痘、腎上腺疲勞、甲狀腺疾病與失調、纖維肌痛症、慢性疲勞症候群、體重增加、膀胱感染、類纖維瘤、低血糖症、糖尿病、萊姆病、病毒感染、濕疹、牛皮癬、腺瘤、水腫、甲狀腺結節。

❧ 有助於療癒這些症狀

假如你有下列任一症狀，試著將莓果納入日常飲食中：

膽固醇過高、卵巢囊腫、子宮增厚、子宮發炎、卵巢發炎、輸卵管發炎、月經失調、荷爾蒙失衡、熱潮紅、心悸、疲勞、刺痛、體內嗡鳴或震動感、麻木、視力混濁、吞嚥困難、頭痛、神經痛、礦物質缺乏、痙攣與抽筋、胸部疼痛、胸悶、五十肩、頭暈、恐慌發作、恐懼症、萎靡、倦怠、耳鳴或耳中嗡嗡作響、腦損傷、脊髓損傷、飛蚊症、耳朵疼痛、顎部疼痛、頸

部疼痛、血糖失衡、疲勞、腦霧、肝功能不良、焦慮、髓鞘神經傷害、鈣化、疤痕組織、念珠菌過度增生、腦部沾黏、背部疼痛、膝蓋疼痛、循環不良、腫脹、腦部發炎。

❧ 情緒上的支持

　　覺得心煩意亂、缺乏信心、無法集中精神、混亂、迷迷糊糊、錯亂、模糊、漫無目標、茫然、困惑、迷惘時，莓果擁有提供慰藉的獨特能力。這些狀態同時關乎意識與潛意識，既具體又抽象，是心智與靈魂的疾病。當你抱持著想要自我治療迷惘的感受與感知的意念來吃莓果時，你的問題就能被逆轉，奇蹟自然會到來。

❧ 靈性啟發

　　想要尋求豐盛，就以莓果為師吧。從晚春到晚秋，各種莓果的供應從不間斷──某片草莓田的產量開始減少，就換附近的黑莓灌木開始結實累累。莓果的供應源源不絕，某個來源枯竭時不須驚慌，因為還有更多寶石正在某個角落等著你去發現。

　　莓果慷慨無私。它們並非高高在上，使人無法觸及，而是生長在接近地面的低矮處，讓各種動物都得以享用，從熊、鹿、人類、松鼠與鳥類，到老鼠、田鼠、兔子，甚至蝸牛。莓果的本質是分享，提供足夠的分量滿足眾人需求。將莓果帶入生命中，它們的仁慈與慷慨就成為我們的一部分，讓我們不只是接受者，更能成為豐盛循環中的提供者。

小祕訣

- 日出不久後立刻享用你最愛的莓果，可以提升你一整天的能量與生命力。

- 正餐之間吃幾把莓果，能提升身體的頻率，使你進入更正面、平靜的狀態。

- 從有機農場、你家後院或大自然中的野生來源取得莓果，而且不必清洗直接食用，可以讓它們的崇高微生物恢復腸子裡不可或缺的益菌，以重新啟動身體自行製造維生素 B12 的能力。

- 摘採莓果也是無可比擬的接地技巧。從灌木摘下藍莓，或是從多刺的莖採下覆盆子，專心選擇成熟的莓果並避免被扎到，能迫使你專注於當下。這是一種神聖的存在狀態，不但讓你與前人連結，也使你和此時此地正在吟唱的鳥兒及沙沙作響的樹葉合而為一。

- 為了盡可能獲取最強而有力的益生原，以滋養腸子裡的所有益菌及其他有益微生物，可以在一碗莓果中加入生蜂蜜。

- 在晴天吃莓果可以提升腎上腺活力、幫助平衡血糖；在陰天食用，則能增加淨化肝臟的效果，並有助於改善肝功能不良。

- 邀請一位朋友共享一大碗莓果。隨著你們的對話愈來愈神聖、深刻、療癒，並且最終使你們感到快樂，你會驚訝地發現彼此之間的情緒創傷開始修復，而且盡釋前嫌。

鮮奶油莓果

◆

分量：2 人份

　　這些美麗誘人的鮮奶油莓果適合當早午餐、同樂的零嘴或點心。將椰奶打成輕盈雲朵般的蓬鬆奶油，搭配少許的薑與檸檬皮，使整道料理更加完美，並讓那些你所愛的人留下深刻印象。

藍莓 1 杯
黑莓 1 杯
覆盆子 1 杯
草莓 1 杯
13.5 盎司的全脂椰奶 2 罐，事先冷藏
薑末 1/4 茶匙
楓糖漿 1 茶匙
檸檬汁（約 1/4 顆檸檬擠成）
5 公分長的香草豆莢 1 根，縱向剖開
檸檬皮 1 茶匙
新鮮薄荷葉 4 片，切碎

　　沖洗所有莓果，然後混合在一起，並分置於兩個碗中。打開椰奶罐頭（小心別搖晃），裡頭的椰奶會自然分層，濃厚的乳脂在上層。舀出凝固的乳脂，置入小攪拌碗中（你需要半杯乳脂），剩下那些較稀的液體丟棄不用。利用叉子將椰子乳脂、薑末、楓糖漿、檸檬汁與香草豆莢中刮下的香草籽一同攪打至充分混合與滑順，然後把製成的奶油大方地舀到兩個碗裡的莓果上，再撒上檸檬皮與薄荷即可。

　　＊香草豆莢的外皮可以留下來打成果昔或甜點（記得要用高速果汁機才能徹底打散）。

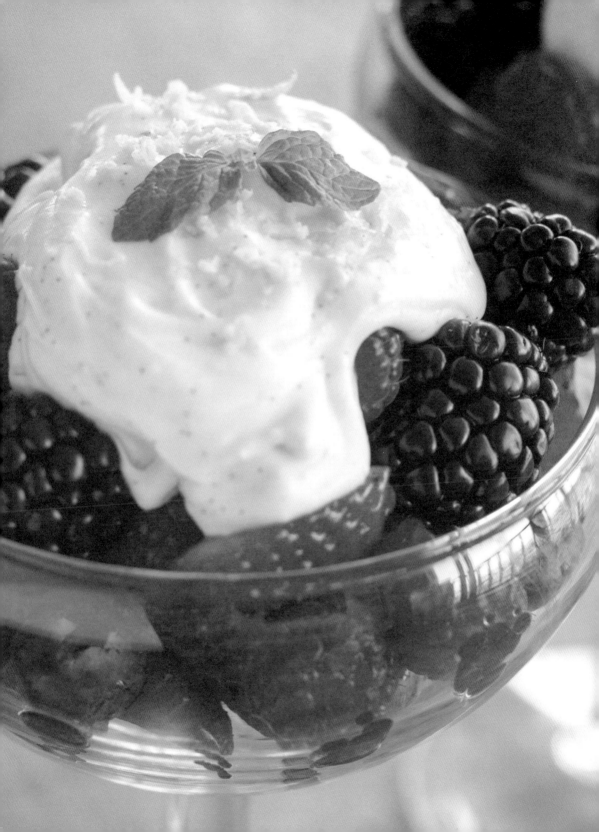

櫻桃

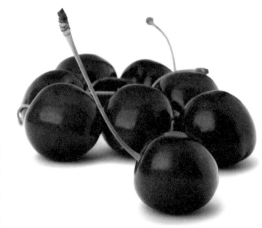

　　這年頭，我們的肝臟負擔比過去任何時候都重。隨著環境與食物中的毒素為身體帶來壓力，肝功能不良與脂肪肝也愈來愈普遍。雖然坊間有不少肝臟淨化方法，但一把櫻桃的效果其實更好。櫻桃是終極的肝臟大補丸、清道夫與回春良方。

　　櫻桃可促進生成健康的血紅素，也有抗癌效果，對非何杰金氏淋巴瘤、黑色素瘤與神經膠質母細胞瘤（腦瘤的一種）尤其有效。櫻桃藉由淨化腸道來使心思敏銳，抒解便祕的效果比梅乾更好！它還能清理膀胱，且有助於緩解痙攣性膀胱及膀胱脫垂。此外，櫻桃是最能提升內分泌系統的食物之一，可以依照需求刺激或抑制食欲，若想減重，櫻桃是你最好的新朋友。

　　在礦物質方面，我們對巨量礦物質的概念很熟悉，身體的需求量相當高；至於微量礦物質，雖然我們的需求量較小，但其對身體機能同樣重要。以櫻桃為例，它就是鋅與鐵等微量礦物質的絕佳來源。所有貧血患者都會告訴你，缺乏鐵質可不是小問題，所以縱使鐵屬於微量礦物質，其重要性卻非比尋常。

　　同樣的概念也適用於胺基酸，但科學界尚未著重這一點。除了大家熟悉的胺基酸，還有其他微小、微量形態的胺基酸會成為巨量胺基酸的輔因子──而櫻桃同時富含巨量與微量胺基酸（包括蘇胺酸、色胺酸與離胺酸），它們尤其會與褪黑激素合作，提供大腦與身體極佳的抒壓效果。像這樣被增強之後，褪黑激素也具有抗氧化物的作用，有助於保護大腦不受阿茲海默症、失智症與腦瘤的威脅。

　　櫻桃中的植物性化合物對排除輻射物及修復髓鞘神經傷害效果極佳。此外，它的淨化性質對女性尤其有益：櫻桃能排除子宮及生殖系統其他部位的毒素，並有助於減少類纖維瘤與卵巢囊腫。

☙ 有助於療癒這些疾病

假如你有下列任一疾病，試著將櫻桃納入日常飲食中：

多囊性卵巢症候群、阿茲海默症、膀胱癌、淋巴瘤（包括非何杰金氏淋巴瘤）、黑色素瘤、膀胱脫垂、脂肪肝、乳癌、自閉症、腦瘤、心血管疾病、糖尿病、骨盆腔發炎性疾病、耳朵感染、纖維肌痛症、憂鬱症、不孕症、強迫症、腎結石、生育能力低落、厭食症、禿頭、失智症、橋本氏甲狀腺炎、腎上腺疲勞、青春痘、貧血、類纖維瘤、滑囊炎、泌尿道感染（如腎臟感染與膀胱感染）、焦慮症、結締組織損傷、攝護腺炎、葛瑞夫茲氏病、失眠、自主神經障礙、眩暈症、血液異常、骨骼與腺體結節。

☙ 有助於療癒這些症狀

假如你有下列任一症狀，試著將櫻桃納入日常飲食中：

鼻出血、扭傷、齲齒、甲狀腺機能不足、頭部覺得輕飄飄、便祕、食欲不振、食欲過盛、口欲、發燒、抓癢與搔癢、口乾、萎靡、瘀血、頭暈、胸部疼痛、甲狀腺機能亢進、陽萎、咳嗽、恐懼症、肝功能不良、食物過敏、髓鞘神經傷害、疲勞、記憶力衰退、背部疼痛、口臭、血液毒性、意識混亂、皮質醇過高、發炎、卵巢囊腫。

☙ 情緒上的支持

如果想鼓舞朋友或家人，帶點櫻桃給他們，你會發現對方樂不可支；假如你或你認識的某人永遠對環境不滿，就讓櫻桃發揮它知足的魔力；若你曾擔心自己語塞無言，在飲食中加入櫻桃，你會感覺到和他人之間的對話順暢無比；如果你覺得空虛、覺得被拋棄，櫻桃可以為你的感受指引新的方向。光是看著一碗櫻桃，立刻就會湧現喜悅。櫻桃點燃熱情並產生正面的興奮感，是讓人忘憂解愁的絕佳水果。

☙ 靈性啟發

　　櫻桃教人保持耐心。如果吃櫻桃時狼吞虎嚥——如果不細細咀嚼——可能會因為裡頭的小果核而受傷。櫻桃藉此教導我們一切慢慢來,行動必須謹慎、經過深思熟慮,才能將錯誤與痛苦減至最低。

小祕訣

・櫻桃的淨化效果極佳,能排除諸多不潔雜質,所以適量攝取效果最好。食用這種水果時,別因為風味可口而忘了聽從身體要你「別吃了」的訊號。每天應少量多次攝取櫻桃,而不該一次大量食用。
・在市場或食品店選購紅櫻桃時,要挑選深色的,較深的色澤具有最佳療癒效果。紅櫻桃顏色太淺,代表櫻桃樹生長的土壤中礦物質含量不夠。

香甜櫻桃果昔

◆

分量:2 人份

　　在這杯果昔中,櫻桃的甜美結合了香蕉的綿密,伴隨一抹檸檬的酸味,讓人驚喜又愉悅。

冷凍香蕉 1 根
成熟香蕉 2 根
冷凍櫻桃 1 杯
檸檬 1/2 顆,去皮
水 1/2 杯

　　將所有食材放入果汁機中攪打至滑順,再倒入玻璃杯裡即可享用!(這道果昔靜置過久容易凝成膠狀,若想保留液態口感,記得馬上飲用;如果偏好布丁般的黏稠度,可以冷藏 30 分鐘後再享用。)

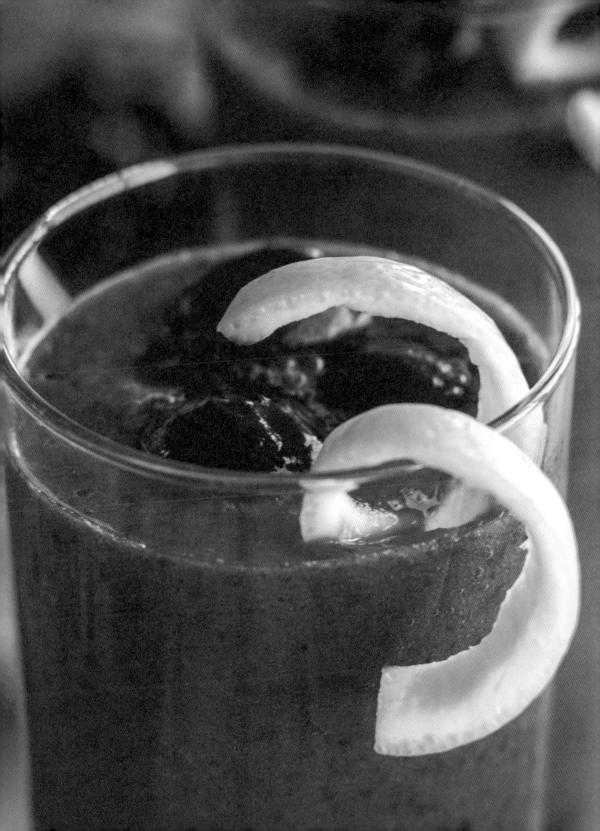

蔓越莓

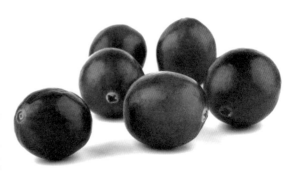

　　蔓越莓在治療泌尿道感染與酵母菌感染中扮演的抗菌劑角色為人熟知,這種力量來自蔓越莓對抗鏈球菌的能力──因為這些疾病背後的原因多半是慢性鏈球菌感染(即使是酵母菌感染,問題的源頭大多被誤診為與真菌有關,而把酵母菌視為次要原因)。但這只是這些小莓果最基本的功能罷了。在感恩節餐桌上的所有食物中,蔓越莓料理顯然是最有營養的,即使你用的是摻了糖漿的罐裝蔓越莓醬汁,蔓越莓的藥效因子仍然凌駕添加物的缺點之上。

　　蔓越莓是逆轉膽囊疾病的終極食物之一。如果你患有膽結石,沒有什麼比蔓越莓更能溶解它們了。蔓越莓也是十分強大的肝臟清道夫,而且在你試圖輕鬆排出腎結石時也特別有幫助。它甚至能清除堆積的耳垢,幫助恢復聽力。

　　更不必說蔓越莓富含有助於治療心血管疾病與動脈粥狀硬化症的抗氧化物(如花青素),也具有植物雌激素化合物,能夠讓來自塑膠、環境汙染物、殺蟲劑與其他合成化學物質等外在源頭的雌激素失去作用。蔓越莓能破壞這些導致許多女性健康狀況的有毒荷爾蒙。

　　蔓越莓充滿可以將輻射物排出體外的化合物、保護結締組織的胺基酸、特別有益於器官排毒的酵素,以及你可能都不知道自己缺乏的五十多種微量礦物質,還具有抗增殖化合物,有助於抑制細菌、病毒與其他任何有害物質在你體內增長。此外,蔓越莓在你需要時也能幫助你面對壓力。

　　假如你想要減重,蔓越莓是你另一位強力戰友。每天食用一碗蔓越莓能抑制食欲,幫助你擺脫多餘體重。

❧ 有助於療癒這些疾病

假如你有下列任一疾病，試著將蔓越莓納入日常飲食中：

季節性過敏、偏頭痛、裂孔疝氣、人類免疫缺乏病毒（愛滋病毒）、高血壓、子宮頸癌、酵母菌感染、腕隧道症候群、動脈粥狀硬化症、心血管疾病、流產、白血病、卵巢癌、鏈球菌感染、膀胱感染、肥胖症、肺炎（任何種類）、結膜炎、腎衰竭、葡萄球菌感染、膽囊疾病、膽結石、腎臟感染、腎結石、貧血、焦慮症、帶狀疱疹、糖尿病、痛風、人類疱疹病毒第六型、巨細胞病毒、結節、萊姆病。

❧ 有助於療癒這些症狀

假如你有下列任一症狀，試著將蔓越莓納入日常飲食中：

記憶力衰退、肌肉痙攣、咬指甲、甲狀腺機能不足、經前症候群症狀、體重增加、腹脹、胃腸氣積、消化不良、黃疸、狂躁、意識混亂、間歇性陰道出血、顫動、聽力喪失、鈣化、瘀血、口欲、頭暈、耳垢堆積、水泡、甲狀腺機能亢進、發炎、視力模糊、焦慮、足部疼痛、疤痕組織。

❧ 情緒上的支持

蔓越莓可促進令人愉悅的性情。每當你在情緒層面覺得模糊不定 —— 不清楚該做什麼決定、對生命的方向感到困惑 —— 食用蔓越莓能照亮你的路。當你因雜亂無章而緊張不安、在乎別人對你的眼光，因此阻礙了你的路時，生長得規律有序的蔓越莓能幫你釐清紛亂，讓你繼續向前邁進。

當神經元與感覺器官被困在批評的模式中時，蔓越莓也幫得上忙。無論你是過度批評他人或受人指責，吃蔓越莓都有幫助。規律攝取蔓越莓能舒緩被排斥、被羞辱的感受，而且，若你有過疏離感，蔓越莓能幫助你改變方向，與人群重新建立連結。

❧ 靈性啟發

　　進入成年生活後，我們學到直率坦蕩不一定安全。有時，責任需要我們投以全部的注意力並嚴肅以待，否則當我們敞開心胸展露真我時，就可能被人利用。蔓越莓藤也很類似，天生就長在靠近地面的低處，保護自己不受低溫與強風侵擾。當蔓越莓呈現自我遮蔽狀態時，甚至很難看見這些小小的紅色莓果。

　　我們有時會陷入這種心理狀態，深怕享受片刻的愉悅會暴露自己的弱點，並暗指我們不夠認真工作。然而，長大成熟不代表應該一直壓抑自己的喜悅之情，喜悅對真我而言不可或缺。就像蔓越莓在成熟季節中利用溫暖又充滿日照的時刻活躍起來、在風中搖曳玩樂、在光裡燦爛奪目，我們也能學著認清適合自己表現真正的生命力、本質與燦爛光芒的時刻。只要能掌握平衡，我們確實有可以昂然閃耀、在陽光中起舞的日子——關於這一點，蔓越莓正是最好的老師。

小祕訣

· 冷凍蔓越莓是你攝取這種水果的絕佳選擇。試著將其加進燕麥片裡，或者加入果昔中享用。

· 如果無法自己準備新鮮蔓越莓汁，可以選擇以 100% 蔓越莓製造的果汁——無添加糖分、防腐劑或其他添加物。

· 如果不喜歡蔓越莓的酸味，可以搭配一把胡桃一起吃。

· 若真的不喜歡蔓越莓，不代表它無法幫助你。每個星期在家裡擺一碗蔓越莓，光是看著它放在廚房料理檯上，就能幫助你（以及任何經過的人）獲取它在情緒層面的助益，因為莓果的特質會以超自然的方式進入你體內。假如每天花點時間觸摸蔓越莓，用手指滑過它或放幾顆在手掌中，你也能接收這種水果對身體的益處。

開胃蔓越莓

———————◆———————

分量：2～4人份

　　想到蔓越莓，你眼前浮現的可能是感恩節晚餐時出現在餐桌上的果凍，但這道開胃蔓越莓一點也不無聊。將新鮮的蔓越莓跟蘋果、柳橙一起剁碎，搭配襯托出蔓越莓天然酸味的椰子糖，這道簡單的小菜是任何假日大餐的良伴，也很適合撒在沙拉上。

蔓越莓 1 杯
粗略切丁的蘋果 2 杯
柳橙瓣 1/2 杯
柳橙皮 1/4 茶匙
椰子糖 4 湯匙
薄荷葉 3 片

　　將所有食材放入食物調理機中，以手動按壓方式間歇攪打至粗略混合。上桌前要冷藏至少 30 分鐘。

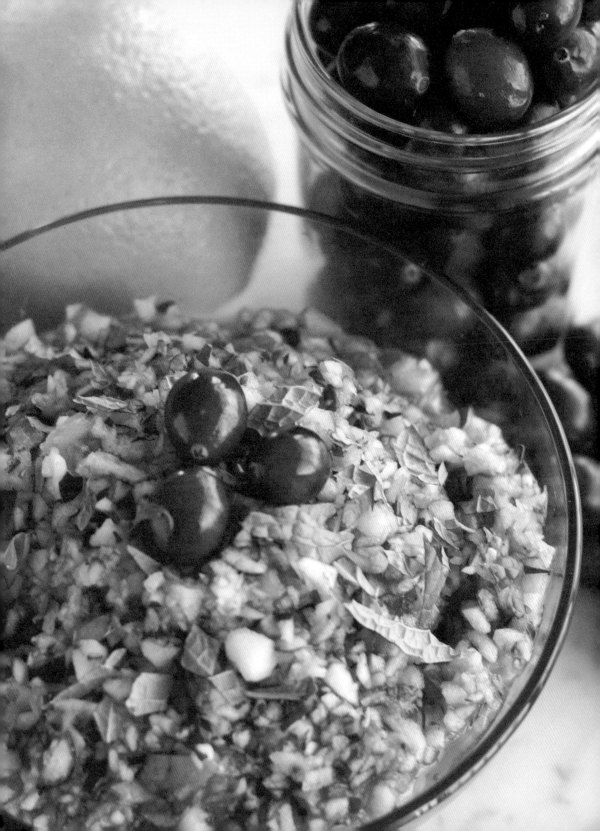

椰棗

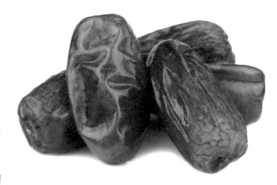

　　椰棗對消化系統相當有益。身為地球上最佳抗寄生蟲食物之一，椰棗能結合、破壞並驅除腸道中的寄生蟲、酵母菌、黴菌、其他真菌、重金屬、害菌、病毒與其他有毒病原體，這使它成為目前已知最強大的念珠菌殺手——然而卻有錯誤資訊指出椰棗會餵養念珠菌（關於此疾病的真相，請參閱我的第一本書《醫療靈媒》，裡頭有一整章都在探討此議題）。椰棗也有益於恢復腸子的蠕動功能，能重新鍛鍊曾經麻痺或機能失調的腸子，使其恢復正常運動並排出腐敗食物。

　　與普遍的看法不同，椰棗其實也是糖尿病或低血糖症患者的理想食物，因為它能將重要的葡萄糖輸送至肝臟，解決引起血糖問題的葡萄糖缺乏現象。此外，椰棗也很適合運動員及其他愛冒險的人，其豐富的鉀與果糖含量對於在運動中依賴葡萄糖提供活力的大腦與肌肉而言，是絕佳燃料。

　　椰棗富含將近七十種生物活性礦物質（遠超過現有記載），能支持腎上腺幫助你應付日常生活中的挑戰。作為最有益心臟的食物之一，椰棗也含有打破紀錄且尚未被發現的胺基酸含量。與香蕉類似，椰棗中的胺基酸，例如白胺酸，可以幫助它含有的鉀在維持並強化肌肉與神經時發揮最佳效果，而這個過程也能在身體面臨壓力時防止它充滿乳酸。

　　椰棗也是讓人溫暖的食物，能排除脾臟與肝臟等器官中的濕氣，又不至於到達有害健康的乾燥程度。椰棗還有很強的抗癌特性，使其成為每個人預防疾病與改善健康的必需品。

❧ 有助於療癒這些疾病

　　假如你有下列任一疾病，試著將椰棗納入日常飲食中：
糖尿病、低血糖症、小腸細菌過度增生、心血管疾病、真菌感染、胃食

道逆流疾病、高血壓、肺癌、肥胖症、甲狀腺疾病、動脈瘤、創傷後壓力症候群、自戀型人格障礙、強迫症、腎上腺疲勞、恐懼症、慢性鼻竇炎、酒渣（玫瑰斑）、思覺失調症、社交焦慮症、自閉症、注意力不足過動症、結核病、眩暈症、飲食障礙症、失眠、牙齦疾病、水腫。

有助於療癒這些症狀

假如你有下列任一症狀，試著將椰棗納入日常飲食中：

血糖失衡、糞便中帶黏液、念珠菌過度增生、便祕、肌肉疲勞、耳朵疼痛、頭暈、呼吸短促、陰道疼痛、心悸、焦慮、流汗、急尿、集中力不足、顫動、食物過敏、睡眠障礙、恐慌發作、耳鳴或耳中嗡嗡作響、痙攣、抽搐、頭部疼痛、頭痛、牙齦疼痛、咳嗽、意識混亂、腦霧。

情緒上的支持

食用椰棗能在你周圍形成防護罩，使你不會被嫉妒你的人傷害。睡覺時，椰棗可以幫助你釋放你累積的有毒情緒，例如恐懼、羞愧、意志消沉，以及覺得被批評、冤枉或霸凌的感受。最後，椰棗能強化你的使命感，讓你發揮最高的生產力與熱情。

靈性啟發

椰棗教導我們從自私變得無私。它甜美又滋養的特質使人著迷——其可口的滋味令人愉悅，讓我們想占為己有，但你將學會不再將椰棗私藏起來。每次只吃一點，你就能與他人分享。看著朋友和家人將椰棗的營養吃進體內時露出的笑容，能幫助你戰勝貪婪，轉為付出，最終體認到：和你與生俱來的無私連結，是靈性成長不可或缺的。

小祕訣

‧ 想要獲取椰棗最大的益處，請每天吃四到六顆。

‧ 如果需要改善夜間睡眠，就寢的兩小時前食用一顆椰棗。

‧ 為了從你選擇的靜心方式中獲得更深刻的體驗，開始靜心前請食用三顆椰棗。

‧ 當你為了某趟不知何時、何地、如何才能在路上找到食物的旅程打包行李時，
將一顆椰棗包在保鮮膜中，並塞進口袋或行李袋裡。旅途中不需要真的吃掉椰棗
（雖然它作為緊急糧食也很棒）——這顆跟著你旅行的椰棗會是你的幸運符，有
助於確保你不會捱餓。

生椰棗脆片

◆

分量：1～2 人份

這道料理是大忙人的最佳選擇，一次大量準備並放入罐中冷藏，隨時用來當點
心。甜中帶鹹的組合會是全家人的最愛，可以直接作為點心食用，或者加在任何水
果或果昔上頭。

椰棗 2 杯，去核
椰絲 1/4 杯
杏仁 1/4 杯
海鹽 1/4 茶匙

將所有食材放入食物調理機攪打至粗略混
合即可。將做好的脆片放入罐中，冷藏保存可
長達 2 星期。

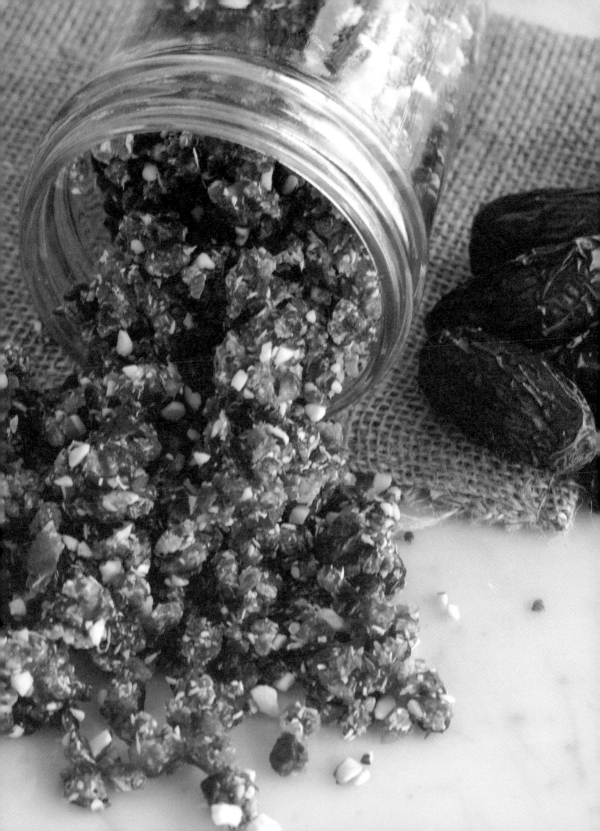

無花果

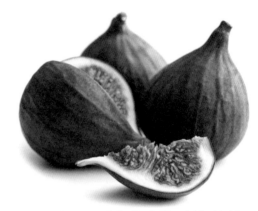

　　無花果是平衡大腦與腸子的終極利器。它有獨特的植物性化合物，可以與礦物質結合，例如特別能滋養並建構神經傳導物質，同時支持腦中神經元與突觸的生物可利用鉀與鈉。它是能夠預防阿茲海默症、帕金森氏症、失智症，以及包括肌肉萎縮性脊髓側索硬化症在內的其他神經系統疾病的強力水果。

　　至於腸子方面，無花果像椰棗一樣，是非常有效的腸道淨化食物。果皮可以餵養腸道中的益菌，也能抗菌，清除害菌、寄生蟲、黴菌與有毒重金屬；種子則能進入腸道縫隙，摧毀藏在囊袋中的致病細菌、病毒與真菌。無花果的果肉與纖維可以按摩腸道黏膜，並建構消化免疫系統，幫助你脫離胃部疼痛與腹脹的折磨。無花果能有效舒緩各種腸子問題，包括憩室炎、闌尾發炎、便祕、結腸發炎與困難梭菌引起的併發症。

　　無花果富含維生素，例如維生素 B 群，特別能與植物性化合物結合，減少體內的輻射物。此外，它也含有豐富的微量礦物質、微量營養素、抗氧化物等，對各種疾病而言都是絕佳的食物。

⚘ 有助於療癒這些疾病

　　假如你有下列任一疾病，試著將無花果納入日常飲食中：

　　阿茲海默症、帕金森氏症、失智症、肌肉萎縮性脊髓側索硬化症、憩室炎、威爾森氏症、注意力不足過動症、癲癇、沙門氏菌中毒、中風、創傷後壓力症候群、多發性骨髓瘤、淋巴瘤（包括非何杰金氏淋巴瘤）、卵巢癌、結腸癌、心臟疾病、骨癌、慢性腹瀉、闌尾炎、讀寫障礙、膽結石、泌尿道感染、姿勢性直立心搏過速症候群、神經病變、大腸桿菌感染、麩質過敏症、克隆氏症、濕疹、牛皮癬、A 型肝炎、B 型肝炎、C 型肝炎、D 型肝炎、

巨結腸症、小腸細菌過度增生、莫頓氏神經瘤。

❧ 有助於療癒這些症狀

假如你有下列任一症狀，試著將無花果納入日常飲食中：

胸部疼痛、坐骨神經痛、薦髂關節疼痛、直腸疼痛、頭部覺得輕飄飄、噁心、呼吸短促、膝軟骨撕裂、聽力喪失、視力模糊、脾臟腫大、出血、靜脈或動脈阻塞（或兩者都有）、便祕、搔癢、三叉神經痛、肝臟疤痕組織、神經發炎、闌尾發炎、肝沾黏、鼻竇問題、鼻竇疼痛、血液毒性、腦霧。

❧ 情緒上的支持

無花果有益於舒緩被人排擠所造成的情緒創傷；另一方面，它能幫助你睿智地選擇該將哪些人排除在你的生命之外。無花果也能減少敵意，當你靠近你認為對自己有敵意的某人時，帶點無花果當作和平贈禮吧。而在聽見令人震驚的消息或經歷磨難的當下，無花果能支持你的身體度過創傷，並減低惱人的餘波。假如你正受喜怒無常、悶悶不樂與失望的感覺所苦，或者時常驚恐畏縮，就尋求無花果幫助你減輕情緒負荷吧。

❧ 靈性啟發

你是否認識哪個朋友容易勃然大怒，在面對充滿挑戰的處境時感情用事，事後又為自己的言行後悔？你是否認識哪個朋友因為被疑惑與恐懼壓抑，永遠不會在對的時刻發言？你自己是否經歷過這些情境？克服這些狀態──頭腦與腸子在靈性層面上斷了連結──的關鍵，就是與無花果樹的平衡建立連結，它的樹根就像其粗壯的樹枝一樣強壯又寬廣。

無花果樹是智慧的象徵。其他樹木受制於自然授粉與養分攝取的機率，所以果實產量可能低落或過剩；但無花果樹不同，每棵無花果樹都有內在的智慧，決定了每棵樹會結出多少無花果，以及結出果實的順序。無花果樹的智慧足以使其長得又高又廣，並結出豐富的食物。而在地表下，無花果樹深

入土地的樹根被強大、有保護作用的有益微生物圍繞，這些微生物平衡泥土的酸鹼值，使根鬚能夠吸收其他樹種無法觸及的養分。

換句話說，無花果不僅平衡我們大腦與消化系統的健康，也是自我平衡的典範。將這種果實吃進身體裡，會促進頭腦與腸子之間的平衡。只以大腦反應、不經思考就讓無法收回的話語脫口而出的人，藉此學會接地；只靠腸子反應、在說話前過度思考的人，藉此學會在對的時刻表達自己。

🌿 小祕訣

· 計算你吃下的無花果數量——就像無花果樹計算它結出的果實數量一樣。試著每天吃九（或九的倍數）顆無花果，因為「九」是代表完整的數字，意味著你完整吸收了無花果的養分，也接收到無花果樹完整傳遞的靈性知識。
· 每次吃一顆無花果就搭配一根西洋芹棒（富含礦物鹽），是絕佳的營養組合。
· 食用無花果時，請想像產出這顆無花果的樹就佇立在你面前，如此將提升它使人療癒與接地的能力。

無花果「山羊乳酪」沙拉

◆

分量：2 人份

無花果與山羊乳酪的經典搭配，改成結合生夏威夷豆「乳酪」及新鮮檸檬汁的鮮明口感後，會擦出新的火花。

芝麻菜 4 杯
新鮮無花果 230 克
生夏威夷豆 1/2 杯
檸檬 1 顆，擠成汁
橄欖油 1/2 茶匙
硬幣大小的大蒜 1 瓣
生蜂蜜 2 茶匙（適量）

將芝麻菜分別鋪在兩個盤子上，然後把無花果切片後放在盤中的芝麻菜上。將夏威夷豆、半顆檸檬的汁液、橄欖油與大蒜一同攪打至滑順，可依需要加入水（盡可能少量）。把打好的夏威夷豆「乳酪」弄碎在沙拉盤上，再淋上新鮮檸檬汁即可上桌，並可依口味淋上少許生蜂蜜。

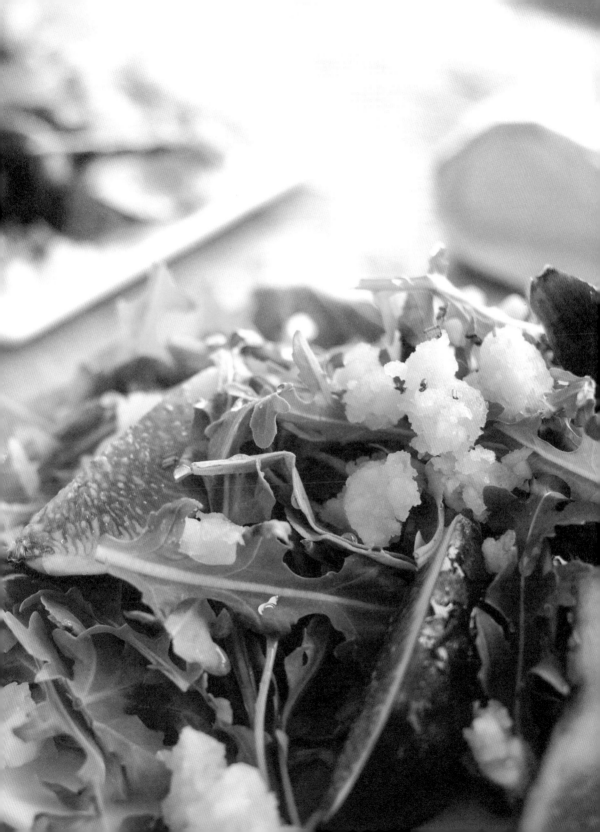

葡萄

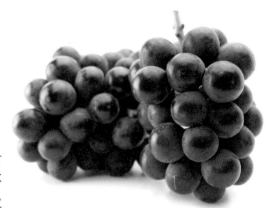

　　葡萄不該被誤解為碳水化合
物、糖分或卡路里太高而對我們不
好的食物,因為事實剛好相反。就
像香蕉一樣,葡萄是促進健康的一流水果,而且甜度比想像中低,它的酸味
還比較明顯,這也是重要的藥性所在。這種酸味代表含有對腎臟功能至關重
要的植物性化合物。如果有人說你的肌酸酐濃度過高,表示你的腎臟排除與
代謝血中廢棄物的能力降低,而葡萄是終極補腎藥,它的植物性化合物會與
腎臟無法濾除的廢棄物結合。

　　許多人也很關心肝臟健康。跟櫻桃一樣,葡萄是極好的肝臟淨化食物,
它的植物性化合物能清除廢棄物、加工食品,以及可能阻塞肝小葉的副產
物。若想改善消化問題,葡萄皮擁有強大的微量營養素,能驅除腸道中的
寄生蟲、黴菌與其他有害真菌。另外,丁香素與其他花青素(讓葡萄呈現藍
色、黑色、深紅色與紫色的原因)等抗氧化物使葡萄具有對抗及預防大多數
癌症的效果。

　　葡萄是對抗四大病根的絕佳食物:能排除體內的輻射物,而且它的胺基
酸(例如組胺酸、甲硫胺酸、半胱胺酸)與花青素共同形成將 DDT 及有毒重
金屬吸出肝臟、腎臟、脾臟與其他器官的磁鐵;它對於由病毒爆發引起的自
體免疫疾病也有抗病毒效果。

　　最後,葡萄是很好的能量食物。無論你是運動員、大忙人,或是不斷動
腦的人──亦即大腦整天進行認知工作(而且多工)、試圖在被指派的專案
中脫穎而出,或者需要燃料來催生出下一個點子──葡萄都有助於提升活力。

❧ 有助於療癒這些疾病

假如你有下列任一疾病，試著將葡萄納入日常飲食中：

細菌性腸胃炎、接觸黴菌、黃斑部病變、高血壓、高血壓性腎臟病、腎臟相關肌酸酐問題、腎結石、膽結石、低血糖症、注意力不足過動症、自閉症、乳癌、糖尿病、轉移性腦瘤、敗血症、胰臟癌、子宮內膜異位症、支氣管炎、大腸桿菌感染、難解的不孕症、脂肪肝、結節、憂鬱症、結腸癌、水腫、貧血、睡眠障礙、纖維肌痛症、慢性疲勞症候群、多發性硬化症、神經系統疾病、自律神經病變、痔瘡、單純疱疹病毒第一型、單純疱疹病毒第二型、C型肝炎、B型肝炎、幽門螺旋桿菌感染、類纖維瘤、普通感冒、眩暈症、生育能力低落、所有自體免疫疾病與失調、細菌感染。

❧ 有助於療癒這些症狀

假如你有下列任一症狀，試著將葡萄納入日常飲食中：

食物過敏、食物敏感、手汗、情緒性進食、頭暈、噁心、貝爾氏麻痺、呼吸短促、聽力喪失、顫動、體臭、胸部疼痛、經前症候群症狀、意識混亂、腦霧、咳嗽、背部疼痛、發炎、髓鞘神經傷害、肝臟疤痕組織、血液毒性、疲勞、腦損傷、熱潮紅、落髮、充血、指甲脆弱、視力混濁、耳鳴或耳中嗡嗡作響、體內嗡鳴或震動感。

❧ 情緒上的支持

　　葡萄在你覺得沮喪時助你一臂之力，提振你的精神，並鼓勵你對生命抱持愉快的觀點。在你被指控莫須有的罪名時，它能防止你受到傷害，並且在你於社交場合中被人排擠時發揮療癒效果。假如你因為沒有被指派去進行某項計畫或工作而感到失望，買點葡萄來吃，它能幫助你繼續前進，並創造新的機會。

　　如果你不願意改變，但放棄機會後又覺得後悔，就在飲食中加入葡萄，並且隨著你變得更勇敢、更能把握生命給你的特殊時刻，你會感受到自己的轉變。最後，提供葡萄給看似冷漠、漫無目標或自鳴得意的朋友及家人享用，隨著時間過去，這種水果能幫助改變他們的方向，並改善他們的行為。

❧ 靈性啟發

　　當你覺得孤立——鮮少與人互動或總是與羞怯為伴，卻渴望歸屬感——就讓葡萄成為你生命的一部分。別忘了，葡萄都是成群結隊的。隨著每一串葡萄在葡萄藤上成長茁壯，這些小球彼此依偎，無論在實質或抽象層面都相互連結。每顆葡萄都調整到可以完美融入周圍的同伴之中。當你選購並吃下葡萄時，注意一下這種奇妙的景象。這會創造出一種神聖的意念，在意識與無意識層面讓你準備好去尋找你的夥伴，並指引你走向真正的家。

小祕訣

- 大家時常忽略葡萄乾。別被它不起眼的樣子愚弄了，葡萄乾對健康的益處比枸杞更大！
- 試試這道新鮮葡萄果凍食譜：將康考特葡萄（一種美洲產的葡萄）、適量生蜂蜜，以及作為防腐劑的一顆檸檬榨成的汁放入食物調理機中攪打。來自蜂蜜的糖分從帶有酸味與藥性的葡萄皮中提取出療癒的植物性化合物，使這些養分具備生物可利用性，並傳送到你體內重要器官的深處。
- 在準備待會兒要吃的有機葡萄時，簡單地輕輕沖洗即可。有機葡萄上的殘留物相當有益，因為其中充滿了崇高微生物。

葡萄冰沙

———◆———

分量：2 人份

　　這道冰涼、簡單又相當美味的冰沙，是葡萄與椰子水的絕佳運用方式。對這道飲品，你會百嘗不厭。

冷凍葡萄 *4* **杯**
椰子水 *3* **杯**

　　用果汁機將冷凍葡萄與椰子水攪打均勻即可享用。

　　＊如果不想喝冰飲，可以將冷凍葡萄換成新鮮葡萄，並將椰子水減少至 2 杯即可。

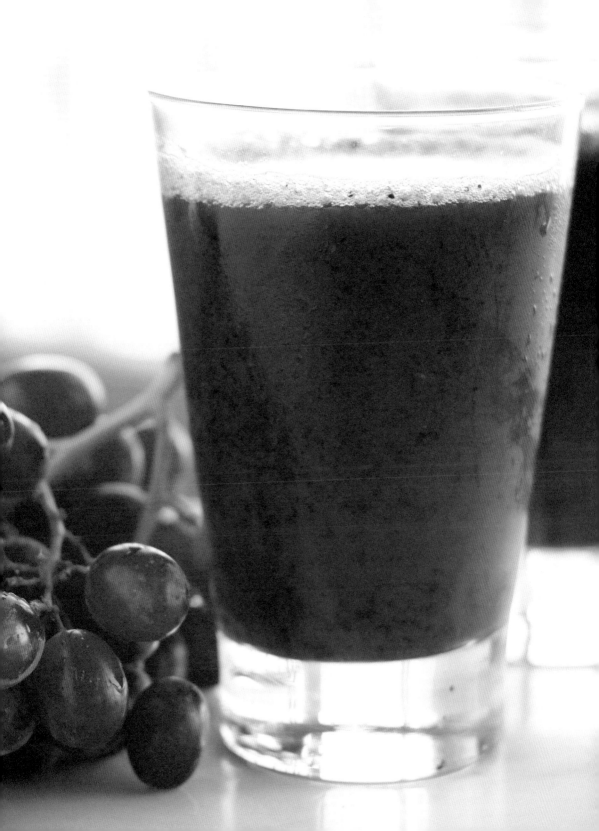

奇異果

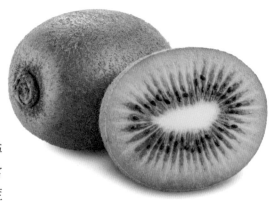

　　如果擔心血糖調節問題，就尋
求奇異果的協助吧。奇異果是相當
適合糖尿病、低血糖症與高血糖症
患者的食物。無論血糖濃度太低或太高，食用這種水果會使你的血糖平衡，
同時減少血液中的脂肪。血糖濃度失衡通常也可能引起喜怒無常、強迫症、
憂鬱症與情緒失控，而奇異果是這些問題的終極良伴，因為它提供了高品質
的糖分來源，也就是餵養腦中神經元並減輕苦惱的珍貴生物可利用葡萄糖。
奇異果是幫助你面對壓力的絕佳食物。

　　奇異果含有超過四十種微量礦物質，是優良的養分來源。它也擁有強大
的維生素 C，能與異硫氰酸鹽及花青素結合；這種化合物與奇異果籽中的酚
酸共同作用，排除體內的輻射物，並抑制病毒。

　　奇異果也有助於緩解消化失調與不適，包括胃酸逆流、巴瑞特氏食道
症、脹氣、腹部疼痛、腹脹──這些疾病與症狀通常和胃裡的鹽酸濃度過低
有關。奇異果中大量的胺基酸（包括絲胺酸、白胺酸與離胺酸）能提升胃裡
的鹽酸濃度，讓人覺得舒緩。此外，這些胺基酸與酵素及輔酵素結合，有助
於更進一步強化消化系統，以抑制害菌、病毒、寄生蟲、酵母菌、黴菌與其
他有害真菌。

❧ 有助於療癒這些疾病

　　假如你有下列任一疾病，試著將奇異果納入日常飲食中：

　　膝蓋滑囊炎、痛風、類風濕性關節炎、休格倫氏症候群、全身性狼瘡、
香港腳、攝護腺炎、腎上腺疲勞、巴瑞特氏食道症、強迫症、憂鬱症、二尖
瓣脫垂、慢性支氣管炎、糖尿病、低血糖症、高血糖症、子宮內膜異位症、
自閉症、注意力不足過動症、沙門氏菌中毒、黃疸、人類免疫缺乏病毒（愛

滋病毒）、幽門螺旋桿菌感染、眼睛感染、小腸細菌過度增生、敗血症、神經病變。

有助於療癒這些症狀

假如你有下列任一症狀，試著將奇異果納入日常飲食中：

肛門搔癢、打嗝、腹脹、腹部疼痛、胃酸逆流、胃炎、便祕、胃腸氣積、尿血、腹瀉、舌頭問題、耳鳴或耳中嗡嗡作響、喜怒無常、神經損傷、頭皮屑、疲勞、癲癇、闌尾發炎、薦髂關節疼痛、手腳發麻刺痛、心悸、神經發炎、喪失性欲、皮質醇過低、皮質醇過高、關節發炎、胃酸過低、腸痙攣、脾臟發炎、發炎、體液滯留、慢性稀糞。

情緒上的支持

提供奇異果給你希望能更加心懷感激與體貼的朋友或心愛之人；而當你試著挖掘出自己這些特質時，奇異果就是最好的工具。與某個喜怒無常的人共事時，拿幾顆奇異果當點心，和對方共享；即使只有你自己吃，奇異果也能帶給你熱情與活力，藉此影響並消除同事的情緒。

靈性啟發

我們很容易被困在日常生活中，戴上眼罩，看不見周遭更大的世界，感受不到真正的自己，於是世界變得淺薄。奇異果可以扭轉這一切。

下次將奇異果對半切開時，仔細看看裡頭，你會發現那好像一幅外太空的圖像！在成長過程中，奇異果母株（會結出果實的雌性株）輸送宇宙能量，將我們周遭更大環境的「快照」拓印在每顆成長中的奇異果內。再也找不到哪種食物中擁有這般海納星辰、行星、種種奧祕與世界奇蹟的奇妙圖像——我們的地球只是其中的一小點。

享用奇異果時，靜心想想這幅景象。這種水果外表粗糙，切開後卻露出一片使我們也敞開來的銀河。在意識與潛意識層面，我們可以與讓我們深陷

其中並封閉起來的煩惱切斷連結；我們可以想起宇宙的浩瀚、我們自身涵納的深度，並讓自己跳脫日常生活的淺薄，找回自身使命，並與存在的奧祕建立連結。

小祕訣

· 為了完整感受這種水果帶給你的效益，在一個星期內每天食用三顆奇異果，將其視為情緒、身體與靈性上的營養補充品——每天早上九點、中午，以及下午三點各吃一顆。然後，將這七天內發生的變化記錄下來：你感受到的不同、頓悟，以及其他種種啟發。

· 將奇異果放在碗裡，置於床頭櫃上，可以提升它傳遞給你的情緒助益。在逐漸成熟的水果旁睡覺，將使它們與你的生命更緊密連結，加深它們在各個層面的影響，使其帶來最能改變生命的成果。

奇異果串佐草莓椰棗醬

分量：2～4 人份

漂亮的奇異果串很容易受到小孩與大人歡迎，既有趣又讓人開心，適合各種場合。而草莓椰棗醬也是讓這串漂亮點心的甜美滋味更臻完美的絕佳方法。

奇異果 6 顆
芒果 1 顆，切丁
覆盆子 1 杯
草莓 1 杯
椰棗 1 杯，去核
木籤 8 枝

將奇異果削皮後切片。依照你想要的順序將奇異果片、芒果丁與覆盆子串上木籤。至於醬汁，將草莓與椰棗放入果汁機內攪打至滑順即成。

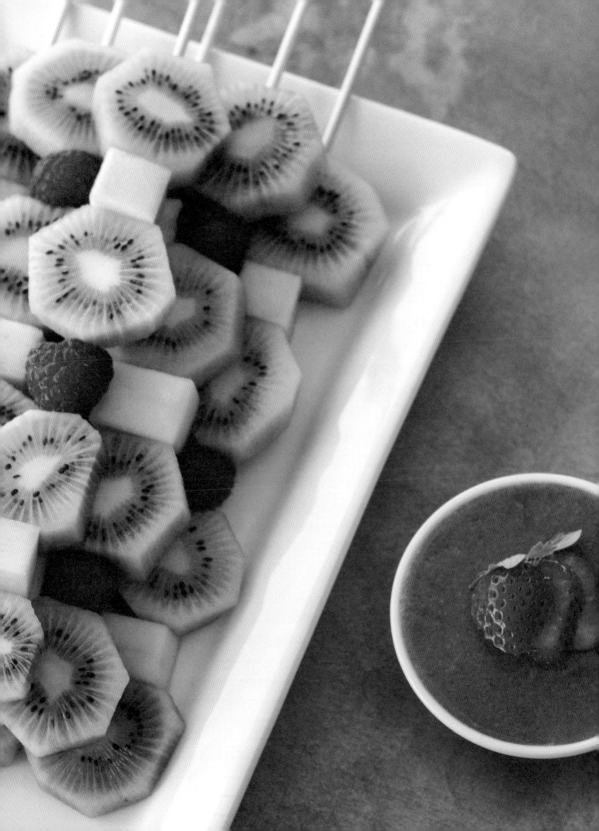

檸檬與萊姆

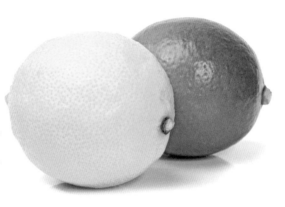

　　如果沒有檸檬，世界會完全變樣。想像少了檸檬水的童年、喉嚨痛時沒有檸檬蜂蜜茶，或是找不到檸檬糕點的夏天。萊姆也一樣，想像沒有酪梨沙拉醬、萊姆派和萊姆汁的生活。檸檬與萊姆就像人類史這塊布料中不可或缺的線，編織在從古至今的歲月裡。難道只是因為大家喜愛它們的滋味嗎？或者不只如此？是否可能因為檸檬與萊姆有卓越的療癒能力，讓人類長久以來都離不開它們？

　　檸檬與萊姆樹的根部深入土壤之中，汲取珍貴的微量礦物質，並在你攝取這兩種水果時傳遞給你。檸檬與萊姆有高效水合作用，並且能製造電解質，因為它們是礦物鹽與微量礦物鹽的絕佳來源。檸檬與萊姆中的微量生物可利用鈉，是它們提供人體營養的原動力。

　　這兩種柑橘類成員具有某種可吸收度最高的維生素C。此外，你也時常聽見有人擔心該從何處吸收鈣——沒有什麼比得上現擠的新鮮檸檬或萊姆汁，它們提供你身體渴望的生物活性鈣。還有，檸檬與萊姆中被稱為檸檬苦素的植物性化合物實際上會讓維生素C與鈣結合在一起，所以無論其中一方到達體內何處，另一方也會一起行動。這提升了每種成分的生物可利用性，也讓體內產生鹼性，幫助預防幾乎各種癌症的生長。檸檬與萊姆中的抗氧化物類黃酮是對抗疾病的另一位盟友。當你得了感冒、流行性感冒、支氣管炎或肺炎時，檸檬是你能找到最有效的黏液排除劑之一。而對肝臟、腎臟、脾臟、甲狀腺與膽囊而言，檸檬與萊姆也是一流的清道夫，這兩種水果能清除我們因為接觸塑膠、合成化學物質、輻射物與攝取劣質食品而累積的許多有毒物質。

　　實行任何一種排毒法時，即使只是在飲食中增加水果與蔬菜的攝取量，最好都在早上起床後立刻飲用檸檬或萊姆水。排毒時如果沒有喝足夠的水，

就像把垃圾堆在路邊，卻沒有清潔公司來清理垃圾一樣。排毒作用一旦將髒汙從你的細胞與組織中吸出來（你的肝臟大多是在夜間工作），就需要你在起床時將髒東西沖洗掉，否則這些毒素又會被堆回體內。檸檬或萊姆水在這項作業中的效果比純水好，因為過濾作用通常已經濾掉了飲用水的生命，而這些柑橘類明星能重新喚醒飲用水的療癒能力。

☙ 有助於療癒這些疾病

假如你有下列任一疾病，試著將檸檬或萊姆（或兩者一起）納入日常飲食中：

泌尿道感染、葡萄球菌感染、腎臟疾病、腎結石、膽結石、胰臟炎、酒渣（玫瑰斑）、結膜炎、肺炎、支氣管炎、肥胖症、多發性硬化症、類風濕性關節炎、難解的不孕症、糖尿病、腎上腺疲勞、流行性感冒、營養吸收問題、人類免疫缺乏病毒（愛滋病毒）、普通感冒、疱疹、青春痘、各種癌症、鏈球菌性喉炎、生育能力低落、心房顫動、慢性耳朵感染、C型肝炎、焦慮症、偏頭痛、失眠、高血壓。

☙ 有助於療癒這些症狀

假如你有下列任一症狀，試著將檸檬或萊姆（或兩者一起）納入日常飲食中：

肌肉疼痛、鼻涕倒流、耳朵疼痛、念珠菌過度增生、消化系統不適、胃酸逆流、牙痛、發燒、口乾、黏液過多、噁心、口渴不止、心律不整、食物過敏、陰道分泌物、流鼻水、胃酸不足、嘔吐、體重增加、咳嗽、頭痛、顫動、胃灼熱、打嗝、血糖失衡、視力模糊、體液滯留、頭部疼痛、皮質醇過高、闌尾發炎、神經質、脫水。

❧ 情緒上的支持

　　當你因為壞消息而驚慌失措時，檸檬或萊姆是理想的撫慰食物。這兩種神奇水果能改變傷心、苦惱與擔憂的感受，有助於提振精神，使心情放輕鬆，並逆轉艱困時期的憂鬱。

❧ 靈性啟發

　　看著檸檬或萊姆樹的樹枝時，你會看見刺，因為這兩種樹非常有防護性，希望確保只有最值得、最謹慎的人採收得到它們的果實——並且只能隨著時間慢慢採收。你不能漫不經心、赤手空拳地採摘檸檬或萊姆，採收每顆果實都必須小心謹慎。

　　人際關係也一樣。你也許曾觀察到某些人抱持戒心——渾身是刺——或者聽過別人這麼形容你。就像檸檬或萊姆樹上的刺，這種自我防衛是自然的防禦機制，用來防止他人上門掠奪。我們真正想要的是像檸檬與萊姆樹那樣，與周遭的人以相互尊重、彼此讚美、互利共生為基礎建立富饒的關係。有時還是需要有人戳一下，提醒我們要彼此關懷。

小祕訣

- 如果你希望和生命中某個重要的人持續發展關係，就和對方一起坐下來喝杯加入檸檬的茶。這樣做能夠促進交談，讓彼此敞開心，並加深兩人的關係。
- 試著在起床後喝兩杯十六盎司的水（各約四百七十毫升，並擠入半顆檸檬或萊姆汁），在享用早餐前淨化肝臟半小時。
- 雖然你可能認為應該避免傷口接觸柑橘類，但將新鮮的檸檬或萊姆汁擠在小刀傷或擦傷上，能發揮強大的消毒抗菌效果，甚至能預防葡萄球菌感染。
- 與普遍觀點不同，檸檬與萊姆汁對口腔健康很有幫助。以水稍加稀釋檸檬或萊姆汁，就成了最佳的抗菌漱口水與牙齦清潔劑。
- 如果難以入眠，就在一杯溫開水中加入生蜂蜜，並擠入檸檬或萊姆汁飲用，就能鎮靜忙碌的電脈衝與神經傳導物質，幫助你獲得優質睡眠。

檸檬雪酪

———————◆———————

分量：3～4 人份

　　沒有什麼比加入蜂蜜與鼠尾草的檸檬雪酪更清新舒暢。這道雪酪做起來相當簡單，而且可在冷凍庫中保存長達 3 星期，適合當作晚餐後的甜點，也可以隨時來杯甜美可口的淨化味覺飲品。

蜂蜜 3/4 杯
鼠尾草葉 3 片
水 1½ 杯
現擠檸檬汁 1 杯
（約使用 6 顆檸檬）
檸檬皮 1 湯匙

　　將蜂蜜、鼠尾草與 1½ 杯的水放入小平底湯鍋中混合，並以中火加熱至蜂蜜完全溶解。加入檸檬汁與檸檬皮，充分拌勻後放進冰箱冷卻。然後，取出鼠尾草葉丟棄，將混料置於冰淇淋機中，依照說明書的指示製冰即可。如果沒有冰淇淋機，可以將混料置於碗中，放入冷凍庫，每 30 分鐘拿出來充分攪拌，直到形成你想要的質地即可。

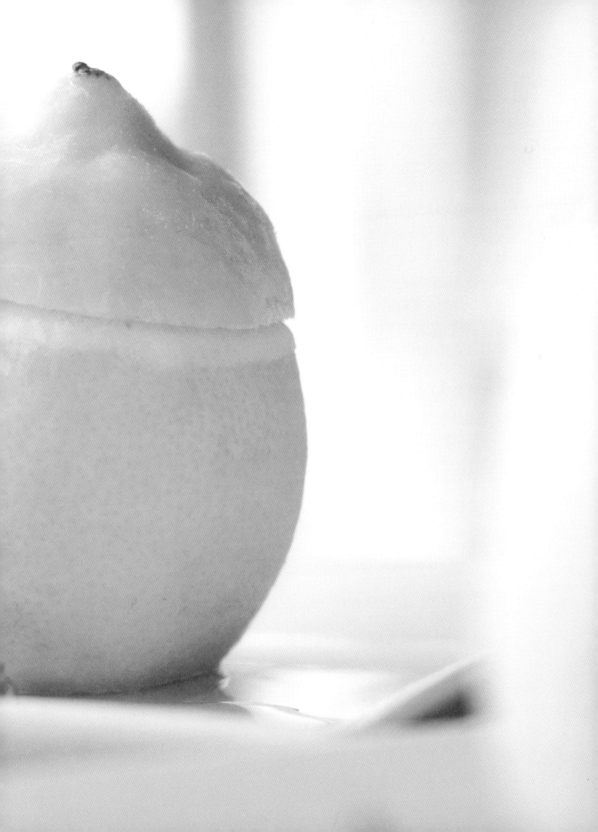

芒果

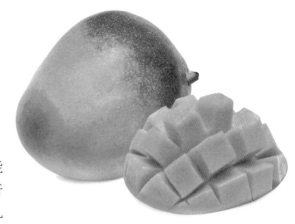

　　雖然大家常認為一杯熱牛奶能
幫助睡眠，但這其實不是什麼神奇
特效藥。事實上，牛奶中脂肪與乳
糖的組合會造成胰臟的壓力，激發胰島素抗性，導致一種假的睡意。

　　芒果才是真正神奇的助眠良方。睡前食用芒果，其中的植物性化合物，
以及與甘胺酸、麩醯胺酸和半胱胺酸等胺基酸結合的果糖與葡萄糖，會傳遞
至大腦並迅速修復耗損的神經傳導物質，使大多數失眠患者終於有機會在夜
裡充分休息。

　　芒果對健康的其他許多層面也相當有益。它的抒解壓力與病毒防護效
果極佳，而且富含 β- 胡蘿蔔素，能強化並支持皮膚，甚至有助於預防各種
皮膚癌。芒果對於逆轉低血糖症、糖尿病前期及第二型糖尿病而言是強大的
工具。此外，芒果中豐富的生物可利用微量鎂結合酚酸，能鎮靜中樞神經系
統，有助於對抗中風、癲癇與心臟病發作。這種水果的果肉能鎮定胃部與腸
黏膜，以減輕便祕。最後，芒果是絕佳的運動食物，因為它能將微量的鈉、
珍貴的必需葡萄糖，以及鎂提供給你的肌肉，意味著能讓你做更久、更費力
的運動，卻比較不會覺得那麼筋疲力盡。

❧ 有助於療癒這些疾病

　　假如你有下列任一疾病，試著將芒果納入日常飲食中：

　　胃食道逆流疾病、注意力不足過動症、阿茲海默症、失智症、潰瘍、皮
膚癌、失眠、胃癌、腎衰竭、消化性潰瘍、糖尿病、帕金森氏症、腎結石、
癲癇、葛瑞夫茲氏病、橋本氏甲狀腺炎、青光眼、黃斑部病變、低血糖症、
克隆氏症、創傷後壓力症候群、泌尿道感染、憂鬱症、人格障礙、焦慮症、
飲食障礙症、季節性情緒失調、腎上腺疲勞、慢性疲勞症候群、認知問題、

結腸炎、庫欣氏症候群、類纖維瘤、脂肪肝、曬傷、難解的不孕症。

有助於療癒這些症狀

假如你有下列任一症狀，試著將芒果納入日常飲食中：

難以入眠、情緒波動、打鼾、疲勞、沒有活力、甲狀腺機能不足、甲狀腺機能亢進、視力混濁、肌肉疲勞、肌肉疼痛、肌肉痙攣、焦慮、認知問題、腦霧、記憶力衰退、憂鬱、倦怠、腹部壓力、念珠菌過度增生、貝爾氏麻痺、結腸痙攣、意識混亂、便祕、消化不良、腦部發炎、肝功能不良、五十肩、膽固醇過高、高血壓。

情緒上的支持

芒果對情緒健康有改變生命般的效果。它不只能振奮心情，也能減輕憂鬱症及季節性情緒失調。芒果對覺得被遺棄、被隔絕、被拋棄、被驅逐、被迴避、被拆散、被遺忘，以及孤獨、受傷或失望的人特別有療癒效果，因為芒果有顯化的力量。吃下芒果時，它能讓我們重新定位，改變我們的方向，使我們敞開心擁抱更多體驗喜悅的機會——這最終會幫助我們連結自己的命運。

靈性啟發

芒果應付熱的方式不同於其他水果。即使太陽以極高溫直射芒果，它也知道該如何遮蔽自己。將芒果帶入生命中，我們就內化了它內在的涼爽。芒果教導我們可以在不灼傷內在的情況下應付極端處境，我們學習如何在面對極大壓力時保持冷靜與鎮定——如何在溫度升高時不讓自己變得激動、生氣。下次面對困境時，就吃點芒果，或者把冷凍芒果加入果昔中。將芒果吃進體內之後，提醒自己：這種強大的工具能幫助你面對前所未有的艱難處境。

小祕訣

- 想要有顯著效果，可以一天吃兩顆芒果。
- 如果想睡得更沉並擁有讓靈性增長的夢，就在睡前吃芒果，這是讓你隔天早晨可以有所啟發最好的方法。
- 雖然芒果本身能幫助你入眠，但若搭配西洋芹棒或加在沙拉上，就能轉變芒果的能量，帶來相反的作用。在一天中較晚的時分食用芒果與綠色蔬菜的組合，能讓你在必須熬夜趕計畫時恢復精神。
- 若要進行較長時間的運動，並獲得更好的恢復效果，可以在進行各種運動的半小時前食用芒果。
- 如果你正為了解決某個問題而沉思，試著先吃點芒果，這有助於連結你需要的洞見。

芒果拉昔

◆

分量：1～2 人份

　　這道芒果拉昔是犒賞味蕾的最佳選擇。此版本是將椰奶與芒果變成絲滑又濃稠的組合，小豆蔻則讓這道經典飲品增添了純正風味——但如果不習慣這種香料的複雜味道，可以只加少許就好。

芒果丁 4 杯
椰奶 1/2 杯
薄荷葉 2 片
冷凍香蕉 1 根
小豆蔻少許（依喜好選用）

將所有食材放入果汁機攪打至滑順，即可享用！

＊小豆蔻有相當特殊且強烈的風味，可依喜好少量使用或省略。

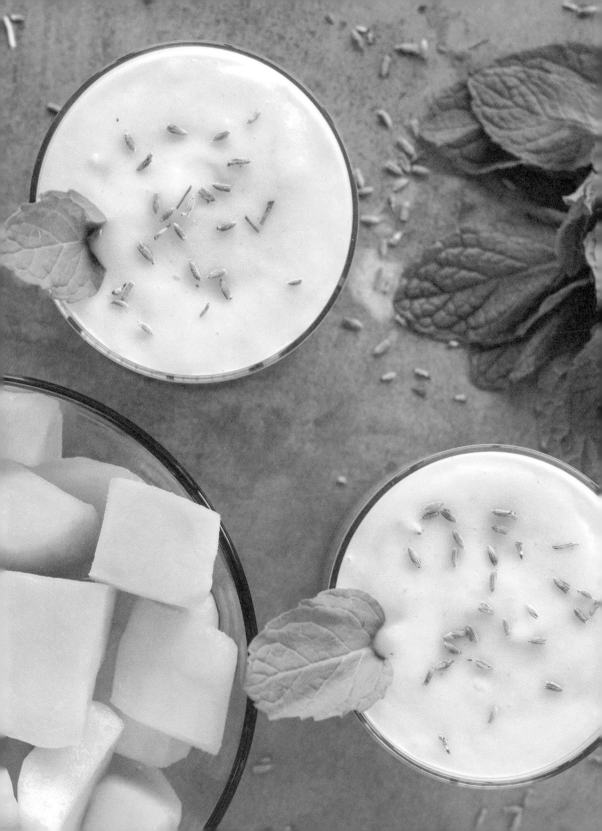

瓜類

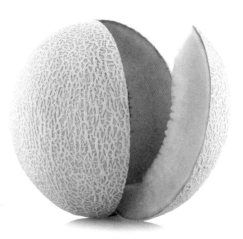

　　西瓜、蜜瓜、哈蜜瓜等瓜類是通往健康殿堂的關鍵，因爲它們就像母乳，不過是更進一步的版本，因爲瓜類已經預先消化過了──這意味著瓜類的果肉相當容易吸收，吃進肚子之後，幾乎不需要消化系統來處理，因爲瓜類富含酵素，以及某些能加強酵素作用、科學界尚未發現的輔酵素。瓜類中的果糖不到一分鐘就離開胃部，然後其餘的部分直接進入腸道，並立刻強化與補充身體所需。食用瓜類好比接受靜脈注射營養療法。

　　在所有層面上，包括生物化學層面，瓜類就是我們身體需要的。瓜類本質上像是裝滿純淨水的球，這種高活性的液體可以黏住體內的各種毒素，包括黴菌、黴菌毒素、病毒神經毒素、未消化蛋白質的毒素、氨氣與細菌毒素，並將它們沖掉，讓免疫系統得以自我修復。此外，這類水果的高電解質含量有助於保護大腦與神經系統其餘部分遠離壓力引起的中風、動脈瘤及栓塞。瓜類能稀釋血液與降低心臟病發作的風險，幫助預防心臟疾病與血管問題，甚至能減少肝臟與腎臟疾病──如果有人苦於肝臟或腎臟功能不良，瓜類可是意味著生與死之別。瓜類中的水分幾乎與我們的血液相同，而且裡頭富含鈉、鉀與葡萄糖，並具生物可利用性，使瓜類成爲你能吃到最補水的食物之一。這種水合作用相當重要，可以降低過高的血壓，還有其他許多益處。

　　瓜類是非常偏鹼性的食物。這類水果中含有生物可利用度與生物活性都很高的微量礦物質，能讓電解質高於正常濃度，使它們容易被人體利用。身體的排毒作用因此增強，排出器官深處的 DDT、其他殺蟲劑、除草劑與有毒重金屬。二氧化矽含量高的瓜類是修復韌帶、關節、骨骼、牙齒、結締組織與肌腱的絕佳食物。此外，它們也是相當強而有力的葡萄糖平衡劑，可以預防胰島素抗性，並降低攀升的糖化血色素濃度。

〉有助於療癒這些疾病

假如你有下列任一疾病，試著將瓜類納入日常飲食中：

難解的不孕症、克隆氏症、結腸炎、消化性潰瘍、巴瑞特氏食道症、大腸激躁症、生育能力低落、動脈瘤、栓塞、中風、心臟病發作、心臟疾病、肝臟疾病、肝硬化、肝癌、腎臟疾病、乳癌、胰臟癌、胰臟炎、肌腱炎、癲癇、敗血症、骨質疏鬆症、幽門螺旋桿菌感染、多發性硬化症、肌肉萎縮性脊髓側索硬化症、休格倫氏症候群、愛迪生氏症、帕金森氏症、強迫症、注意力不足過動症、創傷後壓力症候群、糖尿病、低血糖症、青春痘、憂鬱症、焦慮症、疱疹感染、泌尿道感染、短暫性腦缺血發作（小中風）、重金屬毒性、大腸桿菌感染、酵母菌感染、接觸黴菌。

〉有助於療癒這些症狀

假如你有下列任一症狀，試著將瓜類納入日常飲食中：

便祕、胃酸不足、胃部疼痛、胃部不適、循環不良、加速老化、牙齒問題、食物過敏、結締組織發炎、顫動、發抖、虛弱、血糖失衡、慢性脫水、酸中毒、關節疼痛、骨密度問題、腎臟疼痛、背部疼痛、痙攣、抽搐、口齒不清、視力混濁、發炎、食物敏感、肛門搔癢、水泡、血液毒性、胰島素抗性、腦霧、身體僵硬、指甲脆弱、長期噁心、發燒、皮膚癢、腿部痙攣。

〉情緒上的支持

如果你容易受驚嚇、對壞消息久久無法釋懷，或是因為情緒敏感或創傷後壓力症候群而覺得負擔過重，瓜類可以藉由減輕你的神經質、緊張、焦慮或不安來助你一臂之力。若你正焦急地等待消息，瓜類也能在過程中額外提供你需要的支持及耐心。將瓜類分享給你覺得沒有耐心，或是其判斷和想法形成阻礙的朋友或家人，你的禮物能夠緩和對方的能量並打開一個管道，讓對方更能接納他人。

⌘ 靈性啟發

　　瓜類預先消化的奇蹟教導我們，強大的作用可能在我們尚未理解時就已經發生。我們不需要爲了生命中所有美好的事物變成拚命三郎，有時少了我們費心費力，好事依然會降臨：強大的療癒作用在我們的身體、心靈與靈魂之中發生，我們只須順其自然。對我們有利的狀況會自然來到面前，我們要做的就是把握機會。讓這種恩典進入你的日常生活吧。

🌿 小祕訣

· 為了獲得瓜類的益處，試著每天食用至少半顆小型瓜類。
· 容易消化是你可能將食用瓜類與胃痛聯想在一起的原因。由於瓜類會快速通過消化道，如果與較稠密的食物一起吃，或是在你吃大餐的日子裡食用，瓜類會被攔住並開始在腸子裡發酵。瓜類最好作為一天當中的第一餐，可以單獨食用，或是搭配新鮮蔬菜汁一起吃。
· 不同種類的瓜成熟的時間也不同。若散發出甜蜜的香味，而且在開花的那一端產生些許彈性，大多代表一顆瓜已經成熟了。

薄荷萊姆西瓜

◆

分量：2 人份

　　這道西瓜沙拉看起來雖然很簡單，但經過搭配的風味再完美不過了。甜味淡雅的西瓜、風味突出的萊姆汁和新鮮薄荷共同演唱，讓你的嘴巴在漫長的夏天裡口水流個不停。

西瓜丁 8 杯
萊姆汁（約 2 顆萊姆擠成）
剁細的薄荷葉 1/4 杯

　　將西瓜置入公碗中，大方地擠上萊姆汁，再撒上剁細的薄荷葉即可上桌。

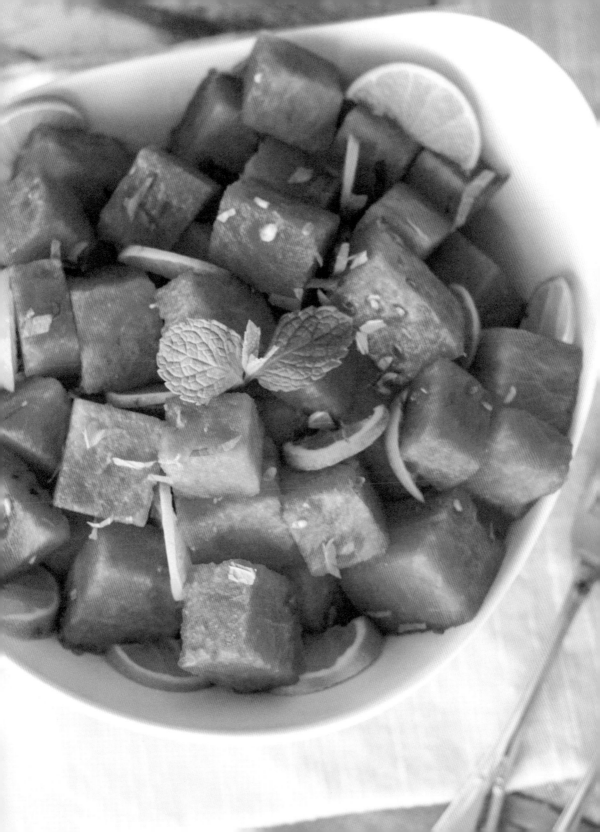

柳橙與橘子

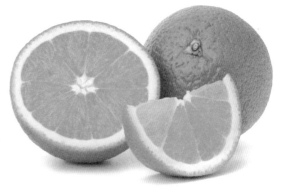

　　大家現在很擔心柑橘類過敏的
問題，牙醫也警告這種水果的酸對
牙齒琺瑯質有害。別陷入對柳橙的
抹黑聲浪中，事實上，柳橙（與近親橘子）富含麩胱甘肽這種輔酵素，會因
為它含量豐富的類黃酮與檸檬苦素而產生活性，這是醫學研究尚未發現的關
連，也讓柳橙與橘子成為二十一世紀減緩慢性疾病擴散的關鍵。麩胱甘肽、
類黃酮與檸檬苦素可以共同擊退病毒，並保護身體不受輻射物與體內的有毒
重金屬傷害。

　　柳橙與橘子也富含其他來源無法提供的一種生物活性鈣。身體能立即吸
收這種鈣質，意味著這些柑橘美人確實可以幫助牙齒重新生長，而不是破壞
牙齒。它們的酸性成分不會造成破壞，反而有助於溶解腎結石與膽結石。

　　下次當你與臍橙、血橙、晚崙夏橙、柑橘、茂谷柑、克萊門氏小柑橘或
紅柑擦身而過時，請為你有機會在生命中享受如此甜美的甘露而欣喜吧。

❧ 有助於療癒這些疾病

　　假如你有下列疾病，試著將柳橙或橘子（或兩者一起）納入日常飲食中：
　　牙齦疾病、腎結石、鏈球菌性喉炎、膽結石、骨質疏鬆症、糖尿病、低
血糖症、接觸黴菌、腎上腺疲勞、難解的不孕症、創傷後壓力症候群、焦慮
症、憂鬱症、泌尿道感染、動脈粥狀硬化症、腸胃癌症、青春痘、高血壓、
生育能力低落、人類疱疹病毒第六型、巨細胞病毒、帶狀疱疹、人類疱疹病
毒第七型、尚未被發現的人類疱疹病毒第十到十二型、慢性疲勞症候群、纖
維肌痛症、多發性硬化症、狼瘡、葛瑞夫茲氏病、肌肉萎縮性脊髓側索硬化
症、眩暈症、淋巴瘤（包括非何杰金氏淋巴瘤）、EB 病毒／單核球增多症、
橋本氏甲狀腺炎、人類乳突病毒、亨汀頓氏舞蹈症、單純疱疹病毒第一型、

單純疱疹病毒第二型、滑囊炎、腕隧道症候群、肌腱炎、感冒、結節。

有助於療癒這些症狀

假如你有下列症狀，試著將柳橙或橘子（或兩者一起）納入日常飲食中：

便祕、疲勞、遊走性疼痛、視力混濁、胃酸逆流、刺痛與麻木、虛弱、季節性情緒失調、胃炎、倦怠、憂鬱、情緒波動、神經質、頸部疼痛、水分滯留、食物過敏、皮膚變色、荷爾蒙失衡、血糖問題、耳鳴或耳中嗡嗡作響、體內嗡鳴或震動感、背部疼痛、身體痛、身體僵硬、瘀血、唇疱疹、脫水、吞嚥困難、呼吸困難、耳朵疼痛、熱潮紅、活力低落、顫動、喉嚨痛、甲狀腺機能亢進、甲狀腺機能不足。

情緒上的支持

柳橙汁或橘子汁好比液體陽光，覺得傷心、想哭、悶悶不樂或情緒低落時，柳橙可以切斷憂鬱的心情，並如陽光般照亮你的生命。當你感覺失去陽光又孤獨，彷彿有個空缺需要填補時，這是最佳的食物選擇。柳橙會帶走所有寒冷，並用溫暖將你填滿。

靈性啟發

柳橙與橘子提醒我們，有時我們忽略了生命中最重要的元素。我們偶爾必須想想自己忽略或遺忘了什麼，並重新評估：這些事物被低估是應該的嗎？就這兩種水果而言，你可能偶爾才會喝點柳橙汁（喝的時候還有罪惡感）、一年才吃一次茂谷柑，或是難得在吐司上塗點橘子果醬，然而，柳橙和橘子理所當然該是你飲食中的核心食材。當你讓它們成為生命中更大的一部分，環顧四周：還有什麼事物值得你再看一眼？

小祕訣

· 為了讓柳橙與橘子發揮最大效益，每天可以吃四顆。
· 在柳橙或橘子切片上滴點生蜂蜜，就能當作點心。蜂蜜可以讓柑橘果膠殺死並排除腸道中黴菌、酵母菌、病毒與害菌的能力提升 50%。
· 若要幫助消化，試著在沙拉與菜餚上擠點新鮮柳橙汁或橘子汁，這樣做可以確保你將吃下肚的餐點消化得最好。

西班牙柳橙橄欖沙拉

分量：2～4 人份

這道風味甜美的料理有多汁的柳橙，以及令人滿足的橄欖與酪梨，是想要吃得輕盈又滿足時的最佳料理。此外，它鮮明的色彩也提供了健康效益與視覺上的享受。這道沙拉適合單獨食用、加在沙拉生菜上，或是包成沙拉卷享用。

任何品種的柳橙 6 顆
切片綠橄欖 1/4 杯
剁細的荷蘭芹 1/4 杯
切細的紅洋蔥 1/4 杯
酪梨 1 顆，切丁
黑胡椒（依喜好選用）

每一顆柳橙的頭尾都切除之後，平放在砧板上，環繞側面切下果皮。將柳橙水平切成碟狀，鋪於盤上，然後將其他食材撒在柳橙片上即可享用。

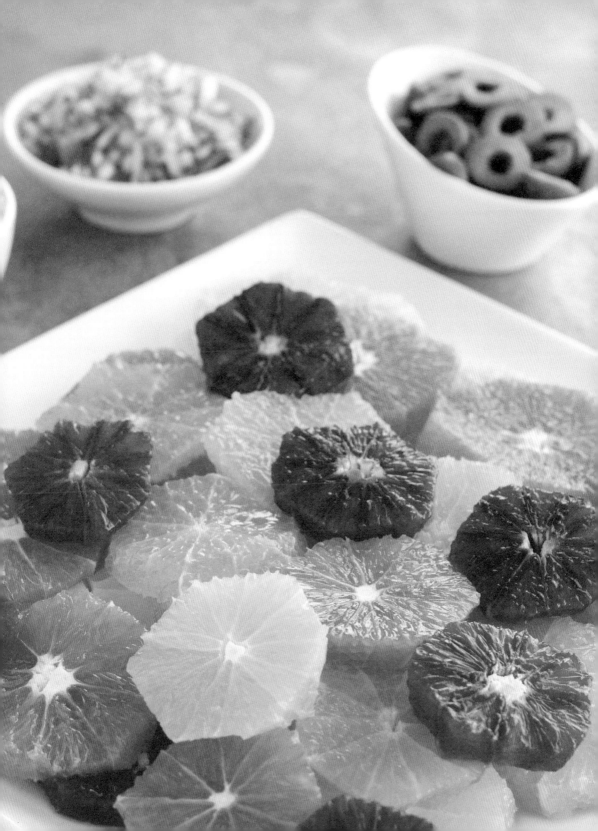

木瓜

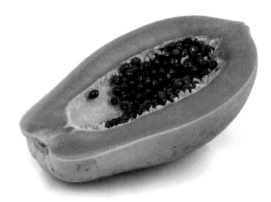

　　超級市場來來往往的人通常會
忽略不起眼的木瓜，卻不知道錯過
這種水果的同時，他們也錯過了被
拯救的機會。如果你正受任何胃部或腸道不適所苦，木瓜正是不敗利器。木
瓜能擊敗結腸炎、克隆氏症、大腸激躁症、潰瘍、憩室炎、胃炎、胃痙攣、
肝臟疾病與胰臟炎，也能殺死幽門螺旋桿菌、困難梭菌與大腸桿菌，還能使
腸道擺脫其他害菌及寄生蟲，包括蠕蟲。若你有小腸細菌過度增生的問題，
木瓜也是理想的食物。

　　木瓜幫助消化的能力是水果中的冠軍，每顆木瓜都包含超過五百種尚未
被發現的消化性酵素，能夠支持胰臟、幫助消化，並修補腸道壁，以減少發
炎與預防形成疤痕組織。木瓜的胺基酸與酵素結合後，產生尚未被發現的植
物性化合物，能夠擊退病毒。此外，木瓜也含有還沒被發現的高效輔酵素，
可以提升腸道內的鹼性。

　　如果需要改善便祕，木瓜絕對幫得上忙；假如正受胃痛或腸道黏膜發炎
的折磨，木瓜也是你的盟友，可以療癒引起這些病痛的受刺激神經末梢；若
因為斷食、厭食症或重大疾病而有一段時間沒吃東西，打成汁的木瓜對於再
進食的過程而言就像魔法，因為它提供了豐富的熱量與理想的養分，並且相
當容易消化。

　　木瓜還能在皮膚上施展奇蹟。由於富含維生素、礦物質，以及最重要的
類胡蘿蔔素，讓這種水果擁有抵抗皺紋、彷彿青春之泉般的力量，不只能幫
助皮膚恢復光澤，還能清除濕疹、牛皮癬與青春痘。

❧ 有助於療癒這些疾病

　　假如你有下列任一疾病，試著將木瓜納入日常飲食中：

便祕、大腸激躁症、克隆氏症、結腸炎、潰瘍、憩室炎、肝臟疾病、膽囊疾病、寄生蟲問題、困難梭菌感染、大腸桿菌感染、幽門螺旋桿菌感染、蠕蟲、濕疹、牛皮癬、青春痘、胃輕癱、狼瘡、慢性疲勞症候群、EB 病毒／單核球增多症、小腸細菌過度增生、纖維肌痛症、多發性硬化症、肌肉萎縮性脊髓側索硬化症、帶狀疱疹、萊姆病、各種自體免疫疾病與失調、偏頭痛、憂鬱症、泌尿道感染、失禁、糖尿病、低血糖症、葛瑞夫茲氏病、橋本氏甲狀腺炎、血液異常、腸皮瘻管、飲食障礙症、消化系統失調。

❧ 有助於療癒這些症狀

假如你有下列任一症狀，試著將木瓜納入日常飲食中：

胃痛、腹脹、脹氣、胃痙攣、胃炎、皮膚變色、指甲脆弱、中樞神經系統敏感、焦慮、關節疼痛、黑眼圈、疲勞、虛弱、化學物質敏感、身體疼痛、顳顎關節問題、五十肩、刺痛與麻木、貝爾氏麻痺、甲狀腺機能不足、皮膚灼熱感、肌肉僵硬、落髮、甲狀腺機能亢進、飛蚊症、眼睛乾澀、肝功能停滯、血液失衡、膀胱疼痛、膀胱痙攣、消化功能衰弱、肛門搔癢、腦霧、記憶力衰退、胃酸逆流、腹瀉、消化系統不適、胃腸氣積。

❧ 情緒上的支持

木瓜能讓你或你愛的人脫離不滿的心情。隨時準備好木瓜，在感到暴躁、易怒或失去耐心時與人分享。木瓜將光帶進吃的人體內，驅逐負面性與黑暗，並清除過去的批判、怨恨，以及日積月累的挫折感。

❧ 靈性啟發

木瓜樹通常瘦小又脆弱，卻承載了一大批沉重的果實，這番克服物理限制與平衡一切的意志與決心可謂超乎自然。它教導我們，只要為了崇高的理由努力，就能克服表面上的弱點。外表不代表什麼，每個人內在的真實自我，才能決定我們真正的成就。

每顆木瓜裡都藏著藥性，吃下它，身體會立刻認出這些元素，加以利用，然後重新設計我們的身體，使我們得以療癒，並成為最強大的自己。木瓜樹和它的果實希望我們了解：療癒、成長與變化是沒有局限的。疾病與身體面臨的挑戰無法形成阻礙，我們可以改變起初看似無望的處境。

小祕訣

‧ 想要抒解便祕，每天吃半顆木瓜。

‧ 不要選購經過基因改造的木瓜。

‧ 如果喜歡辣味，可以連同果肉一起食用些許木瓜籽。每週吃少量木瓜籽有助於消滅寄生蟲。若要獲取恢復腸道健康的終極成效，可將木瓜與西洋芹汁一同攪打後飲用。

木瓜香果昔

分量：2 人份

這道木瓜香果昔漂亮得讓人捨不得享用，但可別因此停下手。木瓜與覆盆子可說是天作之合，加上香蕉、芒果與薄荷，讓這道甜品更上一層樓。享受依照個人喜好設計與製作這道料理的樂趣吧，各種搭配選擇可是數都數不清。

木瓜丁 6 杯
椰棗 4 顆，去核
對切的覆盆子 2 杯
芒果丁 1 杯
香蕉 1 根，切片
椰絲 1 湯匙
切碎的新鮮薄荷 1 湯匙
萊姆 1/2 顆

將木瓜、椰棗與 1 杯覆盆子放進果汁機裡攪打至滑順。將混料倒入兩個碗中，鋪上芒果丁、香蕉片與剩下的覆盆子，最後撒上椰絲、新鮮薄荷，再擠上萊姆汁即可。

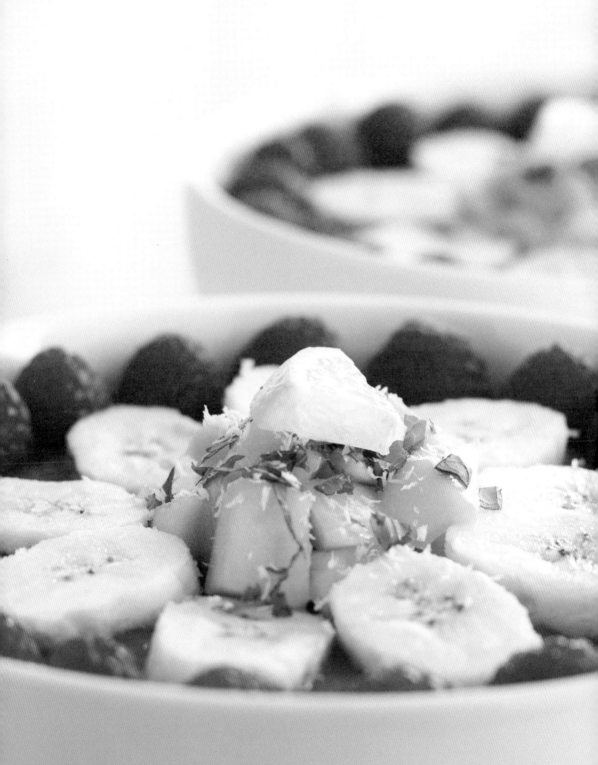

西洋梨

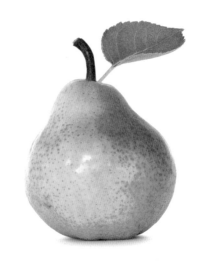

　　蘋果是傳奇水果，它的近親西洋梨卻讓人不感興趣。大家通常只會想到乏味的西洋梨罐頭，或是少見的焦糖西洋梨甜點，除此之外，大部分人在日常生活中甚少想到西洋梨。我們知道這種水果的存在，但僅此而已。

　　就跟胰臟一樣：我們知道自己有這個腺體，但除非胰臟出了問題，否則我們很少想起它的存在。與此同時，胰臟承受了身體的許多壓力，且我們有時因為吃下油炸食物、大魚大肉、過量砂糖或高脂甜點的組合，而不經意地傷害胰臟。此外，心碎、失望、背叛與其他形式的信任崩解，以及各式各樣的恐懼，也壓迫著胰臟。為了保護胰臟、對抗壓力，我們必須求助於西洋梨。這種被人忽視的水果能幫助這個被人忽視且負荷過重的腺體恢復活力，減輕胰臟炎，且有助於預防胰臟癌。

　　西洋梨對消化作用的其他層面也相當有益。它有抗痙攣的效果；可以幫助鎮定胃部與腸道黏膜；能滋養益菌，並餓死與殺死害菌、寄生蟲及真菌；提高胃中鹽酸的濃度；幫助預防腸胃癌症；減少由黏液及幽門螺旋桿菌之類的病原體製造的不好的酸。此外，它還能修復被細菌損傷而結痂的腸黏膜。

　　西洋梨果肉中的小顆粒富含植物性化合物、微量礦物質，以及纈胺酸、組胺酸、蘇胺酸與離胺酸等胺基酸。微量礦物質會與胺基酸結合，鎖定體內的毒素，例如 DDT，然後將毒素排出體外。微量礦物鹽讓西洋梨汁富含電解質，能夠穩定血糖。此外，西洋梨是很棒的減重食物，也是上天恩賜的護肝食物，有助於清理與淨化肝臟，並預防肝硬化。將西洋梨帶入生命中，你會發現它不但有許多好處，而且一點也不乏味。

❧ 有助於療癒這些疾病

假如你有下列任一疾病，試著將西洋梨納入日常飲食中：

胰臟炎、胰臟癌、肝癌、糖尿病、食物中毒、裂孔疝氣、胃食道逆流疾病、小腸細菌過度增生、肝硬化、A 型肝炎、B 型肝炎、C 型肝炎、D 型肝炎、真菌感染、胃癌、食道癌、憩室炎、憩室病、帶狀疱疹、疱疹、偏頭痛、強迫症、低血糖症，以及腸道感染幽門螺旋桿菌、大腸桿菌、沙門氏菌、鏈球菌與／或黴菌。

❧ 有助於療癒這些症狀

假如你有下列任一症狀，試著將西洋梨納入日常飲食中：

胃酸逆流、膽固醇過高、肝功能不良、肝熱、肝功能停滯、脹氣、腹脹、便祕、胃炎、胃痛、食物過敏、胃部不適、腸道發炎、腸道疤痕組織、沾黏、胰島素抗性、腸痙攣、胰臟發炎、闌尾發炎、體重增加、皮膚發炎、腹瀉。

❧ 情緒上的支持

負擔過重、壓力過大且過熱的胰臟與肝臟，常常是讓人產生不穩定的情緒，例如挫折感、惱怒、不安或心神不寧的原因。西洋梨是緩解這種狀況的理想食物，因為它是終極冷卻劑，尤其是對肝臟與胰臟而言。

❧ 靈性啟發

西洋梨的簡單為我們所有人上了一課。這種水果一點也不複雜、不亮眼、不奇特，隨手可得，又方便食用，而這些絲毫不會減少它的能力。溫和、不愛出風頭的西洋梨可以用其他水果做不到的獨特方式照料你的身體。它教導我們不需要引人注目，也不必因為未受矚目而心生怨恨。我們不需要大放異彩，也能堅持真我並完全發揮自身力量。

小祕訣

- 西洋梨邁向成熟的每個階段都有其價值。又硬又脆時，代表它的纖維含量很高，能夠減少壞膽固醇，並清除腸道中的黏液、病原體與廢棄殘渣。爽脆的西洋梨片適合加進沙拉裡。而當西洋梨變得柔軟多汁，其中的葡萄糖含量較高，而且相當容易消化。對於因為食物中毒或其他問題無法吃東西、正要恢復進食的人而言，經過攪打的成熟西洋梨是很理想的食物。
- 最好在早餐與午餐之間，或是下午稍晚時分（晚餐前不久）食用西洋梨。它有抑制食欲與滋補胃部的作用，防止你想吃甜點或用餐時吃太多。
- 製作新鮮蔬果汁時，試試以成熟西洋梨取代蘋果。

肉桂烤西洋梨佐胡桃

分量：2～4人份

　　柔軟的西洋梨填滿溫暖的楓糖漿與烤胡桃，是一道撫慰人心又適合寒冷冬日的料理。肉桂在烤箱中烘烤的香氣會讓整間屋子變得溫暖，成品則使所有人感到舒適又滿足。這道料理相當簡單，而且絕對能虜獲大人與小孩的心。

任何品種的西洋梨 4 顆
楓糖漿 2 湯匙
剁碎的胡桃 1/4 杯
肉桂 1/2 茶匙

　　烤箱預熱至攝氏 175 度。將西洋梨縱向對半切開並挖除種子，然後切面朝上擺進烤盤裡。將楓糖漿淋在西洋梨上，刷滿表面，並留一些在西洋梨切面的中央（挖掉種子那裡）。將胡桃平均分配到每塊西洋梨的中央位置，再把肉桂撒在西洋梨上。送進烤箱烤 20 至 30 分鐘，直到西洋梨變軟熟透，即可從烤箱取出來趁熱享用！

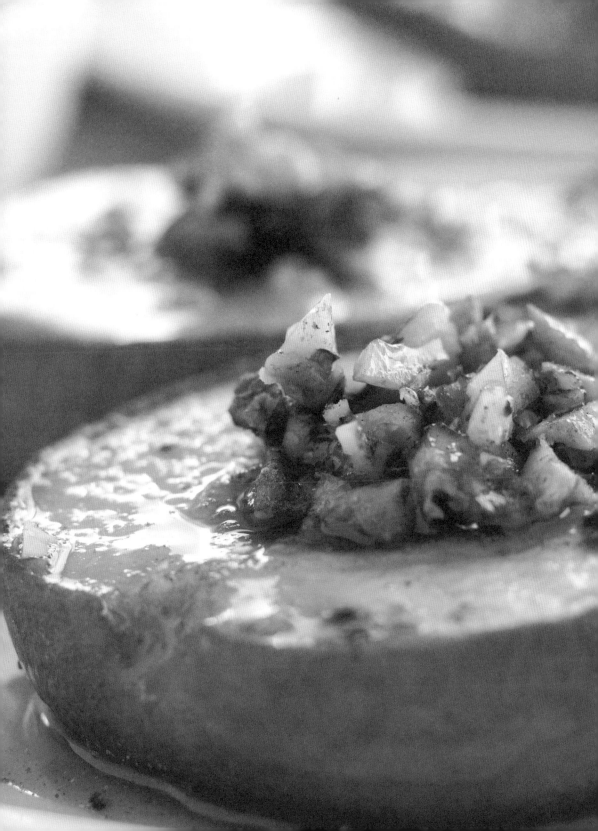

石榴

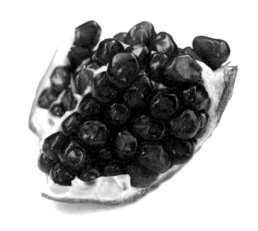

　　石榴很受人喜愛，以富含抗氧化物聞名，卻少有人知道這種水果相當有利於溶解膽結石與腎結石、結節、鈣化，以及小囊腫（例如腱鞘囊腫），同時也具備抗腫瘤特性。石榴裡每一顆珠寶般的多汁果囊（專業術語叫假種皮，但大多被稱爲種子），都包含了一個宇宙。石榴籽破裂時——無論是用牙齒咬破或用果汁機攪破——會釋放出每個小宇宙全部的力量來幫助你。當你吃下新鮮石榴，它的酸（充滿花青素之類的植物性化合物）會與由膽汁、蛋白質堆積及有毒型態的鈣形成的不健康硬化結構接觸，產生化學反應，隨即使它們瓦解。如果你有多囊性卵巢症候群，經常食用石榴對你尤其有益。

　　石榴是很棒的造血食物，可以提升紅血球與白血球數量。此外，石榴對血糖也很重要，可以替肝臟恢復珍貴的葡萄糖儲存量，使肝臟得以在需要時將葡萄糖釋放到血液中。這個過程進而保護了腎上腺，因爲如果好幾個小時沒進食，肝臟的葡萄糖存量又不足，你的腎上腺會被迫將皮質醇之類的荷爾蒙打進血液裡，讓你可以保持活動，但這會導致腎上腺過度活躍，最後累垮。所以，如果你尋求腎上腺平衡及血糖穩定，找石榴就對了。石榴的優質葡萄糖也使它成爲對大腦有益的食物，有助於集中注意力。

　　石榴還含有生物可利用性高且容易吸收的微量礦物質，例如鐵、鎂、鉀與鉻。此外，攝取石榴有助於疏通毛孔與毛囊，促進生髮，並整體改善皮膚與頭皮。石榴調節荷爾蒙的效果極佳，因爲它能沖洗掉有毒荷爾蒙，例如會導致癌症的有害雌激素。這種水果還能幫助去除 DDT 與其他殺蟲劑的毒素、消除肌肉中堆積的有害乳酸、清除耳垢並使耳垢的生成量降至最低。

🌿 有助於療癒這些疾病

假如你有下列任一疾病，試著將石榴納入日常飲食中：

阿茲海默症、失眠、失智症、腎上腺疲勞、糖尿病、低血糖症、耳垢堆積、禿頭、膽結石、腎結石、接觸黴菌、結節、鈣化、EB 病毒 / 單核球增多症、雷諾氏症候群、腺瘤、自閉症、足底筋膜炎、萊姆病、莫頓氏神經瘤、腫瘤、多囊性卵巢症候群。

🌿 有助於療癒這些症狀

假如你有下列任一症狀，試著將石榴納入日常飲食中：

腦霧、記憶力衰退、意識混亂、囊腫、鈣化、定向力障礙、集中力不足、頭皮屑、體重增加、飢餓不止、落髮、肌肉痙攣、腿部痙攣、血糖失衡、髓鞘神經傷害、三叉神經痛、肝臟疤痕組織、背部疼痛、五十肩、身體疼痛、耳朵疼痛、飛蚊症、足下垂、肋骨疼痛、足部疼痛、頭部疼痛、蕁麻疹、發炎、皮膚癢、肝熱、神經痛。

🌿 情緒上的支持

對時常失去耐心，而且總覺得問題不在於自己沒耐心，反倒怪罪他人的人而言，石榴是相當關鍵的食物。如果你認識這樣的人，送對方一顆石榴吧。石榴會轉變能量，並為你的朋友指出通往鎮靜、慈悲與耐心的方向。假如你覺得某人的不耐煩是針對你，因而影響你的表現，就讓石榴幫助你保持平靜與專注吧。

🌿 靈性啟發

處理石榴時往往會弄得一團糟。你也許盡量小心，但終究會有顆假種皮在某個時刻爆開，最後在你的地毯、衣服、料理檯、牆壁或手指留下紅色汙漬。我們都知道挖石榴時千萬別穿著絲質襯衫或繫領帶，剖開石榴前得換

上舊牛仔褲、破舊汗衫——創意穿搭，就像刷油漆或進行任何事先知道會搞得一團亂（但回報絕對值得）的活動時穿的服裝。下次面臨需要創意以獲得回報的狀況時，想一想：你會因為即將搞得亂七八糟而考慮離開嗎？或者，你會在毫無準備的情況下一頭栽入？石榴教導我們，如果想要獲得最大的回報，就要準備好面對混亂，並且擁抱混亂。

小祕訣

- 每天食用一顆以上的石榴，以獲取最大益處。
- 吃石榴時請發揮創意。你可以將這些小種子撒在任何料理上——沙拉、鷹嘴豆泥、酪梨沙拉醬，甚至撒在你剛做好的熱炒料理上。
- 如果你擔心過度肌餓、飲食過量與／或體重增加，用餐前吃石榴籽可以抑制食欲。

石榴巧克力片

◆

分量：4～6 人份

　　大量的多汁石榴籽加上一層滑順的濃郁巧克力，完美結合成這道甜點。可以當作小禮物，或是在你想稍微放縱口欲時讓你獲得美好的體驗。

苦甜巧克力片（可可含量至少 60%）280 克
椰子油 1/4 杯
楓糖漿 1/4 杯
石榴籽 2 杯

　　將巧克力片與椰子油放進小平底湯鍋中，以小火加熱攪拌至融化並充分混合。加入楓糖漿，然後將融化的巧克力均勻抹在鋪著烤紙的烤盤上。將石榴籽壓入那層巧克力中，接著放進冷凍庫裡靜置至少 30 分鐘，之後掰成小塊即可享用！

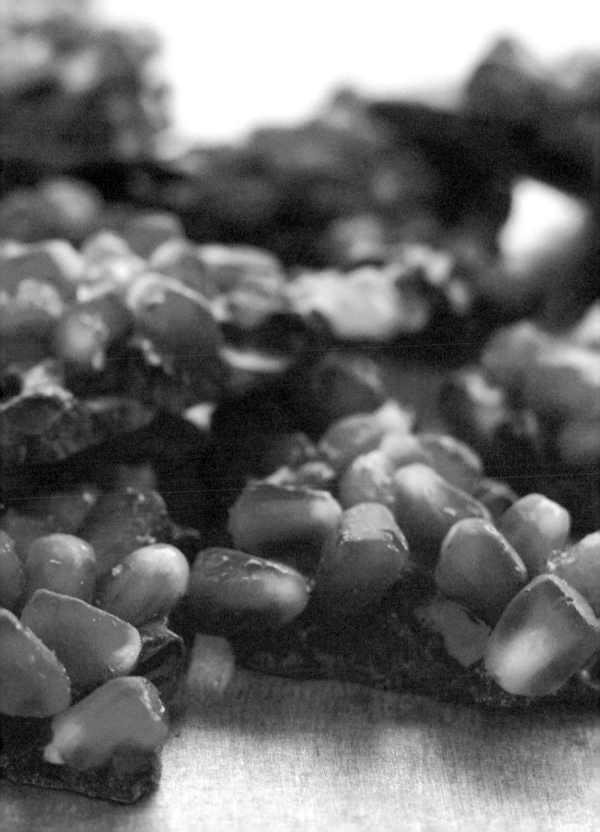

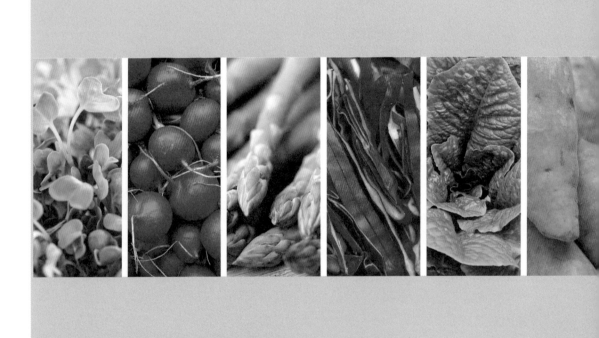

蔬菜

朝鮮薊

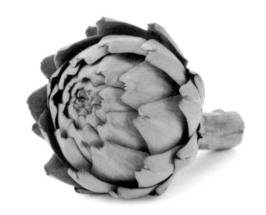

　　現今眾人談論的超級食物中，
朝鮮薊應該在排行榜前十名內。朝
鮮薊是相當重要的營養素來源，富
含葉黃素與異硫氰酸鹽等植物性化合物，維生素 A、E、K 等維生素，還有胺
基酸及酵素。它還能促進維生素 B12 生成，有益於維持腸道平衡。

　　此外，朝鮮薊也有豐富的礦物質，例如二氧化矽，這是對我們的生存極
為關鍵的基礎礦物質。朝鮮薊的鎂含量引人注目也理所當然，然而，讓朝鮮
薊具有鎮靜特性的成分遠不止於此：除了鎂，朝鮮薊還有可以鎮靜全身系統
的植物性化合物，以及多種鎮靜性礦物質。如此豐富的礦物質讓朝鮮薊可以
滋養多種器官及腺體，例如肝臟、脾臟、胰臟、大腦、腎上腺與甲狀腺。這
些器官深處有基本養分庫存，而朝鮮薊能補充養分存量，延年益壽。

　　朝鮮薊對胰臟極有好處，使它成為糖尿病、低血糖症與其他血糖失衡患
者的理想食物。朝鮮薊還能減少腎結石與膽結石，以及體內的鈣化與疤痕組
織。此外，它保護身體不受 X 光、癌症治療、牙齒治療等輻射傷害的效果也
相當卓越。

　　朝鮮薊應該受到重視，也應該被視為藥物──味道樸實、甜美又可口的
藥。許多人不愛碰新鮮的朝鮮薊，覺得它的外表不討喜，也不知該怎麼處
理。但是，等你學會準備及料理朝鮮薊的技巧後，就能將一道營養滿點的菜
餚帶進你的生命中。

❧ 有助於療癒這些疾病

　　假如你有下列任一疾病，試著將朝鮮薊納入日常飲食中：

　　糖尿病、低血糖症、腎結石、膽結石、鈣化、內部疤痕組織、帶狀疱
疹、骨髓炎、甲狀腺疾病、失眠、腕隧道症候群、骨折、肝硬化、內分泌系

統失調、脂肪肝、Ａ型肝炎、Ｂ型肝炎、Ｃ型肝炎、人類免疫缺乏病毒（愛滋病毒）、間質性膀胱炎、肝癌、萊姆病、視神經疾病、胰臟癌、胃潰瘍、全身性狼瘡、生育能力低落、難解的不孕症、阿基里斯腱損傷、血細胞癌症（如多發性骨髓瘤）。

有助於療癒這些症狀

假如你有下列任一症狀，試著將朝鮮薊納入日常飲食中：

血糖失衡、食物過敏、口瘡、肋骨疼痛、睡眠障礙、抹片檢查結果異常（亦即子宮頸細胞異常）、食物敏感、急尿、骨密度問題、骨質流失、指甲脆弱、肝功能不良、電磁波過敏症、情緒性進食、結腸發炎、肝充血、神經疼痛、胃部疼痛、礦物質缺乏、脾臟腫大。

情緒上的支持

處理與「心」有關的情緒時──灰心喪氣、心碎、壞心或鐵石心腸──朝鮮薊相當重要。經常食用的話，朝鮮薊有能力打開心輪，並透過這個神聖的管道點燃療癒作用。

靈性啟發

我們有時會穿上保護自己的盔甲，而每個被傷害或被利用的經驗，都會在真我的核心與外在世界之間再加上一層。我們必須向大自然學習生存策略。就像朝鮮薊一樣，如果花時間慢慢剝去外在的盔甲，你會發現我們都有一顆柔軟又能提供幫助的心。朝鮮薊教導我們，人際往來並不總是很輕鬆，有時必須花點功夫剝除尖刺，然而，花費心力去觸及彼此那柔軟、真實又充滿愛的核心，非常值得。

小祕訣

- 考慮每週找四天將朝鮮薊加入晚餐菜單裡，以獲得顯著效果。
- 最能攝取朝鮮薊養分的方式是清蒸。蒸熟並放涼後，剝下葉片，搭配你最愛的健康蘸醬，咬下每片葉子底部的「肉」。接著，將朝鮮薊心剝乾淨後享用。
- 如果買到以檸檬酸等防腐劑預先處理過的朝鮮薊心，先浸泡在水中一夜，以去除這種取自玉米的刺激物（想了解更多與玉米有關的問題，請參閱第三部〈阻礙生命的食物〉那一章）。
- 晚餐時享用朝鮮薊，可以在隔天一大清早你還在睡覺時幫助你的肝臟自我淨化。為了獲取最佳效果，試著在晚上七點或八點吃朝鮮薊。
- 試試將朝鮮薊搭配蘿蔓食用，這兩種食物湊在一起有助於溶解膽結石與腎結石。

清蒸朝鮮薊佐檸檬蜂蜜蘸醬

◆

分量：2～4人份

朝鮮薊的準備工作看似有點嚇人，但其實只需要熱水與些許耐心就夠了。朝鮮薊蒸至熟軟之後，就等著你將它一片片剝下，浸到蜂蜜、橄欖油與鼠尾草製成的甜美蘸醬中。

朝鮮薊 4 顆
橄欖油 1/4 杯
蜂蜜 1/4 杯
檸檬汁 1/4 杯
鼠尾草葉 3 片

將每顆朝鮮薊切去頂端四分之一，並切除薊梗。利用剪刀剪去每片葉子的尖端。將朝鮮薊放進蒸籠內，然後置於鍋中。清蒸朝鮮薊 30 至 45 分鐘，蒸到葉片熟軟且容易剝下來。

至於蘸醬，將其餘食材放進小平底湯鍋中以大火加熱，持續攪拌至醬汁變得稍微濃稠（大約攪拌 2 分鐘）。醬汁離火後即可與蒸熟的朝鮮薊一同上桌。

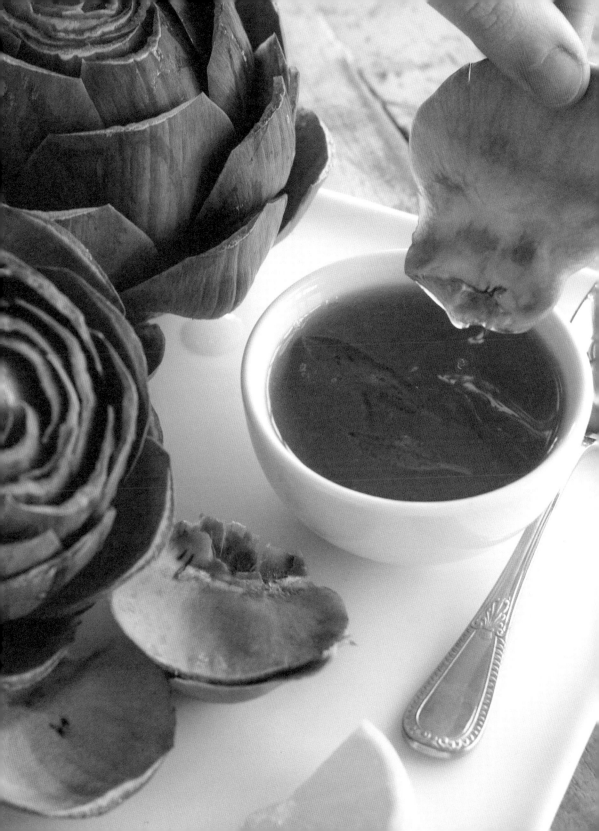

蘆筍

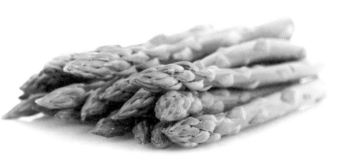

　　從古至今，人類都在探尋青春泉源。眾人四處尋找從地裡冒出來、能夠維持良好健康的魔法之泉。青春泉源並非迷思，也確實來自大地……而且正好在商店裡就找得到。這種抗老化的神奇事物就是蘆筍。

　　你最健壯的時刻是何時？是你能輕而易舉地奔跑、在大海中游泳且完全不會累的時候嗎？是十年、二十年、三十年或更早以前嗎？那可能是昨天，或是今天早上。與你處於最佳狀態那一刻建立連結——無論那是何時——那是你覺得全部的生命力流遍你全身的時刻，而一根蘆筍從土裡冒出來的頭幾個星期中蘊含的正是這相同的力量。想想看，我們吃下的每一段蘆筍都曾經走在成長為一棵小樹的路上，雖然每一種蔬菜都有其價值，但大部分並未具備相同的潛力。吃下蘆筍嫩芽時，它的成長能量會轉移到我們體內，而這種能量不僅讓人保持年輕，更有助於療癒並預防神經系統的問題與症狀。

　　蘆筍含有作為重要器官清道夫的植物性化合物，例如葉綠素與葉黃素。它們深入肝臟、脾臟、胰臟與腎臟等器官，刷洗掉它們在裡頭發現的毒素。而葉綠素與麩醯胺酸、蘇胺酸與絲胺酸等胺基酸結合，提供了排除重金屬毒素的途徑。

　　不僅如此，蘆筍中的某些植物性化合物是毒素抑制劑（這是科學界還不知道的事實），這表示一旦 DDT、其他殺蟲劑與重金屬被驅出器官之外，這些特定植物性化合物會留下來驅除即將進駐此處的新毒素。這種毒素抑制作用使蘆筍成為對抗幾乎各種癌症的絕佳工具。

　　處於巨大壓力之下，我們往往會快速流失維生素 B 群。蘆筍富含容易吸收的維生素 B 群，能幫助我們恢復這些關鍵營養素的適當濃度。蘆筍同時也有豐富的二氧化矽與微量礦物質，例如鐵、鋅、鉬、鉻、磷、鎂與硒，是目

前對腎上腺最有益處的食物之一，並且能使你回到腎上腺機能臻於顛峰的時刻。而提到蘆筍，就不能不提到蘆筍藉由洗刷有害酸性讓身體鹼性化的珍貴價值。我們生活在極酸性的環境中，若想遠離疾病，就必須在蘆筍這種可靠戰友的幫助下，持續努力保持自身的鹼性體質。

有助於療癒這些疾病

假如你有下列任一疾病，試著將蘆筍納入日常飲食中：

多發性硬化症、敗血症、帕金森氏症、纖維肌痛症、慢性疲勞症候群、膀胱癌、乳癌、骨癌、短暫性腦缺血發作（小中風）、痛風、腎結石、肺癌、肝癌、偏頭痛、眩暈症、梅尼爾氏症、神經病變、糖尿病、低血糖症、腎上腺疲勞、帶狀疱疹、萊姆病、焦慮症、EB 病毒／單核球增多症、骨髓炎、橋本氏甲狀腺炎、葛瑞夫茲氏病、甲狀腺癌、生育能力低落、不孕症、睡眠呼吸中止症、骨盆腔發炎性疾病、青春痘、滑囊炎、麩質過敏症、結締組織損傷、多囊性卵巢症候群、重金屬毒性、單純疱疹病毒第一型、單純疱疹病毒第二型、裂孔疝氣、類纖維瘤、貧血。

有助於療癒這些症狀

假如你有下列任一症狀，試著將蘆筍納入日常飲食中：

抽搐、痙攣、刺痛與麻木、耳鳴或耳中嗡嗡作響、口齒不清、體臭、疲勞、甲狀腺機能不足、甲狀腺機能亢進、手腳發麻刺痛、神經痛、體重增加、體重減輕、經前症候群症狀、缺乏動力、倦怠、喪失性欲、活力衰退、腹部疼痛、更年期症狀、急尿、背部疼痛、關節疼痛、頸部疼痛、肋骨疼痛、沾黏、腹脹、口瘡、慢性稀糞、便祕、脾臟腫大、卵巢囊腫、腿部痙攣、肌肉痙攣、肌肉僵硬、發炎。

❧ 情緒上的支持

　　假如你苦於羞怯、害羞、在乎他人眼光、害怕打破自己的殼而展露自我，或是懼怕面對群眾，蘆筍是相當有幫助的食物。如果你在這些層面確實需要幫助（若你只是天生內向而且覺得這樣很好，那麼儘管他人認爲你應該外向一點，你還是做自己就好），蘆筍將能助你一臂之力，給你自信心，使你能夠昂首闊步，在這個世界找到一席之地。

❧ 靈性啟發

　　採收蘆筍時，它只是一個正要成長爲壯大植物的芽，但如果讓蘆筍自由生長並散播種子，它會強壯得像樹木般不可食用。隨著時間過去，人類學會辨認何時是蘆筍最適合食用的顛峰時刻，而我們可以將學到的這一課運用在人生中。人們有時太過逼迫環境，致力於一直追求成長，試著拚到底。我們不必總是渴求最後的結果，可以學著了解某個計畫、會議或對話何時發展至最佳時刻，並把握此時優雅地畫上句點，以利用顛峰時刻的力量獲得最佳成果。

小祕訣

· 選購較粗壯的蘆筍，這種蘆筍通常最營養（但如果你只找得到比較細的蘆筍，也別因此退縮，它們仍然具有營養價值）。

· 試著將幾根生蘆筍與你喜愛的其他蔬菜汁食材一起打成汁，例如西洋芹與小黃瓜。吃這種狀態的蘆筍效果尤佳。

· 把握春季器官排毒的絕佳時刻，在一整個四月或五月的每一天都食用一把蘆筍。

蘆筍湯

◆

分量：2 ～ 4 人份

這道濃郁湯品相當適合在空氣中仍有些許涼意、但又讓你對這個季節帶來的新氣象懷抱希望的春季夜晚享用。市面上買不到新鮮蘆筍時，也可以改用冷凍蘆筍做出這道完美的撫慰料理。

剁碎的蘆筍 5 杯
大略剁碎的黃洋蔥
1/2 顆
大蒜 2 瓣
烤雞調味料 1/2 茶匙
海鹽 1/4 茶匙
橄欖油 1 湯匙
杏仁 1/2 杯
黑胡椒少許

將蘆筍、黃洋蔥與大蒜置於湯鍋中，加入 2 杯水，然後加蓋煨煮。蘆筍煮 5 至 7 分鐘，煮到變軟後離火。瀝除多餘水分，然後將鍋中食材倒進果汁機裡，再加入其餘材料攪打至滑順。攪打時要讓蒸氣可以從果汁機的上蓋排出去。

＊不一定要用果汁機攪打，你也可以依照喜好使用手持式攪拌器。瀝除多餘水分後將蘆筍等食材留在鍋中，然後加入其餘材料一起攪打即可。

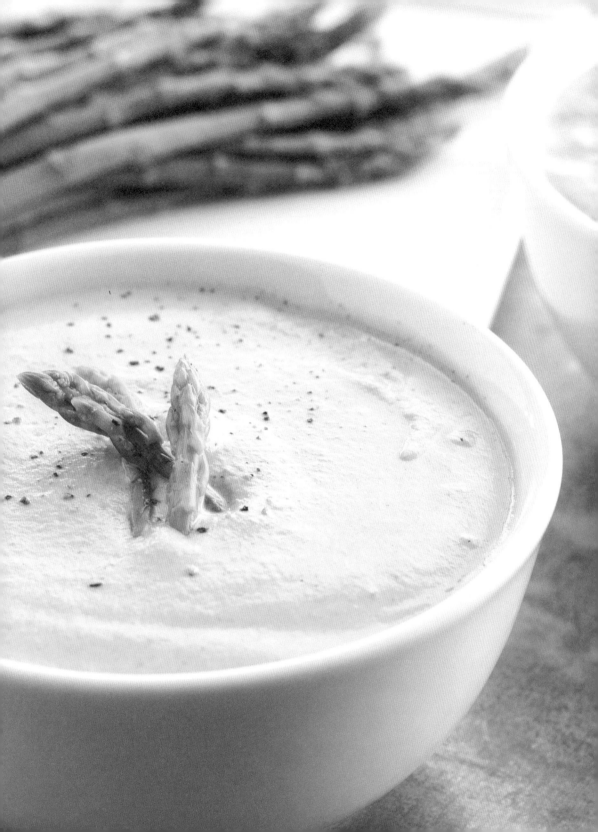

西洋芹

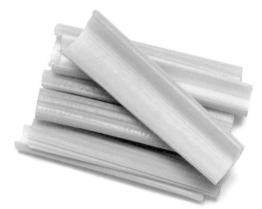

　　西洋芹是非常強大的抗發炎食物，因為它能餓死體內的害菌、酵母菌、黴菌、眞菌與病毒，並將它們的毒素與殘渣從腸道與肝臟裡沖洗掉。這類病原體通常是發炎現象的背後原因──少了這些病原體，你的身體更能面對生命中遭遇的挑戰。同時，西洋芹也能幫助益菌生長。

　　攝取西洋芹是最能讓腸子鹼性化的方法。部分原因是西洋芹（嚴格說來屬於藥草，而非蔬菜）富含生物活性鈉，也含有科學研究尚未發現的輔因子微量礦物鹽。西洋芹中這些種類的鈉與其他微量礦物質（超過六十種），能夠與彼此，以及與西洋芹中的普通鈉合作，以提升你身體的酸鹼值，並從身體的所有縫隙排除有毒的酸，包括腸子在內。這個過程可以清洗並修復腸黏膜。

　　此外，西洋芹提供了酵素與輔酵素，並提升胃裡的鹽酸濃度，讓食物容易消化且避免腐敗，因此有助於預防各種腸胃不適。在飲食中加入西洋芹汁是解決氨滲透問題的最佳方法，這種未受人探討的疾病是指氨氣滲透腸黏膜，導致健康問題，例如齲齒與腦霧（你可以在我的第一本書《醫療靈媒》中讀到更多氨滲透與受人誤解的腸漏症候群相關資訊）。

　　有些人覺得西洋芹枯燥乏味，其實並非如此。除了前面提到的以外，西洋芹還能改善腎臟功能、幫助修復腎上腺，甚至可以放鬆心智與思考模式，因為其中的礦物鹽能促進電脈衝活動，並支持神經元機能，對苦於注意力不足過動症、腦霧或記憶力衰退的人至關重要。而談到西洋芹就該想到電解質，因為它能爲深層細胞補充水分，降低你受偏頭痛折磨的機率。西洋芹是對抗四大病根的理想食物，而且有助於面對壓力，還能修復你的 DNA。

✤ 有助於療癒這些疾病

假如你有下列任一疾病，試著將西洋芹納入日常飲食中：

青春痘、注意力不足過動症、自閉症、濕疹、牛皮癬、肌肉萎縮性脊髓側索硬化症、腸漏症候群、不孕症、萊姆病、偏頭痛、強迫症、骨盆腔發炎性疾病、甲狀腺疾病與失調、生育能力低落、糖尿病、低血糖症、腎上腺疲勞、焦慮症、敗血症、泌尿道感染、腎結石、腎臟疾病、胰臟癌、胰臟炎、脂肪肝、慢性疲勞症候群、纖維肌痛症、狼瘡、休格倫氏症候群、愛迪生氏症、酒渣（玫瑰斑）、脂肪瘤、膀胱癌、間質性膀胱炎、克隆氏症、結腸炎、大腸激躁症、鵝口瘡、高血糖症、高血壓、憂鬱症、水腫、受傷、寄生蟲問題、酵母菌感染、失眠、接觸黴菌、細菌感染、病毒感染、氨滲透。

✤ 有助於療癒這些症狀

假如你有下列任一症狀，試著將西洋芹納入日常飲食中：

腸痙攣、囊腫、胃酸不足、肝功能不良、皮質醇過低、皮質醇過高、腦霧、食物過敏、酸中毒、甲狀腺機能不足、甲狀腺機能亢進、視力混濁、關節疼痛、頭痛、腹脹、脹氣、腹部壓力、慢性脫水、眼睛乾澀、五十肩、胃酸逆流、膽囊／胃部／小腸／結腸發炎、皮疹、噁心、舌苔發白、念珠菌過度增生、焦慮、記憶力衰退、高血壓、食物敏感、腫脹、發炎、肌肉痙攣、腿部痙攣、疲勞、礦物質缺乏、腦部發炎、睡眠障礙。

✤ 情緒上的支持

我們往往會在腸子裡積存許多恐懼，而西洋芹能修復整體消化系統。當你覺得恐懼、恐慌、震驚、焦躁、緊張、受威脅、沒把握、害怕或防禦心提高時，就可以善用西洋芹的鎮靜效果。

☙ 靈性啟發

　　我們經常讓生命變得比原來更複雜，又或者過度簡化眞正複雜的問題。這番拉扯時常發生在生命的各種層面，尤其是健康。有時，人們對健康問題想太多，找來各式各樣可能的解決方案；有時，面對一個由許多因素微妙相互影響而引發的健康問題時，人們又會試圖讓它看起來像是單純的身體意外狀況。

　　若想眞正療癒，必須在簡單與複雜之間取得平衡，而西洋芹正好能爲我們上這一課。飲用西洋芹汁是最簡單的方法，簡單到讓人覺得自己的感受不可能因此改變。人們認爲在綠色蔬果汁中加入幾種其他食材，可以增加更多養分。雖然綠色蔬果汁就有極佳的療癒效果（例如下一頁的食譜做出來的飲品），但沒有什麼比得上純西洋芹汁的單純效力。純西洋芹汁最能發揮療癒、轉化與改變生命的效果，因爲西洋芹中的複雜成分必須在不受干擾的前提下才能發揮魔力。這正好可以在生命的其他層面提點我們，畢竟，還有什麼事可以讓我們在錯綜複雜的路上碰得滿頭包之後，才理解到最簡單的方法就是最好的呢？

小祕訣

· 為了讓身體「重開機」，單純以西洋芹打成汁飲用。若想獲得最佳效益，每天喝十六盎司（約四百七十毫升）的新鮮西洋芹汁，而且記得空腹飲用，這樣可以最有效地提升胃酸濃度。若要獲得顯著成效，一天可飲用**兩杯**十六盎司的新鮮西洋芹汁。

· 假如你的目標是清除體內的有毒重金屬，例如汞、鋁、鉛、銅、鎘、鎳、砷，打西洋芹汁時加入半杯新鮮芫荽葉。

· 攝取更多西洋芹的簡單方法，就是打果昔時加入二至四根西洋芹。

輕鬆美味綠色蔬果汁

$\blacklozenge$

分量：1～2人份

　　這杯蔬果汁清新又甜美，讓它成為可以輕鬆攝取更多綠色蔬菜的選擇，很適合在早晨飲用，當作一天的開始。而且，看到孩子們也愛不釋手，你或許會很驚訝。

西洋芹 1 棵，莖一根根分開
蘋果 1 大顆，切片
檸檬 1 顆
荷蘭芹或芫荽葉 1/2 把
新鮮薄荷 4 枝

　　將所有食材以高速果汁機攪打完成後，倒入玻璃杯中享用。

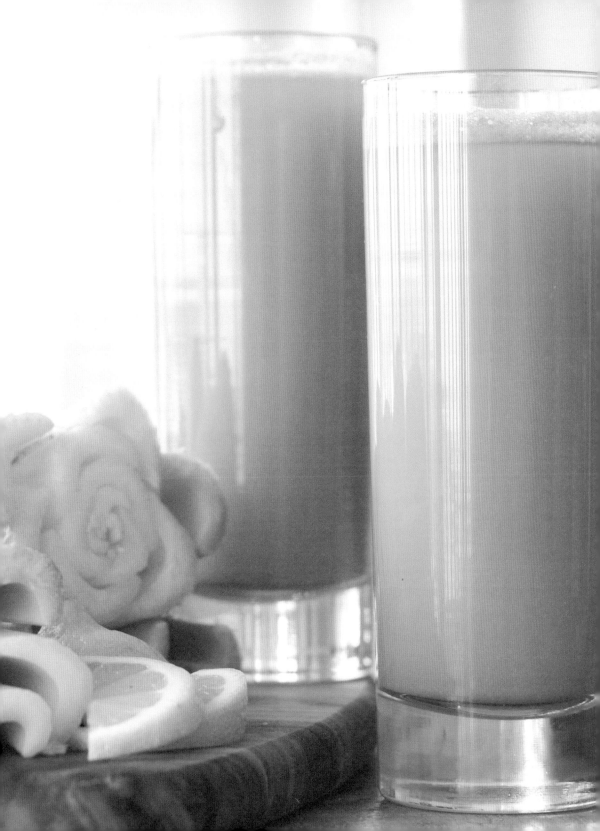

十字花科蔬菜

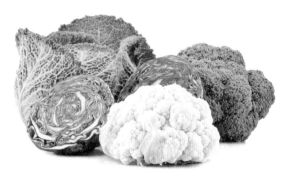

　　高麗菜、芥藍菜、青花菜、球花甘藍、花椰菜、球芽甘藍、羽衣甘藍、芝麻菜與芥菜等都屬於十字花科家族。十字花科蔬菜就像那些極具魅力的人，每個都有耀眼的性格，卻也能帶出夥伴最好的特質。這是因爲除了你即將讀到的十字花科優秀特質之外，它們更具有目前尚未被發現的神奇能力，在以某些組合方式搭配其他食物一起吃時（詳見「小祕訣」單元），可以點燃那些食物隱藏的淨化與療癒能力。

　　這類食物最近曾因爲錯誤資訊而被冠上莫須有的罵名。如果你聽說過這些食物會「導致甲狀腺腫」，所以對甲狀腺有害，放心吧，眞相並非如此（更多資訊請參閱第三部〈有害健康的飲食風尙與潮流〉那一章）。十字花科蔬菜是甲狀腺最好的朋友，能將接受牙齒治療與其他醫療程序而接觸到的輻射物從甲狀腺中清除。此外，它們也能防止引起諸多甲狀腺疾病的病毒爆發。

　　十字花科蔬菜有助於擊退許多癌症，包括乳癌、生殖器官癌症（例如卵巢癌、子宮癌與子宮頸癌）、腦癌、腸癌與肺癌。它們對肺部健康尤其有益，因爲其中富含硫的關係，這個家族中的每一種蔬菜都能修復並刺激肺部組織生長。十字花科蔬菜含有兩種硫，一種是以巨量礦物質形式呈現，另一種則是以微量礦物質形式伴隨呈現的微量硫。這兩種硫一起滲透肺部組織，刺激其成長、再生與療癒，也能修復肺部疤痕組織。十字花科蔬菜同時富含維生素，例如維生素 B 群、A、C、E 與 K。

　　來認識幾種十字花科蔬菜：

　　‧**紅高麗菜（紫高麗菜）**：讓這種十字花科蔬菜呈現紅紫色的染色劑，是抗病色素中的佼佼者。高麗菜中的硫毫不費力就能將來自這些色素的植物性化合物帶到肝臟，讓紅高麗菜成爲最能使肝臟再生的食物之一。事實上，

紅高麗菜有助於延緩並逆轉肝臟中的疤痕組織。

　　・羽衣甘藍：結締組織被病毒攻擊、發炎、高度敏感、衰弱時，很容易引起慢性疾病。對正面對結締組織損傷、疼痛或關節發炎的人而言，羽衣甘藍堪稱祕密武器，提供雙重打擊效果：它的抗發炎化合物能幫助摧毀病毒，而生物可利用植物性化合物也有助於刺激細胞生長，並形成健康的新結締組織。

　　・芥藍菜：這種蔬菜的莖具有抗菌營養素。將芥藍菜清蒸或加入湯品中，能夠汲取出其中的藥性。吃下肚之後，它的養分會通過你的身體，並發揮抗生素的作用（祖母的雞湯中若加了芥藍菜，效果還真的跟抗生素沒兩樣）。

　　・花椰菜：這種十字花科蔬菜含有微量礦物質硼，目前已知對內分泌系統有幫助，然而，它卻因為盛傳含有所謂的「甲狀腺腫原」（導致甲狀腺腫的物質）而更引人詬病。花椰菜的作用與坊間流言恰恰相反——它能**幫助**甲狀腺及內分泌系統其餘器官（包括下視丘與腎上腺）擊退真正引起甲狀腺發炎的病毒。花椰菜在生食狀態下具有容易消化的獨特能力，這點相當理想，因為生吃花椰菜提供你最佳機會，讓你很容易吸收並完全利用它的效益。

　　・青花菜：小時候父母叫你要把青花菜吃掉，他們是對的。青花菜對人體而言就像全效綜合維生素，而且含有生物可利用微量礦物質與其他養分，能夠提升所有身體系統的功能，包括免疫系統。大自然賦予青花菜無可比擬的均衡養分，對所有器官、腺體、骨骼、神經都能提供某些好處，對全身而言效益更大。

　　・球芽甘藍與綠高麗菜：綠高麗菜的營養價值極高，支持關節與逆轉骨質疏鬆症的效果絕佳。若喜歡吃高麗菜，它絕對不會辜負你；然而，如果你想尋求最大的養分密度，就選擇球芽甘藍吧，它所含的養分是綠高麗菜的十倍之多。球芽甘藍對關節的效益更上一層樓，還有助於降低壞膽固醇、增加好膽固醇、淨化肝臟與其他有如海綿的器官（例如脾臟），更能淨化血液。

❧ 有助於療癒這些疾病

　　假如你有下列任一疾病，試著將十字花科蔬菜納入日常飲食中：
　　Ｃ型肝炎、肝硬化、結締組織損傷、橋本氏甲狀腺炎、葛瑞夫茲氏病、

營養吸收問題、骨骼與腺體結節、乳癌、生殖器官癌症（例如卵巢癌、子宮癌與子宮頸癌）、腦癌、腸癌、肺癌、腎上腺疲勞、黃斑部病變、骨質疏鬆症、膽固醇過高、接觸黴菌、高血壓、憂鬱症、單純疱疹病毒第一型、單純疱疹病毒第二型、人類疱疹病毒第六型、強迫症、生育能力低落、骨盆腔發炎性疾病、糖尿病、低血糖症、偏頭痛、青春痘、焦慮症、注意力不足過動症、自閉症、濕疹、牛皮癬、EB 病毒／單核球增多症、帶狀疱疹、泌尿道感染、慢性阻塞性肺病。

❧ 有助於療癒這些症狀

假如你有下列任一症狀，試著將十字花科蔬菜納入日常飲食中：

體重增加、疼痛、肝臟疤痕組織、經前症候群症狀、食物過敏、關節發炎、關節疼痛、膝蓋疼痛、肺部疤痕組織、甲狀腺機能不足、肝功能不良、肝充血、甲狀腺機能亢進、組織胺反應、熱潮紅、蕁麻疹、發炎、更年期症狀、腿部痙攣、嗅覺喪失、神經發炎、呼吸短促、打鼾、淋巴結腫大、疲勞、刺痛與麻木、耳鳴或耳中嗡嗡作響、心悸。

❧ 情緒上的支持

十字花科蔬菜能支持陷入困惑中的人。假如你認識的人看似感到困惑、迷惘或不知所措，跟對方一起坐下來享用羽衣甘藍與紅高麗菜沙拉、花椰菜湯，或是青花菜或球芽甘藍做成的小菜吧。即使你的時間只夠將這些食材放在朋友家裡，也能因此讓對方的情緒狀態產生變化。

❧ 靈性啟發

你是否曾經充滿愛地照顧某人、留意對方的需求、提供滋養、付出你擁有的一切，並且支持、相信與守護對方，最後卻換來遭受背叛的下場？你是否曾經覺得無依無靠、覺得孤獨，因為你曾悉心呵護的人正在散播關於你的不實謠言？

　　如果你碰過這些事，那麼你可以在十字花科家族找到有同樣遭遇的朋友。這些蔬菜近來因為它們對甲狀腺有害的不實指控，而蒙受恥辱、遭人唾棄，但事實正好相反，它們一直以來都在支持甲狀腺。未來的數十年內，錯誤資訊將使眾人反抗對自己有極大助益的食物來源，直到所謂的「甲狀腺腫原食物」（致甲狀腺腫食物）這種誤導人的理論被證明有錯的那天為止。

　　羽衣甘藍、青花菜、花椰菜與它們的表親教導我們在生命中保留空間給耐心與感恩，不僅對自己，對待他人也是如此。假如你曾受人攻擊或批評，要知道你並不孤單，而且逆境不會毀滅真正的你。而對於曾經為我們奉獻時間、心力與愛，引導我們生命的人，即使看不見他們的努力或很快就忘了他們的付出，我們也必須記得對那些人表示敬意。如同十字花科家族照料我們、保護我們不受疾病危害一樣，請舉起蠟燭向那些曾經為你付出心力的人致敬吧。

小祕訣

- 花椰菜與海菜搭配在一起會成為強大的排毒工具，有助於排除敏感內分泌腺體中的氯、有害氟化物與輻射物。你可以將這個組合做成下面這道美味料理：把生花椰菜放進食物調理機裡攪打至細碎，用來取代海苔捲中的米飯。

- 同時食用蘋果與紅高麗菜特別有益於排除肝臟、脾臟與腸道中的細菌、蠕蟲、其他寄生蟲及病毒。下面這道料理風味絕佳又有飽足感：將蘋果、紅高麗菜、芝麻醬與大蒜放進食物調理機裡攪打至細碎且充分混合，然後做成手卷或淋在綠色蔬菜上享用。

- 青花菜與蘆筍一起吃可增強蘆筍中的抗癌化合物，也能強化蘆筍中清理腎臟的植物性化合物。想要一起食用這兩種蔬菜，有個簡單的方法：放進蒸籠裡一起蒸。

- 芥藍菜與南瓜籽各自含有豐富的鋅，而一起吃時，兩者的鋅會相互結合，變得更具生物可利用性，最容易讓身體吸收、利用。試著製作南瓜籽醬，然後塗抹在芥藍菜葉上，加上你喜愛的餡料後包成捲餅享用。

亞洲風味羽衣甘藍沙拉

◆

分量：2 人份

　　這道沙拉最棒的地方在於冷藏得愈久愈入味。一次大量準備好，往後的兩天就有美味午餐等著你享用。製作羽衣甘藍沙拉的祕訣是捲起袖子替羽衣甘藍按摩到變軟，咬下第一口時，你會覺得一切的辛苦都值得。

生芝麻醬 1/4 杯
去籽墨西哥辣椒 1/4 根
萊姆汁 1/4 杯
大蒜 1 瓣
芫荽葉 1/2 杯
椰棗 2 顆，去核
削皮切丁的櫛瓜 2 杯
卷葉羽衣甘藍 2 顆，切碎
切絲紅高麗菜 1 杯
青蔥 3 根，切碎
芝麻籽（依喜好選用）

　　醬汁部分，將前七種材料放進果汁機裡攪打至滑順（只有在需要讓質地更滑順時才加入少許的水）。將打好的混料抹到羽衣甘藍葉上，按摩到菜葉變軟，然後撒上紅高麗菜與青蔥即可。如果喜歡，可以撒少許芝麻籽。

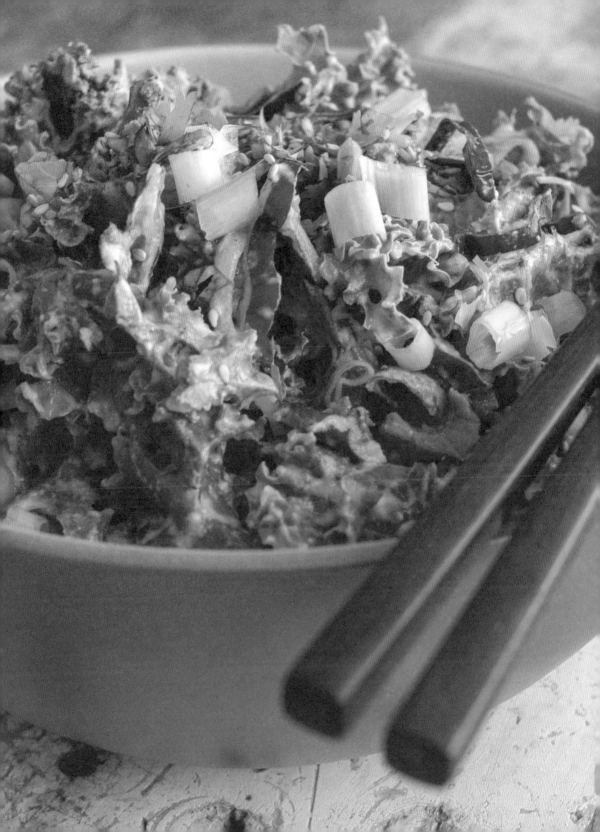

小黃瓜

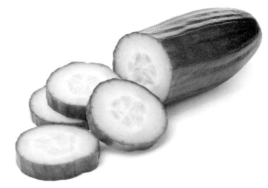

　　許多人都有慢性脫水現象，卻不知道這對健康會有什麼負面影響。小黃瓜是完美解藥，它具有青春泉源般的效果，能在最深層的細胞層次為我們補充水分。此外，小黃瓜的冷卻效果使其具備絕佳的回春功效，尤其可以冷卻過熱、功能停滯的肝臟。經常食用小黃瓜能逆轉肝臟損傷，修復近十到十五年因為接觸毒素（包括重金屬與 DDT 之類的殺蟲劑）與不良飲食帶來的傷害，因此這種蔬菜（其實算是水果）是消除腹脹的強力盟友。

　　新鮮小黃瓜汁是世界上最好的回春滋補藥，其中含有的電解質化合物滋養效果特別好，還能冷卻過度使用的腎上腺，以及負責過濾有毒殘渣並因為有毒尿酸而過熱的腎臟。如果你有腎臟疾病、正在洗腎，或者少了一顆腎臟，每天飲用小黃瓜汁有極大助益。此外，小黃瓜對腺體與器官的冷卻效果，也使其成為小孩與成人通用的退燒藥。將小黃瓜打成汁能釋放它神奇的抗高燒化合物，可以像在火上澆水一般平息高燒。

　　小黃瓜所含的甘胺酸與麩醯胺酸等胺基酸，能與它極豐富又高活性的酵素與輔酵素結合，再加上超過五十種微量礦物質，使小黃瓜成為神經傳導物質絕佳的運輸系統。如果你有焦慮症或其他神經系統疾病，這可是好消息。此外，小黃瓜也提供了其他重要營養素，例如小黃瓜皮中與維生素 B 群、A 及 C 結合的葉綠素。小黃瓜還能促進消化，它含有目前尚未被發現、將來會被命名為塔拉芬（talafinns）的輔酵素。塔拉芬會與醫學研究已經發現的酵素（例如腸蛋白酶）相互配合，協助身體的蛋白質消化過程，讓你可以獲得你吃下的大部分營養。

有助於療癒這些疾病

　　假如你有下列任一疾病，試著將小黃瓜納入日常飲食中：

腎臟疾病、腎衰竭、少了一顆腎、腎上腺疲勞、焦慮症、EB 病毒／單核球增多症、糖尿病、低血糖症、偏頭痛、肌肉萎縮性脊髓側索硬化症、濕疹、牛皮癬、短暫性腦缺血發作（小中風）、難解的不孕症、骨盆腔發炎性疾病、生育能力低落、普通感冒、流行性感冒、巨細胞病毒、人類疱疹病毒第六型、帶狀疱疹、慢性疲勞症候群、纖維肌痛症、多發性硬化症、狼瘡、姿勢性直立心搏過速症候群、自主神經障礙、敗血症、酵母菌感染、大腸桿菌感染、鏈球菌感染、曬傷。

有助於療癒這些症狀

假如你有下列任一症狀，試著將小黃瓜納入日常飲食中：

發燒、頭皮屑、腹脹、胃痙攣、肝功能停滯、脫水、頭痛、皮膚乾燥、皮膚搔癢、熱潮紅、體重增加、更年期症狀、經前症候群症狀、焦慮、神經痛（包括三叉神經痛）、食物敏感、發炎、血液毒性、酸中毒、背部疼痛、所有神經系統症狀（包括刺痛、麻木、痙攣、抽搐、神經痛與胸悶）、胃酸不足。

情緒上的支持

英文俚語「和小黃瓜一樣冷靜」（cool as a cucumber）其來有自。假如你或你所愛的人正苦於憤怒管理問題，在飲食中加入小黃瓜吧。將小黃瓜片與你認識的那些容易發怒、不滿、脾氣不佳、暴躁、惱怒、激動或時時充滿敵意的人分享。

靈性啟發

因為小黃瓜是綠色的，而且常常在沙拉裡吃到，所以大家往往認為小黃瓜是蔬菜。但切開小黃瓜時，我們才會想起那些小種子代表小黃瓜其實是水果。這大大提醒了我們，外貌與其他人將我們放進去的框架不代表我們真實的自我，我們通常具備其他人光靠外表無法猜測的才能、特質與天賦。小黃瓜教導我們要深入審視自己與他人的內在，才能發現其中蘊藏的奇蹟。

小祕訣

‧ 為了看見成效，試著每天吃兩根小黃瓜。
‧ 別老是把各種蔬菜和水果一起打成汁，試著製作單純的小黃瓜汁。就像西洋芹汁一樣，純小黃瓜汁也有獨特的療癒性質。若經常飲用十六盎司（約四百七十毫升）的純小黃瓜汁，將帶來改變生命的成效。
‧ 如果想要將穀類排除在飲食內容之外，可以利用螺旋切絲器或刨絲刀將小黃瓜切成麵條狀。小黃瓜麵的補水效果比熱門的櫛瓜麵更好，也更美味。
‧ 選用普通小黃瓜時，食用前記得先削皮，避免吃下有毒的蠟層。

涼拌小黃瓜麵

◆

分量：2 人份

　　乾淨清爽的涼拌麵會使你覺得輕盈又清新。萊姆與芝麻的亞洲風味與小黃瓜、紅蘿蔔及腰果拌在一起，帶來美麗的色彩與爽脆口感。這道清淡料理可以在最後依照你的喜好加入乾辣椒片，藉以增添辣味。

小黃瓜 4 根
紅蘿蔔 2 大根
芝麻油 2 茶匙
芝麻籽 2 茶匙
萊姆汁（2 顆擠成）
乾辣椒片（適量）
切碎的芫荽葉 1/2 杯
切碎的羅勒 1/2 杯
切碎的腰果 1/2 杯

　　利用刨絲刀、菜刀或螺旋切絲器將小黃瓜與紅蘿蔔切成細長條。將切好的小黃瓜麵、紅蘿蔔麵，以及芝麻油、芝麻籽、萊姆汁與依照口味加入的乾辣椒片放進大碗裡拌勻。上桌前撒上切碎的芫荽葉、羅勒與腰果即可享用！

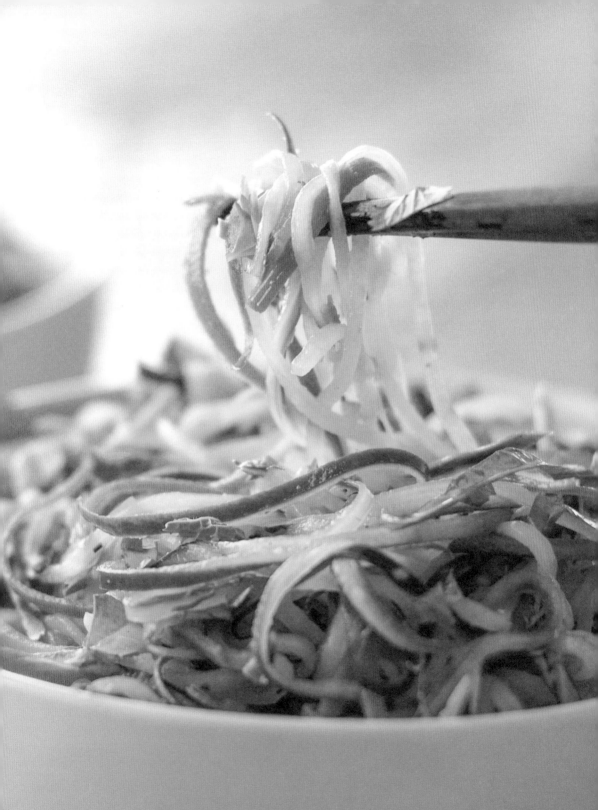

葉菜類

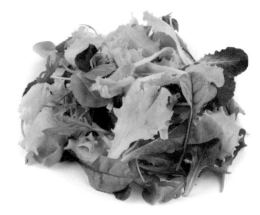

聽到「把青菜吃掉」的建議時，我們往往會想到紅蘿蔔、青花菜、豌豆與四季豆之類的。另一方面，葉菜類則常常被視為乏味又不重要的菜——雖然是沙拉的基礎，但其他食材好吃多了。然而，萵苣、菠菜、火焰菜、野苣與水田芥等葉菜類其實值得接受讚揚，因為它們擁有使你恢復健康的力量（其他許多葉菜類在本書中另有篇幅介紹：關於羽衣甘藍、芥藍菜、芥菜與芝麻菜等，請見〈十字花科蔬菜〉；關於小蘿蔔葉，請見〈小蘿蔔〉；關於蒲公英葉、荷蘭芹與芫荽葉，也請參閱各相關章節的描述）。沙拉中的葉菜一點也不乏味，反而是蔬菜中的貴族。

大家經常誤以為生吃這些葉菜會難以消化，但葉菜類其實相當容易消化，所以對你的消化系統而言毫不費力。事實上，這些葉菜類能搓洗並按摩你的胃部、小腸與結腸黏膜，鬆動堆積的老舊酵母菌、黴菌、其他真菌，以及殘渣與廢棄物，讓它們被排出體外，整個排除過程因而更有效率。食用生菜沙拉的不適感通常起因於腸道中的神經敏感或發炎現象，或者只是單純感覺到纖維正在盡責地「清理煙囪」。如果你有這種現象，可在日常飲食中加入少量的奶油萵苣、紅葉萵苣或菠菜。

隨著時間過去，葉菜類對腸道不適會有極佳療效。它們藉由提升有益的鹽酸濃度打造更偏鹼性的胃部環境，以殺死形成有害酸類進而導致胃食道逆流疾病與其他胃酸逆流問題的害菌。葉菜類可以減少的害菌之一就是幽門螺旋桿菌，胃潰瘍通常是它的傑作。

葉菜類打造出真正偏鹼性的身體系統，尤其是淋巴系統，它可能會因為不斷進入淋巴通道的化學物質、酸類、塑膠、殺蟲劑、重金屬與病原體發動的凌厲攻勢而變成酸性。醫學界並未察覺血液、器官、內分泌系統、生殖系統與中樞神經系統的鹼性與否，完全取決於淋巴系統是不是鹼性。葉菜類能

幫助淋巴系統驅逐、清理與排除這些毒素，使其保持鹼性，這正是葉菜類在療癒過程中扮演的重要角色。

葉菜類也含有珍貴且關鍵的礦物鹽，其中一部分是由與鈉有關的一群輔因子構成，例如微量的生物可利用碘、鉻、硫、鎂、鈣、鉀、二氧化矽、錳與鉬，這些對於支持神經傳導物質與神經元都極為重要，也是打造電解質的基礎。此外，葉菜類富含酵素、維生素 A、維生素 B 群（例如葉酸）、具有療癒效果的生物鹼、修復內分泌系統的微量營養素，以及在這些蔬菜中以特有形態呈現的葉綠素與胡蘿蔔素。這類獨特養分共同滋養所有器官與身體系統，讓葉菜類成為我們健康的基礎。葉菜類可以抗病毒、抗菌、抗黴菌，而且有助於清除四大病根。雖然它們沒有能讓我們維持活力的碳水化合物，卻可以補足生存所需的方程式，並擊退疾病與慢性病。

擔心蛋白質攝取不足？儘管放心，葉菜類具有你能找到生物可利用性最高也最容易吸收的蛋白質，可以讓你的身體立刻使用。葉菜類有助於逆轉所有與蛋白質相關的疾病，例如痛風、腎臟疾病、腎結石、膽結石、膽囊疾病、C 型肝炎、淋巴水腫、結締組織損傷、骨質缺乏症、骨質疏鬆症、骨關節炎與心臟疾病，這些都是由沒有被分解或吸收的蛋白質來源引起的，反而導致身體健康惡化。

下次當你聽見某人說沙拉是「兔子吃的」時，別忘了你剛讀過的內容，葉菜類可不是省油的燈。

有助於療癒這些疾病

假如你有下列任一疾病，試著將葉菜類納入日常飲食中：

胃食道逆流疾病、甲狀腺疾病、麩質過敏症、憩室炎、膽囊疾病、膽結石、痛風、腎臟疾病、貧血、大腸激躁症、腎結石、胃潰瘍、心臟疾病、幽門螺旋桿菌感染、C 型肝炎、骨質疏鬆症、骨質缺乏症、骨關節炎、生育能力低落、淋巴水腫、消化不良、皮膚問題（包括濕疹與牛皮癬）、骨骼與腺體結節、接觸黴菌、內分泌失調、腎上腺疲勞、失眠、青春痘、肌肉萎縮性脊髓側索硬化症、焦慮症、注意力不足過動症、憂鬱症、不孕症、萊姆病、甲狀腺癌、偏頭痛、強迫症、單純疱疹病毒第一型、單純疱疹病毒第二型、

骨盆腔發炎性疾病、糖尿病、低血糖症、EB 病毒／單核球增多症、帶狀疱
疹。

❧ 有助於療癒這些症狀

假如你有下列任一症狀，試著將葉菜類納入日常飲食中：

胃灼熱、酸中毒、鐵質缺乏、便祕、礦物質缺乏、微量礦物質缺乏、腫
脹、體液滯留、肝臟發炎、腎臟虛弱、胃酸不足、胃部不適、肌肉痙攣、食
物過敏、痙攣、骨質流失、牙齦萎縮、肝功能停滯、關節疼痛、發炎、體重
增加、更年期症狀、經前症候群症狀、荷爾蒙失衡、胃酸逆流、皮膚乾燥、
鱗狀皮膚、鈣化、血小板數量過低、腹部痙攣、心律不整、心悸、平衡問
題、水泡、身體疼痛、腦霧、蛀牙、胸悶、頭皮屑、頭暈、耳垢堆積、琺瑯
質流失、顎部疼痛、膝蓋疼痛。

❧ 情緒上的支持

身體在肉體層面充滿毒素時，可能導致情緒層面的毒素累積。許多人覺
得被困住、停滯不前、受限、失落，或是在生命中遭受阻礙，而葉菜類是使
人前進的良方。它們不但可以洗刷體內的殘渣，也能鬆動累積的有毒情緒，
並引導那些情緒離開你的生命。在飲食中加入更多葉菜類可以讓人體驗到解
放感，幫助你再次感受到乾淨、清明──這本是你應該擁有的狀態。

❧ 靈性啟發

你與機會擦身而過多少次？時間快速溜走，在我們發現之前，我們寄給
朋友的生日祝福遲到了，或者當我們去到海灘時，海浪已經高到我們無法優
游其中。葉菜類教導我們要把握當下，它們在架上的壽命很短，這表示在葉
菜類被摘下之後愈快食用它們，對我們的健康愈有益。這讓人意識到生命中
其他稍縱即逝的瞬間，只要我們用心體認眼前的一切，就能把握從各個層面
滋養自己的其他機會。

小祕訣

- 製作葉菜類食用計畫，好讓你在一個星期的每一天都能在沙拉（或其他料理）中吃到不同的葉菜。這是確保你獲得最大營養效益的有趣方法。

- 如果覺得生的葉菜難以咀嚼，試著挑一種葉菜搭配小黃瓜或西洋芹一起打成汁飲用。

- 想換另一種口味的綠色蔬果汁嗎？將現擠柳橙汁與菠菜一起打成汁試試。

- 試著自己栽種葉菜類，這樣做不僅讓你有機會利用葉菜類中強大的天然益生菌（關於這些崇高微生物，請參閱第一部〈透過食物適應現代世界〉那一章），更意味著它們特別為了幫助你而成長，彷彿每片菜葉上都寫著你的名字。

- 自己種植葉菜類時，試著在它們成長初期採摘一些。食用此階段的葉菜，能讓你的身體準備好在葉菜完全長大後，更充分接收葉菜類提供的效益。

- 萵苣葉很適合取代玉米薄餅。試著在萵苣葉中加入你喜愛的食材，包成墨西哥夾餅、捲餅或手卷享用。

- 如果你因為不喜歡酪梨的口感而排斥它，試著加入大量切碎的野苣與一湯匙生蜂蜜做成酪梨沙拉醬，這樣就能改變口感，同時為這道料理增添來自野苣的堅果風味與蜂蜜的甜味，絕對能改變你對酪梨的感覺。長期食用這道特別的酪梨沙拉醬，將扭轉你對酪梨的排斥感，使你得以單純享受酪梨的滋味。

葉菜沙拉佐檸檬醬汁

---◆---

分量：2～4 人

　　這道簡單的沙拉風味十足，而且適合當作工作時的午餐。記得在食用前才淋上醬汁，就能在座位上享用美味又生氣蓬勃的午餐。如果可以，別忘了選用生的開心果，它們的口感鬆軟，最適合搭配草莓的甜蜜與檸檬的鮮明風味。

檸檬汁 1/2 杯
橄欖油 1/4 杯
生蜂蜜 2 湯匙
葉菜類 8 杯
切片草莓 2 杯
無鹽生開心果 1/2 杯

　　將檸檬汁、橄欖油與生蜂蜜一同攪打至滑順，作為醬汁。在大碗中將葉菜類與醬汁混合至菜葉均勻裹上醬汁，然後將沙拉分入個人用的小碗內，並撒上草莓與開心果。

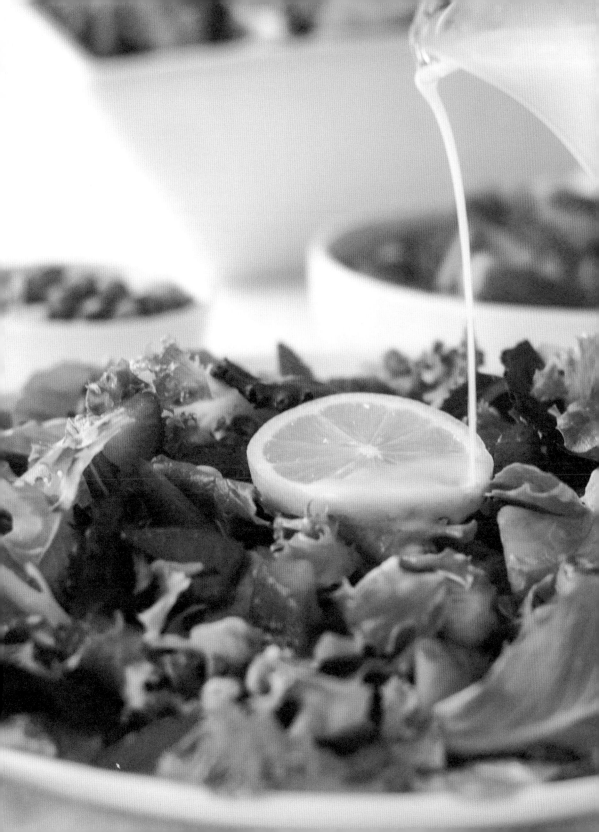

洋蔥

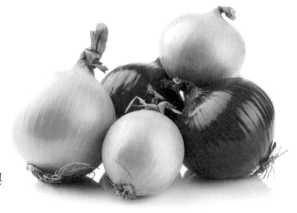

　　韭蔥、韭菜、野韭蔥、青蔥、
紅洋蔥、黃洋蔥、白洋蔥、珠蔥與
任何蔥屬食材都是天然的抗生素，
可惜人們不常食用大量洋蔥，或許一個月只在湯裡加入一小瓣，或是一星期
只在沙拉裡加上一片。想要確實獲得洋蔥的抗菌效益，我們在生活中就必須
更重視它。

　　有些人抱怨吃洋蔥會消化不良，其實，洋蔥並無刺激性，反而有高度藥
效。洋蔥引起的胃部不適代表消化道中害菌濃度過高，洋蔥發揮了消滅害菌
的作用，害菌因此死去後，可能導致暫時的不適。

　　現今許多人都患有小腸細菌過度增生，這種疾病在醫學領域仍然是個
謎。小腸細菌過度增生背後的原因通常是 A 群與 B 群鏈球菌、大腸桿菌、困
難梭菌、幽門螺旋桿菌、葡萄球菌與／或不同種類的真菌，而洋蔥非常有益
於抑制細菌過度增生，因此成為小腸細菌過度增生患者的福音。這項特性也
能促進體內維生素 B12 的生成。如果你因為消化道敏感而拒絕洋蔥，可以先
試著在飲食裡加入極少量的洋蔥，隨著時間過去，它的淨化效果會讓你逐漸
習慣更大的攝取量。

　　跟洋蔥作朋友好處多多。洋蔥所含的硫（包括蒜素、其他有機硫化物，
以及科學研究尚未發現的硫化合物）是讓它成為天然抗生素的原因，此外，
洋蔥也可幫助身體擺脫接觸到的輻射物、驅除病毒，並排除 DDT 與其他殺蟲
劑、除草劑與有毒重金屬。洋蔥裡的硫讓它在舒緩關節疼痛、退化、不適，
以及修復肌腱、結締組織等方面有絕佳效果。如果缺乏鐵，洋蔥也很有幫
助，因為它的硫能減緩鐵質流失。

　　洋蔥富含微量礦物質鋅、錳、碘與硒，有助於皮膚再生並保護肺部。如
果希望皮膚看起來更年輕，每天食用洋蔥是個好方法，而對習慣抽菸又想修
復肺部傷害的人也一樣。洋蔥相當有益於治療造成支氣管炎的普通感冒及流

行性感冒，還有細菌引發的肺炎。它還是腸道的終極抗發炎藥，能幫助療癒潰瘍、消除糞便中的黏液，以及鎮定腸道。

在古老的民間傳說中，大蒜可以用來驅鬼——洋蔥也應該享有類似的聲譽，因為它可以驅除食屍鬼般的病原體。讓洋蔥成為飲食的一部分，將大幅提升你的免疫力，以抵禦這個充滿病原體的世界。下次出門購買咳嗽糖漿時，也買幾顆不同種類的洋蔥吧，因為它確實是良藥。

⊱ 有助於療癒這些疾病

假如你有下列任一疾病，試著將洋蔥納入日常飲食中：

胃食道逆流疾病、氣喘、慢性阻塞性肺病、肺氣腫、乳癌、骨癌、憩室炎、耳朵感染、流行性感冒、結膜炎、麥粒腫（針眼）、高血壓、白血病、偏頭痛、攝護腺癌、輪癬（金錢癬）、酒渣（玫瑰斑）、葡萄球菌感染、小腸細菌過度增生、口臭、萊姆病、肝臟疾病、脂肪肝、單純疱疹病毒第一型、單純疱疹病毒第二型、人類疱疹病毒第六型、人類疱疹病毒第七型、尚未被發現的人類疱疹病毒第十到十二型、泌尿道感染、普通感冒、EB 病毒、酵母菌感染、短暫性腦缺血發作（小中風）。

⊱ 有助於療癒這些症狀

假如你有下列任一症狀，試著將洋蔥納入日常飲食中：

口臭、胃灼熱、口瘡、鐵質缺乏、關節發炎、肌腱發炎（尤其是阿基里斯腱發炎）、眼睛問題、手腳冰冷、疤痕、打鼾、關節疼痛、關節不適、呼吸短促、所有神經系統症狀（包括刺痛、麻木、循環不良、痙攣、抽搐、神經疼痛與胸悶）、不寧腿症候群、胃炎、身體僵硬、身體疼痛、頭暈、皮膚乾燥、脾臟腫大、熱潮紅、發炎、頸部疼痛、膝蓋疼痛、顫動、虛弱、礦物質缺乏。

⚘ 情緒上的支持

如果你正苦於長期的挫折感、憤怒與惱怒——無論是對人、對事或對自己——將洋蔥納入日常生活中相當重要。洋蔥能從體內清除憤怒，幫助緩和怨恨、暴怒、惱火與失望，好讓你自由地過自己的人生。

⚘ 靈性啟發

洋蔥背著引起口臭的黑鍋，其實正好相反，**洋蔥可以減輕口臭**。導致口臭的真正原因是從腸子漲到嘴巴的害菌，而洋蔥有抗菌特質，能幫助對抗這個問題，所以你的口氣隨著時間過去會聞起來更芬芳。吃下洋蔥後，可能會有某種氣味揮之不去，這只是洋蔥天然的硫，是硫正在克盡職責的象徵。我們把不同品牌的牙膏、漱口水與薄荷芳香劑當作口臭的解決方案，然後把洋蔥當敵人，但其實洋蔥才是救星。

你是否見過有人努力解決問題，卻被錯當成引起問題的根源？從努力替下屬保住飯碗卻被下屬蔑視的主管，到指出家庭作業裡的錯誤而被小孩抨擊的父母（殊不知學會正確答案將是這學期過關的關鍵），這種現象層出不窮。下次當你急於指責別人時，別忘了洋蔥的困境，然後花點時間從各個角度多加分析。

小祕訣

- 別聽信沖洗洋蔥或泡水以去除辛辣味的訣竅，這樣做減低了洋蔥的力量，因為會削弱洋蔥殺死細菌、提升免疫力以保持身體健康的藥性。
- 吃下明知道不健康的食物時，加點洋蔥以抵銷有害的影響（這不表示你應該點一整盤洋蔥圈來吃。不建議食用浸在不好的麵糊中並以劣質油炸過的洋蔥圈；但如果是吃熱狗，可以在上面加點切碎的生洋蔥）。
- 到餐廳用餐，卻擔心感染流感病毒、諾羅病毒或食物中毒時，可以點些有洋蔥的料理。比方說，如果點的是沙拉，可以搭配洋蔥來殺死汙染物。
- 在市場選購洋蔥時，記得挑選結實、擠壓時不會凹下去的，而且盡量避開長出綠芽的洋蔥（這和購買現採的、葉子還在的洋蔥不一樣，洋蔥葉相當有益）。
- 嘗試以不同品種的洋蔥製作不同的料理。試試韭菜酪梨沙拉醬、鷹嘴豆泥中加入青蔥、沙拉與熱炒中加入紅洋蔥、韭蔥湯，或者試試清蒸黃洋蔥或白洋蔥。
- 假如你有鼻塞、感冒或流行性感冒問題，試試將切碎的洋蔥放在一碗溫水或熱水中，再用一條毛巾覆蓋住你的頭和碗，然後吸入蒸氣。這是分解黏液並疏通阻塞的好方法。
- 如果很容易著涼、身子很難暖和、總是要穿著毛衣或苦於手腳冰冷，試著在日常飲食中加入洋蔥以促進循環。

馬鈴薯泥與蘑菇鑲洋蔥

◆

分量：4～6人份

這些美麗的烤洋蔥看起來就像餐廳料理，而且做法簡單得讓人訝異。它們在晚餐餐桌上看起來令人驚豔，也相當適合各種派對場合。如果不喜歡蘑菇，可以自由發揮創意，以喜歡的蔬菜代替嫩煎蘑菇。

洋蔥 8 大顆
切丁馬鈴薯 8 杯
橄欖油 2 茶匙
新鮮迷迭香葉 1/2 茶匙
切碎的蘑菇 8 杯
大蒜 2 瓣，剁碎
海鹽 1 茶匙
烤雞調味料 1 茶匙
松子 2 湯匙

烤箱預熱至攝氏 175 度。將洋蔥頂部切掉四分之一，另一端的根部切除，讓洋蔥可以「站」在平面上。洋蔥皮不要剝掉。將洋蔥置於大烤盤中，並加入 2.5 公分高的水，烤至洋蔥熟透，記得定期查看狀況，大約 45 至 60 分鐘（洋蔥變軟並傳出香味就代表熟了）。取出洋蔥放涼，然後剝除洋蔥皮，再用叉子取出洋蔥內層，直到剩下最外面兩層，成為洋蔥杯。

在大炒鍋中倒入 2.5 公分高的水，煮滾。將馬鈴薯放進鍋中，加蓋蒸約 15 到 20 分鐘，或蒸到變軟，偶爾要攪動一下，有需要就加水，以免黏鍋。把蒸好的馬鈴薯放進食物調理機裡，加入 1 茶匙橄欖油與 1/2 茶匙迷迭香葉，攪打至馬鈴薯變成滑順的泥之後置於一旁。

以 1 茶匙橄欖油煎蘑菇與大蒜，煎到蘑菇變軟出汁，必要時加一些水以免黏鍋。煎好的蘑菇留下 1 杯，其餘的倒進食物調理機裡，加入 1 茶匙海鹽、1 茶匙烤雞調味料與 2 杯先前取出備用的洋蔥，攪打至所有材料大致混合。

將蘑菇餡料與馬鈴薯泥層層交疊填入洋蔥杯裡，最後放上煎蘑菇與松子，即可享用！

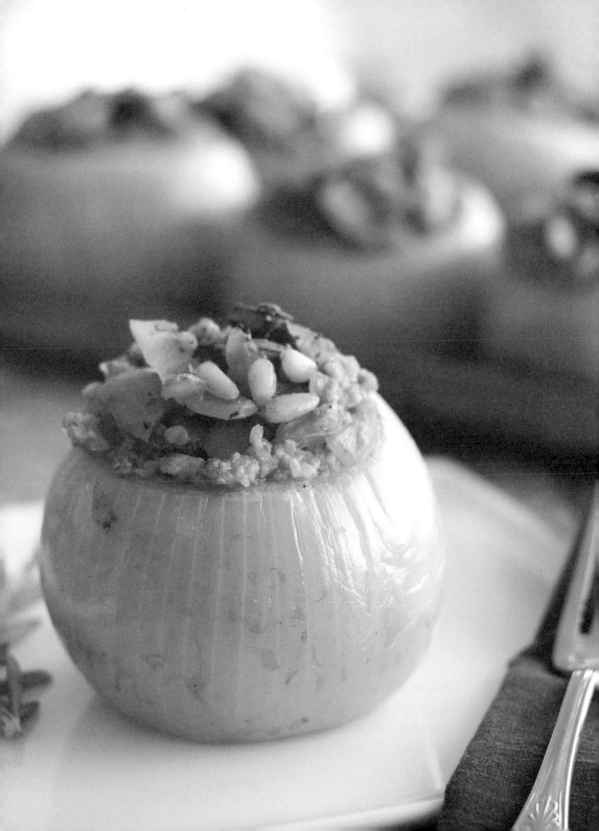

馬鈴薯

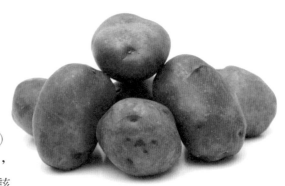

　　你是否曾經（可能是小時候）因爲某人的錯誤觀念而陷入麻煩，以致別人批評你犯了錯？那你應該能了解馬鈴薯的困境。馬鈴薯一直以來都背負惡名。身爲食物戰爭的受害者，被誤解爲「使人生病」的食物，馬鈴薯總是因爲它從未引起的疾病而挨罵。馬鈴薯背負導致肥胖、糖尿病、癌症、念珠菌過度增生與其他許多疾病的莫須有罪名，但事實上，這神奇的塊莖能**逆轉**這些疾病。沒錯！馬鈴薯對糖尿病患者其實相當有益，因爲它有助於穩定血糖。

　　常見的錯誤觀念認爲馬鈴薯有毒，因爲它是茄科植物。馬鈴薯、番茄、茄子與其他可食用茄科植物並不會使關節炎之類的疾病惡化，你可以將「馬鈴薯會導致發炎」的疑慮放在一旁（更多相關資訊請參閱第三部〈有害健康的飲食風尚與潮流〉那一章）。事實上，用來油炸馬鈴薯的有毒油類、馬鈴薯上的起司醬，以及馬鈴薯泥中的奶油、牛奶與鮮奶油，讓全世界認爲馬鈴薯對人有害。油炸過程與乳製品中的高脂/高糖，才是導致胰島素抗性與促使糖化血色素濃度到達糖尿病範圍的幕後黑手。這種脂肪與乳糖的組合還會餵養各種癌症。馬鈴薯不會引起健康問題，它是被其他食材拖下水的。

　　此外，也請小心別將馬鈴薯與大家對穀物及加工食品的恐懼混爲一談。如果你正在避開「白色」食物，例如白米、白麵粉、白糖與乳製品（牛奶、乳酪、優格與鮮奶油等），別戒掉馬鈴薯！畢竟，完整、天然狀態的馬鈴薯並不是白色的，而是覆蓋著富含營養的紅色、褐色、金色、藍色或紫色外皮。馬鈴薯的這種外皮是極佳的養分來源，是胺基酸、蛋白質與植物性化合物的奇蹟。只有切開馬鈴薯才會看見白色的內部，但這不代表裡頭沒有營養價值，畢竟就算我們將蘋果、洋蔥或小蘿蔔切開後發現裡頭缺乏顏色，也不會認爲它們是白色食物所以沒有用處。人工栽種的藍莓裡頭也沒有顏色（野生藍莓則是裡外都有顏色），但這也沒有讓它出現在白色食物名單中。大家

反而會想像這些食物的完整形態──我們就是需要以這種方式看待馬鈴薯。

　　整顆馬鈴薯裡裡外外都有價值，且對健康有益，因為馬鈴薯植株從大地汲取了某些最高濃度的巨量與微量礦物質。馬鈴薯的鉀含量很高，也富含維生素 B6，同時是絕佳的胺基酸來源，特別是以生物活性形態呈現的離胺酸。離胺酸是強大的武器，可以對抗癌症、肝臟疾病、發炎，以及引起類風濕性關節炎、膝蓋疼痛、自體免疫疾病等問題的病毒，例如 EB 病毒。

　　若想對抗各種慢性病，例如抵抗肝臟疾病、強化腎臟、鎮定神經與消化道，以及逆轉克隆氏症、結腸炎、大腸激躁症或消化性潰瘍，馬鈴薯就是你的戰友。除了抗病毒，它也可以抗菌與抗真菌，並含有營養的輔因子與輔酵素，加上生物活性化合物，可以使你保持健康，並協助你面對壓力。此外，馬鈴薯也是有益大腦的食物，能讓你接地、專注。

　　你小時候是否做過科學實驗，在馬鈴薯上插幾根牙籤，讓它在一杯水上保持平衡，並看著它在窗台上發芽？有多少其他食物能在你面前如此轉變、茁壯？這就是馬鈴薯不可低估的力量，我們小時候親眼見證過。但長大後，我們怎麼會忘記以前見證的奇蹟，反而認為馬鈴薯是軟弱、貧乏又可笑的食物呢？我們真正應該對它說的是：「沒有你該怎麼辦？」馬鈴薯對我們的生存至關重要。

　　你這些年來也許避開了有關馬鈴薯的錯誤資訊，如果是這樣，身體會感謝你，而且你現在有了更多欣賞馬鈴薯的理由。另一方面，假如你曾經被誤導而相信馬鈴薯不過是澱粉，會讓你的腰圍增加，是時候以全新的眼光看待這種根莖類蔬菜了。如果你夠大膽，可以克服流行食物文化的制約，去欣賞馬鈴薯最純粹的形態，你將送給自己一份最棒的禮物。

❧ 有助於療癒這些疾病

　　假如你有下列任一疾病，試著將馬鈴薯納入日常飲食中：

　　心臟疾病、結腸癌、乳癌、胰臟癌、攝護腺癌、肝臟疾病、肝癌、腎臟疾病、腎臟癌、低血糖症、糖尿病、肥胖症、關節炎（包括類風濕性關節炎）、消化性潰瘍、痔瘡、大腸激躁症、克隆氏病、麩質過敏症、結腸炎、小腸細菌過度增生、其他所有腸道疾病、失眠、憂鬱症、葛瑞夫茲氏病、橋

本氏甲狀腺炎、生育能力低落、疱疹、子宮內膜異位症、難解的不孕症、帶狀疱疹、焦慮症、愛迪生氏症、所有自體免疫疾病與失調、慢性阻塞性肺病、耳朵感染、眼睛感染、子宮發炎、卵巢發炎、輸卵管發炎。

有助於療癒這些症狀

假如你有下列任一症狀，試著將馬鈴薯納入日常飲食中：

發炎、真菌、疲勞、腦霧、難以入眠、頭暈、耳鳴或耳中嗡嗡作響、糖尿病神經病變、刺痛與麻木、萎靡、倦怠、聽力喪失、甲狀腺機能不足、口瘡、不寧腿症候群、食物過敏、焦慮、皮膚變色、五十肩、念珠菌過度增生、貝爾氏麻痺、甲狀腺機能亢進、喪失性欲、痙攣、抽搐、唇疱疹、中樞神經系統敏感、膽囊發炎、胃部發炎、小腸發炎、結腸發炎。

情緒上的支持

覺得心神模糊、茫然、迷惘、不安或漫無目標時，馬鈴薯提供我們基礎與力量。如果被自尊心吞噬，馬鈴薯能挖掘內在謙遜的自信心，凌駕於讓你在人生真正重要的領域無法成功的有毒情緒。馬鈴薯重新引導我們，幫助我們因為自己的經驗而感到愉悅與滿足，並引領我們不依賴自尊心做選擇，而是基於真正的踏實與穩定。

靈性啟發

你是否曾經覺得自己有許多東西可以付出，周遭的人卻一直沒有看見你？馬鈴薯正是最受迫害的食物——有滿滿的潛能，卻總是被忽略、被踐踏（有時是真的踐踏）。馬鈴薯提醒我們想起自己蘊藏的天賦，想起自己人生的目的，以及被每天的生活埋沒、阻礙、扼殺的才能。

馬鈴薯謙遜的力量一部分來自它的生長方式：一整群長在一起、被其他馬鈴薯圍繞，就像個人丁興旺的大家庭。假如你來自小家庭，或者經歷艱辛的養育過程，馬鈴薯會在能量層面傳遞在廣大的家庭支持網長大而產生的踏

實與歸屬感。如果你來自大家庭，馬鈴薯將幫助你延續人際連結。馬鈴薯成群茁壯是有原因的：這樣它們就可以像一支由愛你的人組成的軍隊，爲你作戰。

　　當你覺得自己活在一個專制的信念體系中，老是有人命令你該做什麼、該成爲什麼樣的人，請連結馬鈴薯的智慧與踏實。提醒自己，眞正的你有許多部分藏在表面之下，你是被支持、被看見的，而且你應該挖掘自己眞正的本質，與全世界共享。

小祕訣

- 盡可能挑選有機馬鈴薯。
- 想要獲取馬鈴薯最大的療癒效果並保留完整養分，最好的料理方式是清蒸。假如你通常都將馬鈴薯與奶油、乳酪、酸奶油之類的東西搭配食用，試試以酪梨取代乳製品，無論切丁或抹在上頭都很棒。莎莎醬與芝麻醬也很適合搭配馬鈴薯。
- 蒸熟一批馬鈴薯後，留一些起來放入冰箱裡。之後拿出來切片或切丁，再加入菠菜或羽衣甘藍沙拉裡。來自馬鈴薯的酵素會增強葉菜類所含的生物鹼，讓這道料理的藥力發揮至最大。
- 如果有唇疱疹，試著放一片生馬鈴薯在患部上，會有舒緩效果。
- 馬鈴薯能吸收並幫助減少無線網路訊號、手機訊號與輻射，以及其他電磁場的負面影響，它甚至能吸收並中和我們整天所接觸並帶回家的負面情緒能量。若想取用馬鈴薯的這種特性，可以將一顆馬鈴薯放進碗中，擺在廚房料理檯或家裡其他地方，每過五到七天就丟掉（別拿來吃），再換一顆新的。
- 想要大肆慶祝時，就讓馬鈴薯成為餐點的一部分。無論是結婚、訂婚、生日、畢業、升職、假日或其他節慶，在餐點中加入馬鈴薯能支持並增強愉悅的情緒，並讓這股喜悅延續到往後數日。

辣醬烤馬鈴薯佐腰果「酸奶油」

◆

分量：6～8人份

這道辣醬料理雖然需要一些刀工和時間，但成品絕對可以填飽大家的肚子。

馬鈴薯 6 顆

黑豆或腰豆 450 克，浸泡過夜

椰子油 1 湯匙

洋蔥丁 4 杯

大蒜 4 瓣，切碎

紅蘿蔔丁 2 杯

西洋芹丁 2 杯

蘑菇丁 2 杯

紅甜椒丁 2 杯

小茴香、烤雞調味料、蒜粉與辣椒粉各 2 茶匙

海鹽 1 茶匙

乾辣椒片（適量）

番茄糊 2 湯匙

番茄丁 2 杯

酪梨 1 顆，切丁

墨西哥辣椒 1 根，切碎

切碎的芫荽葉 1/4 杯

腰果「酸奶油」：

生腰果 1 杯

檸檬 1/2 顆，擠成汁

1/2 顆椰棗，去皮去核

大蒜 1 瓣

水 1/2 杯

烤箱預熱至攝氏 220 度。以叉子將馬鈴薯戳洞，烤約 45 至 60 分鐘，直到熟軟。將豆子瀝乾，倒進 4 公升容量的鍋中，並以 2.5 公分高的水蓋過。煮至大滾，再轉小火煨煮。煮 1 小時，或煮到熟軟。煮好的豆子瀝乾備用。

辣醬部分，在大鍋中加熱 1 湯匙椰子油，然後加入洋蔥與大蒜。以大火煎炒至洋蔥變得透明並散發香味（必要時加水以免黏鍋）。加入紅蘿蔔、西洋芹、蘑菇、甜椒、香料、海鹽與乾辣椒片（如果要用的話），繼續烹煮，並不時攪拌，直到蔬菜開始變軟（約 15 分鐘）。接著加入豆子、番茄糊與番茄丁，攪拌到充分混合後加蓋，繼續以中火煨煮 15 分鐘，然後轉小火。

「酸奶」部分，將所需食材一起攪打至滑順。攪打時要慢慢加入 1/2 杯水（足以順暢攪打即可）。

將烤好的馬鈴薯對半切開，然後放上辣醬、腰果「酸奶」、酪梨、墨西哥辣椒與芫荽葉即可。

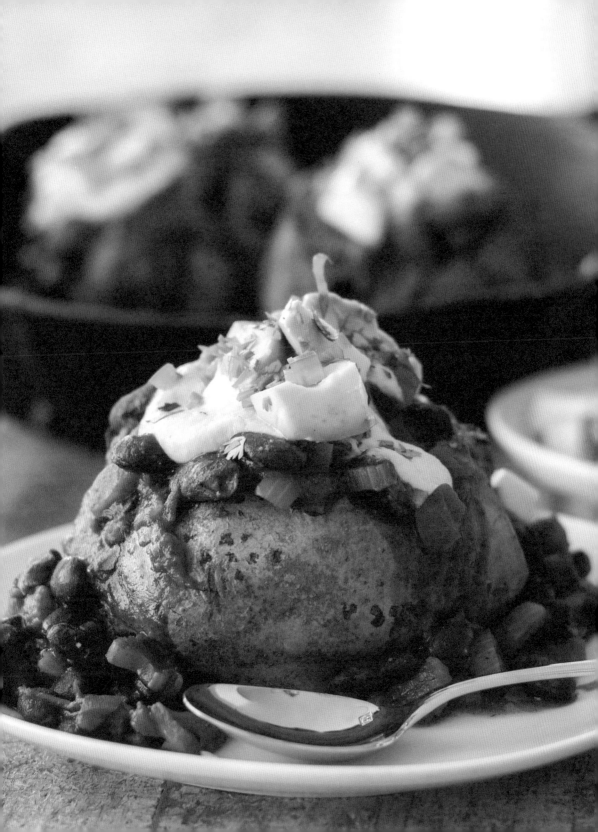

小蘿蔔

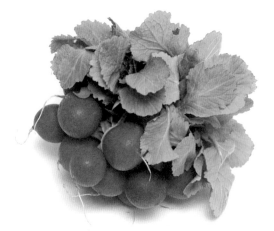

　　小蘿蔔是優秀的十字花科蔬菜，值得自成一章。

　　首先來聊聊小蘿蔔植株的根部，也就是我們所說的小蘿蔔本身。整體而言，小蘿蔔是免疫系統的補充劑，吃下肚時，它裡面的硫能驅除各種病原體，並發揮驅蟲藥的效果，殺死腸道中的蠕蟲與其他寄生蟲。小蘿蔔的有機硫化物也讓動脈與靜脈保持潔淨，並在血管中形成保護層，使血小板無法附著於血管黏膜。小蘿蔔對心臟有益，藉由增加好膽固醇、降低壞膽固醇，幫助預防心臟疾病與其他心血管問題。此外，小蘿蔔的皮幾乎能擊退各種癌症，使其成為幫助預防癌症不可或缺的食物。而且別忘了，小蘿蔔對腎臟、肝臟、胰臟與脾臟都有極佳的修復效果。

　　接著是小蘿蔔葉。這是極具療癒效果的食物，卻總是被丟棄。小蘿蔔葉是第二厲害的益生原（僅次於藍莓）。這些葉子含有滿滿的養分，例如維生素、礦物質、抗氧化物、植物性化合物，以及抗癌的生物鹼，還具備抗菌與抗病毒特質。它們能修復失去養分吸收能力的結腸與腸道中的其他部分。小蘿蔔葉的養分能被吸收到機能最低落的消化道中，而且吸收率比其他任何食物更好，這都多虧了它們富含酵素──小蘿蔔葉含有許多科學研究尚未有記錄的酵素，而這些酵素有助於養分的攝取。

　　從它們能提供的益處來看，小蘿蔔葉其實算野生食物，即使是種在你的菜園或農夫的田地裡也不例外。小蘿蔔葉能幫助排出體內的四大病根，清除重金屬的效果尤其卓越，能移除身體中的汞、鉛、砷與鋁，它們在這方面的能力可說與芫荽葉並駕齊驅。小蘿蔔葉有助於擊退各種神經系統疾病，包括多發性硬化症、肌肉萎縮性脊髓側索硬化症與神經系統萊姆病，是目前為止對人類健康最有益的葉菜類。

❧ 有助於療癒這些疾病

假如你有下列任一疾病，試著將小蘿蔔納入日常飲食中：

腦瘤、腦癌、胃食道逆流疾病、關節炎、乳癌、氣喘、支氣管炎、肺炎、纖維肌痛症、癲癇、單純疱疹病毒第一型、單純疱疹病毒第二型、高血壓、腎臟疾病、帕金森氏症、嚴重急性呼吸道症候群、皮膚癌、甲狀腺疾病、甲狀腺癌、腸道蠕蟲與其他寄生蟲、營養吸收問題、多發性硬化症、肌肉萎縮性脊髓側索硬化症、萊姆病、失眠、骨盆腔發炎性疾病、類風濕性關節炎。

❧ 有助於療癒這些症狀

假如你有下列任一症狀，試著將小蘿蔔納入日常飲食中：

疲勞、頭暈、腦霧、體內或身體上有灼熱感、移動性疼痛、關節疼痛、睡眠障礙、營養缺乏、胃灼熱、高血壓、食物敏感、發炎、體內嗡鳴或震動感、耳鳴或耳中嗡嗡作響、神經質、皮疹、平衡問題、胸悶、充血、咳嗽、黑眼圈、呼吸困難、耳朵疼痛、五十肩、牙齦疼痛、聽力喪失、皮質醇過高、活力衰退、憂鬱、頸部疼痛。

❧ 情緒上的支持

如果你的感受的關鍵字是「失敗」，無論你是覺得自己是個失敗者，或者覺得其他人令你失望，抑或你的身體生病了，讓你失望，小蘿蔔都是能讓你脫離消沉的奇蹟食物。

❧ 靈性啟發

如果是自己種植小蘿蔔，要在葉子與小蘿蔔本身還年輕且軟嫩時採收，這時它們處於顛峰狀態，可以提供最好的營養。在小蘿蔔的皮變硬、小蘿蔔本身纖維化，以及葉子過老之前採收，這代表你必須與這個植物調諧，準備

好在直覺叫你行動時挖出。然而，不一定要一口氣完成，你可以試著每週播下新的種子，這樣就能一直有機會弄清楚最佳採收時機。

　　小蘿蔔透過這種方式教導我們，對於重要的對話與決定，選擇對的時機很重要。你可不想一拖再拖，最後才發現可以獲得某件事情最佳效益的機會已經溜走了。此外，小蘿蔔也教導我們要堅持不懈。只要不斷播下新的種子，就會一直有另一個機會可以把握當下。

小祕訣

・ 在農夫市集尋找黑色的小蘿蔔（或者買種子自己種），這是最強大的小蘿蔔品種，能將前面提到的小蘿蔔與小蘿蔔葉營養價值提升到另一個層次。
・ 如果是自己栽種，試著在小蘿蔔尚未完全長大時採收，它此時最能迅速提升你的健康。試著一天食用至少三顆小蘿蔔。
・ 小蘿蔔、西洋芹與洋蔥組合成神奇的療癒高湯（對肺炎或支氣管炎患者尤佳）。
・ 小蘿蔔葉可以拿來生食或熟食，就像任何葉菜類一樣料理

小蘿蔔沙拉

分量：2 人份

　　風味樸實的小蘿蔔搭配清淡的小黃瓜，與香草、橄欖油及檸檬汁拌在一起，最後撒上少許海鹽，就成了適合早午餐或午餐聚會的美味料理。

切片小蘿蔔 2 杯
切片小黃瓜 2 杯
切碎的龍蒿 2 湯匙
切碎的蒔蘿 4 湯匙
橄欖油 2 湯匙
檸檬 1/4 顆，擠成汁
海鹽 1/8 分茶匙

　　將小蘿蔔片與小黃瓜片置於適當大小的碗中，與其餘食材一同拌勻。把這份沙拉放在冰箱裡冷藏 15 分鐘後即可享用。

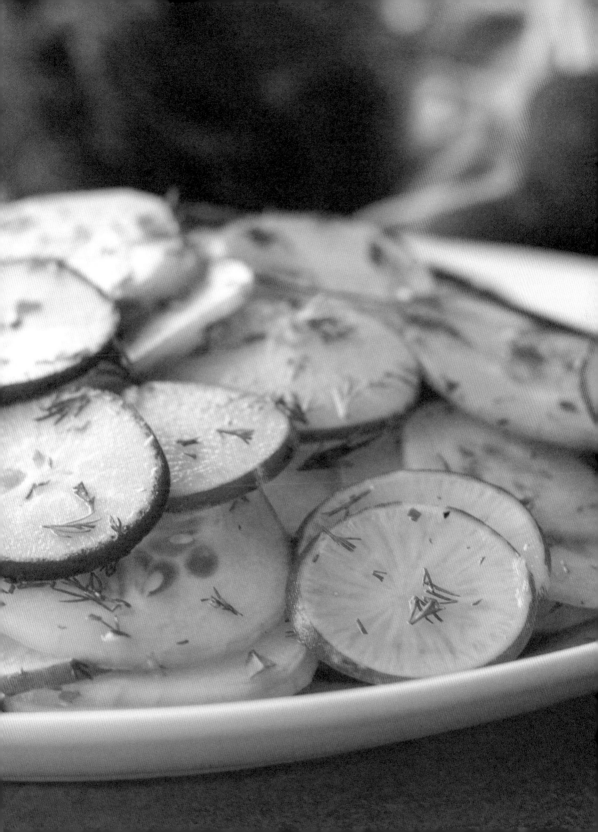

芽菜與菜苗

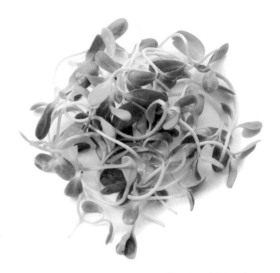

　　就像它們長大後會變成的蔬菜一樣，芽菜與菜苗富含營養，例如維生素 A、維生素 B 群、礦物質、微量礦物質、能逆轉疾病的化合物，以及其他植物性化合物。吃下處於生命早期的蔬菜，就像將原本吸收這些蔬菜養分所需的消化過程縮短成一瞬間。芽菜與菜苗扮演的重要角色，是讓永遠為了別人而使自己筋疲力盡的人重拾生命力。當你將心與靈魂投入你做的每一件事情中，無論是家務或工作，芽菜都有獨特的能力支持你。

　　芽菜與菜苗能更新耗竭的生殖系統，並讓因為照顧嬰兒而無法獲得充足睡眠的新手媽媽恢復活力。它們含有植物性雌激素，並對重新平衡與補充黃體素、雌激素與睪固酮等荷爾蒙至關重要，還能使女性生育後的腎上腺、甲狀腺與其餘內分泌系統恢復分泌荷爾蒙。

　　芽菜與菜苗富含與神經傳導物質化學生成作用相關的礦物鹽，也能以胺基酸與酵素支持大腦，將有毒重金屬拖離大腦，並有助於神經元變年輕與強化，進一步幫助身體逆轉阿茲海默症、失智症、腦霧與記憶力衰退。芽菜與菜苗對修復皮膚效果極佳，且富含超過六十種微量礦物質，包括鐵、碘、硒、鋅、銅、錳、硫、鎂、鉻與鉬。身為抗增殖劑，芽菜與菜苗能排除感染並抑制有害細胞（如癌細胞）成長。此外，它們是對體內微生素 B12 生成相當關鍵的崇高微生物最佳來源，而且在此生長早期，芽菜與菜苗有數千種植物性化合物，能大幅增加身體動力。

　　挑選芽菜就像選擇朋友，它們各有不同的性格。你是否有個朋友明明是好人，卻有點刻薄，只能君子之交淡如水？青花菜芽就是如此。一小口就有強烈風味的青花菜芽因為可提高胃酸濃度，對提升消化作用很有效。

　　你是否有時猶豫著該不該什麼事都告訴某個朋友，因為你知道他性格暴

躁，可能會在你把話說完前就忙著替你辯解？這就是在說蘿蔔嬰，它淨化肝臟（在許多人體內都很暴躁的器官）的功能相當卓越。

有沒有哪個朋友非常溫和又悠哉，會聽你說任何事，並說些安慰的話？紅花苜蓿芽就是這種角色，它具有鎮靜效果，能溫和清潔淋巴與血液、排除毒素並淨化身體。

然後，有個朋友非常情緒化，開心或不開心都愛哭。葫蘆巴芽菜能夠滋養心與靈魂，是支持情緒與內分泌系統的完美選擇，這兩者都與心、靈魂及大腦環環相扣。葫蘆巴芽菜特別有助於平衡腎上腺的皮質醇分泌與調節甲狀腺的荷爾蒙分泌。

也不能忘了渾身肌肉的朋友，你會打電話請他開小貨車來幫你搬家。扁豆芽就是這種朋友，總是活力滿滿，富含身體容易吸收且有強化作用的蛋白質，還提供碳水化合物基礎，幫助你撐過任何必須完成的事。扁豆芽樂意將它狂野的力量傳送給你，食用扁豆芽就像享用一頓大餐一樣可以強化身體，但用餐過後還有充足的活力，而不是在沙發上昏昏欲睡。

其他還有綠豆芽、向日葵苗、豌豆苗和羽衣甘藍菜苗。就像在生命中支持你的眾人一樣，不同種類的芽菜與菜苗各有特殊本領，等你認識它們之後就會了解。

☙ 有助於療癒這些疾病

假如你有下列任一疾病，試著將芽菜與菜苗納入日常飲食中：

人類乳突病毒、類纖維瘤、各種癌症、多囊性卵巢症候群、生育能力低落、憂鬱症（包括產後憂鬱症）、黃疸、焦慮症、貧血、不孕症、流產、阿茲海默症、失智症、EB 病毒／單核球增多症、橋本氏甲狀腺炎、糖尿病、低血糖症、腎上腺疲勞、葛瑞夫茲氏病、濕疹、牛皮癬、食物過敏、注意力不足過動症、自閉症、營養吸收問題、失眠、單純皰疹病毒第一型、單純皰疹病毒第二型、人類皰疹病毒第六型、人類皰疹病毒第七型、甲狀腺疾病、麩質過敏症、萊姆病、鏈球菌性喉炎。

🌱 有助於療癒這些症狀

假如你有下列任一症狀，試著將芽菜與菜苗納入日常飲食中：

抹片檢查結果異常、疲勞、活力低落、體重增加、齲齒、琺瑯質流失、牙齦萎縮、熱潮紅、夜間盜汗、視力混濁、瘀血、骨盆疼痛、鐵質缺乏、記憶力衰退、腦霧、睡眠障礙、胃酸逆流、各種神經系統症狀（包括刺痛、麻木、痙攣、抽搐、神經疼痛與胸悶）、血糖失衡、打嗝、骨質流失、指甲脆弱、口欲、體液滯留、胃炎、腿部痙攣、倦怠、肝功能停滯、糞便中帶黏液、肌肉痙攣、渴望吃甜食、喉嚨痛、甲狀腺機能亢進、甲狀腺機能不足。

🌱 情緒上的支持

覺得失落時，無論是因為工作、友情或失去某樣東西而悲傷，芽菜與菜苗都特別有幫助。這些小小的希望信使能幫助你脫離悲傷的心理狀態，並為新生命、新機會播下種子。

🌱 靈性啟發

芽菜與菜苗極具適應原特質，並不要求完美的環境，即使在料理檯上的小園地，只要有生存所需的足夠光線與水分，它們還是能在罐子裡或盤子上彼此依偎著成長。你只須做一些例行公事（規律地替芽菜澆水、替菜苗噴霧），這些幼苗就能適應環境，而且還適應得很開心——假如芽菜與菜苗有表情，你會看見每張臉上都掛著笑容。

吃下芽菜與菜苗，這種讓人愉悅的適應力就轉移到我們身上。只要擁有絕對必要的條件，並給自己一些使生活正常化的例行公事，即使是在最艱難的處境中，我們仍然能從這些小小朋友身上獲得力量，並找到茁壯的方法。

小祕訣

- 想獲得顯著效益，每天食用兩杯芽菜。
- 自己種植芽菜時，將它們當作小寵物：它們會接收環境中的能量與周遭的話語。時時帶著愉快的心情接近芽菜，對它們說話、鼓勵它們，並在經過時用手指撫過它們的頂端。我在第一部提過，自己栽種食物，意味著食物會接收你的個人需求，並將其養分調整到最能滋養你的程度。芽菜與菜苗特別善於符合你的特定健康需求，因為它們極具適應原特質。
- 如果想將效益提升到最大，盡量避免烹煮芽菜。芽菜與菜苗是崇高微生物的絕佳來源，這些微生物對腸道健康與維生素 B12 生成相當關鍵，而崇高微生物只有在芽菜與菜苗用來生食時才能保持完整（而且當這些崇高微生物是在你親自種植的芽菜與菜苗表面時，它們已經準備好造福你體內的菌叢了）。
- 將液體海洋礦物質與水混合後，每天灑在你種植的芽菜與菜苗上，能在它們的成長過程中使其含有礦物質，大幅提升它們對你健康的好處。
- 蘿蔔嬰、青花菜芽、葫蘆巴芽菜、羽衣甘藍菜苗與向日葵苗應該在午餐時享用，因為它們能讓你整天擁有旺盛活力。豆芽與扁豆芽則應該在晚餐吃，因為它們有助於在夜間鎮靜並放鬆神經系統。
- 以小黃瓜、豌豆苗與向日葵苗打成的蔬菜汁，能逐漸增強夜間視力。

芽菜芥藍菜卷佐芒果番茄蘸醬

－－－－－－－－－◆－－－－－－－－－

分量：1～2 人份

　　新鮮又色彩豐富的芥藍菜卷，是讓你的一天充滿蔬菜的好方法。擺出一大盤切好的蔬菜讓大家自行搭配組合，爲午餐時間增添趣味。此外，你還能利用本書中的其他食譜，調製各種美味蘸醬——試試芫荽青醬（第238頁）、大蒜芝麻沙拉醬（第242頁）或海苔卷搭配的酪梨蘸醬（第280頁）。

芥藍菜葉 6 大片

任何顏色的甜椒 1 顆

酪梨 1 顆

紅高麗菜 1/4 顆

椰棗 2 顆，去核

芽菜 2 杯

菜苗 2 杯

芒果丁 1 杯

番茄丁 1 杯

硬幣大小的薑 1 片

墨西哥辣椒 0.5 公分（依喜好選用）

　　沖洗芥藍菜葉，然後切除葉梗（可留下葉梗稍後用於湯品或果昔中）。把甜椒、酪梨與高麗菜切成細條狀，並將椰棗切碎磨成泥。讓芥藍菜葉的葉梗那一側對著你，由菜葉右方開始放上切成條的蔬菜、芽菜與菜苗，然後如捲餅般將菜葉向左捲，並在捲的過程中把菜葉頂端往內折。將椰棗泥抹在菜葉的左邊，使菜卷得以黏合。重複同樣的做法，把剩下的芥藍菜葉、餡料和椰棗泥用完。

　　蘸醬方面，將芒果、番茄、薑與墨西哥辣椒（有使用的話）一同攪打至滑順即可。

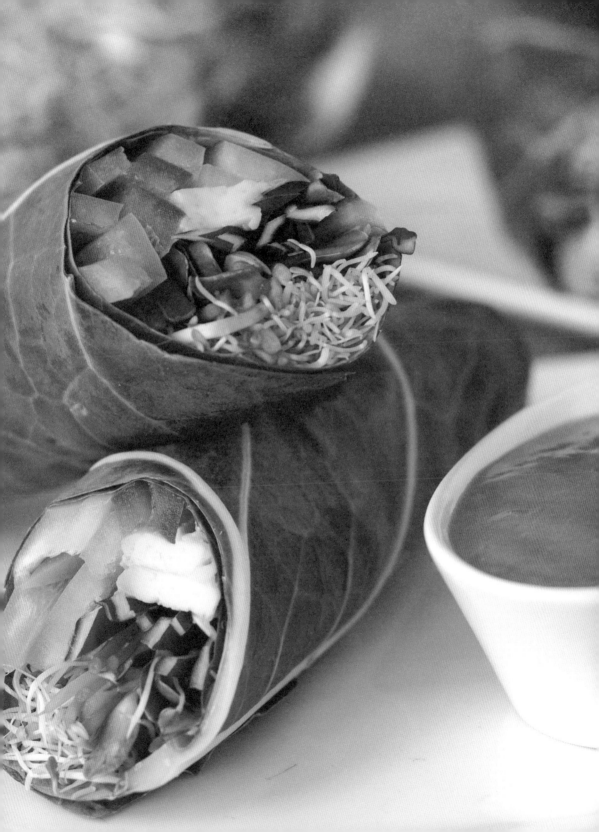

番薯

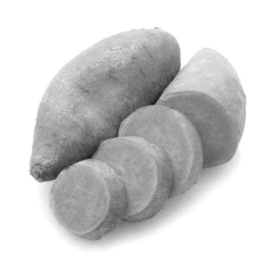

在馬鈴薯被汙名化時，較為光鮮亮眼的番薯贏得不少其來有自的美名。然而就像本書中提到的任何改變生命的食物一樣，番薯應得的美名不該只有如此——它與山藥的益處遠超過任何人所能理解。

首先，番薯能促進胃部、小腸與結腸中的益菌，同時餓死在這些部位扎根的害菌與真菌，例如黴菌。藉由隔絕這些微生物，番薯對促進體內維生素 B12 生成的效果極佳。番薯還能預防「巨結腸症」這種病，也就是結腸因為困難梭菌、鏈球菌、葡萄球菌、大腸桿菌、幽門螺旋桿菌、披衣菌與／或其他細菌增殖而腫大。此外，這種超級食物有助於減輕腸道因慢性發炎而狹窄的問題——這種慢性發炎時常被診斷為克隆氏症或結腸炎。

番薯的橙色薯肉富含維生素、礦物質與其他養分，更因 β- 胡蘿蔔素與茄紅素等類胡蘿蔔素而受人讚揚。這些植物性化合物相當強大，假如你皮膚白皙，然後每天吃一顆番薯，不久後就能發現自己的皮膚閃耀光澤，就像被陽光親吻過一樣。而茄紅素與番薯豐富的胺基酸結合，就是從體內排除輻射物的良方。此外，番薯中的抗癌植物性化合物能幫助對抗皮膚癌、乳癌、生殖器官癌症、胃癌、腸癌、食道癌與直腸癌。

番薯還含有植物性雌激素，能排除體內不能用的、有破壞性、可能干擾身體荷爾蒙機能、導致癌症的雌激素。這些雌激素來自塑膠、藥物、食物、環境毒素，以及體內生產過量荷爾蒙（因為飲食中含有過多產生雌激素的食物）。這類雌激素多到超過身體的使用量，因而變得沒有活性，並堆積在器官中，對內分泌系統產生負面影響。番薯藉由排除過剩的雌激素，替比較健康的雌激素清出一席之地。此外，番薯對調節毛髮生長也很重要，能在需要

毛髮的地方刺激其生長，並在毛髮出現於錯誤部位（例如罹患多毛症）時抑制毛髮生長。

若有失眠或睡眠障礙問題，番薯也能幫上忙，它提供了一種以關鍵形式呈現的葡萄糖，能刺激神經傳導物質合成，例如甘胺酸、多巴胺、伽馬—胺基丁酸與血清素，這些都有助於熟睡。無論你喜歡的是橙色、黃色、白色、粉紅色或紫色番薯，吃就對了，每種番薯都具有賦予你力量的藥性。

☞ 有助於療癒這些疾病

假如你有下列任一疾病，試著將番薯納入日常飲食中：

巨結腸症、多毛症、結腸炎、克隆氏症、皮膚癌、乳癌、卵巢癌、子宮頸癌、胃癌、腸癌、食道癌、結腸直腸癌、睡眠障礙、慢性疲勞症候群、心臟疾病、腎臟疾病、注意力不足過動症、失眠、禿頭、曬傷、亞斯伯格症候群、憂鬱症、大腸激躁症、牛皮癬性關節炎、癲癇、裂孔疝氣、腎上腺疲勞、神經病變、創傷後壓力症候群、焦慮症、濕疹、牛皮癬、帶狀疱疹、泌尿道感染、披衣菌、多囊性卵巢症候群、子宮內膜異位症、硬皮症、硬化性苔癬、麩質過敏症、社交焦慮症。

☞ 有助於療癒這些症狀

假如你有下列任一症狀，試著將番薯納入日常飲食中：

頭皮屑、顳顎關節問題、腹瀉、焦慮、腸道不適、結腸發炎、結腸痙攣、胃灼熱、疤痕組織、肌肉痙攣、肌肉抽搐、食物敏感、心悸、熱潮紅、腹部痙攣、加速老化、腦損傷、人格解體、消化不良、抹片檢查結果異常、眼睛乾澀、腫脹、老人斑、體重增加、鱗狀皮膚、腸道息肉。

☞ 情緒上的支持

需要呵護時，沒有什麼比烤番薯更能撫慰心靈了。不像那些油膩、油炸或充滿糖分且經過加工，讓你感覺腹脹、想睡又更加憂鬱的「撫慰」食物，

番薯具有使你覺得周遭世界暫時停止運轉的特質。這是讓你感到安全、感覺被撫慰的重要功能，即使沒有人擁你入懷，仍然能讓你覺得被擁抱，讓你得以汲取力量來度過難關。

᠅ 靈性啟發

　　你是否烤過番薯，看著天然糖分冒著泡泡滴下來？番薯本身擁有你想得到的一切，但對我們而言似乎還不夠。熱門的番薯料理總是需要奶油、鮮奶油、黑糖或棉花糖，即使番薯本來就比糖更甜蜜又如此完美，我們還是加了一大堆有的沒的，不僅模糊了它的天然特質，也過度放縱自己。

　　你對生命中的哪些部分過度錦上添花呢？番薯教我們去思考，為什麼有時獲得的禮物明明純粹又完整，我們卻覺得不夠？這都是出於恐懼或不懂得欣賞的緣故。

小祕訣

· 為了獲取番薯最大的效益，試著每天吃一顆。

· 若想為番薯搭配口感像乳脂的配角，舀一點新鮮酪梨當作奶油塗在番薯上。

· 一次烹調好一批番薯（蒸或烤是最健康的料理方法），然後留下一些等待稍後放入冰箱冷藏。切一點冰過的番薯加在沙拉裡，能幫助身體吸收並利用更多來自葉菜類的養分。而夜裡難以入眠時，吃幾口番薯可以幫助你好好休息。

· 用一片生番薯擦拭疤痕，其中的藥性能刺激療癒作用並增強皮膚，幫助減少疤痕組織。

· 人們常用小黃瓜片消除眼袋，可以換個方法，改用煮過放涼的番薯片試試。這樣做能將 β - 胡蘿蔔素注入眼睛下方的組織，使你的容貌重拾青春活力。

· 曬傷時，可以試著食用番薯加速復元。

· 如果以前接受的手術讓你留下許多內部疤痕組織，試試在一星期內每天食用兩顆番薯，然後在接下來的三個星期每天吃一顆，並且每個月如此重複，直到狀況改善為止。

· 準備看恐怖或動作電影時，先吃一顆番薯，這樣做可以讓你在體驗到銀幕上的興奮、恐懼與冒險時，為你的腎上腺提供支持。

番薯鑲高麗菜

◆

分量：2 ～ 4 人份

　　這道料理適合每週一次的晚餐聚會，可以將食材預先準備好，上桌前組合即可。事先將番薯烤好、高麗菜煮好，最多可冷藏保存四天，而且只需幾分鐘就能完成快速又簡單的晚餐。為了呈現最好的成果，上桌前再調製醬汁，並趁熱淋上。

番薯 4 顆
大蒜 4 瓣，切碎
洋蔥 1 顆，切丁
椰子油 1 湯匙
紅高麗菜 1 顆，切絲
海鹽 1/2 茶匙
檸檬 1/2 顆

醬汁材料：
橄欖油 1 湯匙
生蜂蜜 1 湯匙
檸檬汁 1 湯匙
新鮮薑末 1 湯匙

裝飾材料：
切碎的荷蘭芹 4 湯匙

　　烤箱預熱至攝氏 205 度。將番薯置於烤紙上放進烤箱烤約 45 到 60 分鐘，或烤到能以叉子輕鬆穿透。

　　在大平底鍋中以中火煎炒大蒜、洋蔥與椰子油 5 至 10 分鐘，不時攪拌，炒到洋蔥透明熟軟。加入高麗菜、海鹽與半杯水，加蓋以中火燉煮 30 至 40 分鐘，直到高麗菜變軟（須不時攪拌，必要時加入少許水，以保持濕潤）。

　　把番薯切開，並以叉子將切面稍微壓碎，然後把燉煮高麗菜盡量鑲進開口中。

　　番薯上桌前再調製醬汁（若要做四人份，醬汁材料的分量須加倍）。將所有材料倒進小平底鍋，以中火加熱至稍微冒泡。繼續攪拌 1 至 2 分鐘，直到醬汁充分混合且稍微變稠。把醬汁淋在番薯上，撒上荷蘭芹，然後大快朵頤吧！

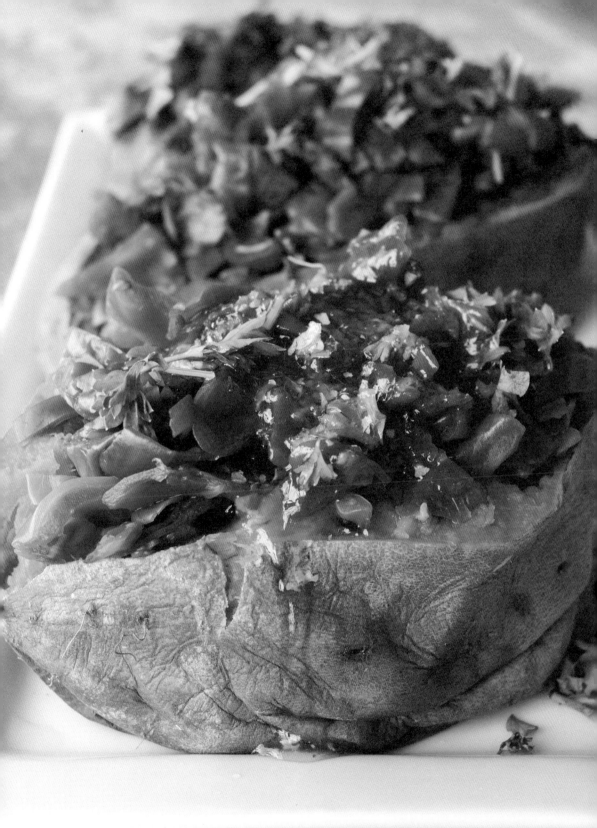

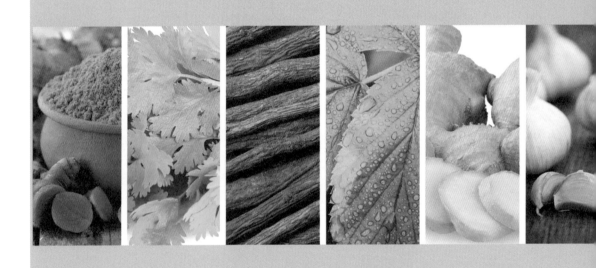

藥草與香料

芳香藥草
（奧勒岡、迷迭香、鼠尾草與百里香）

　　奧勒岡、迷迭香、鼠尾草與百里香等芳香藥草具有彼此互補的特性，各有不同用途，時常攝取這些藥草（無論加入飲食、攝取營養補充品或兩者結合），它們的抗病植物性化合物及豐富的多種礦物質，能提供周全又強大的防禦力，抵擋充滿病原體的世界（荷蘭芹也屬芳香藥草，但較為獨特，所以另闢篇幅介紹）。

　　芳香藥草不怎麼需要悉心照料就能自己茁壯，就算被忽略，仍然能夠奇妙地獲取所需元素，以提供你需要的豐富養分。芳香藥草從它們受蚯蚓喜愛的根部釋放一種抗真菌化合物，科學界目前對此尚未有所了解。芳香藥草的根部成為蚯蚓的聚集場所，蚯蚓會攝取這種抗真菌物質保持自身健康，並回過頭來讓根部周圍的土壤接觸空氣，且留下營養價值豐富的肥料作回報。這種共生方式讓芳香藥草擁有獨特的療癒性質（假如是在花盆裡栽種這些藥草，或是你的菜園裡沒有蚯蚓，記得使用礦物質溶液與足夠的有機肥料）。

　　接下來分別介紹這幾種芳香藥草：

　　・奧勒岡：殺死幽門螺旋桿菌、鏈球菌與大腸桿菌的效果卓越，可將小腸細菌過度增生、消化性潰瘍、鏈球菌性喉炎、耳朵感染與鼻竇炎的風險降到最低。奧勒岡是絕佳的抗菌劑，尤其能殺死造成憩室炎與憩室病的大腸桿菌，對抗輪癬也相當有效。

‧**迷迭香**：另一種抗菌劑，尤其能對抗具有抗生素抗藥性的細菌，例如在醫院感染的細菌。如果正在對抗會引起巨結腸症、嚴重感染等症狀，甚至導致死亡的細菌（如困難梭菌與多重抗藥性金黃色葡萄球菌），將這種藥草納入飲食中可以扭轉局面。

‧**鼠尾草**：這種藥草專爲對抗眞菌而生。食用鼠尾草是由內而外療癒香港腳或股癬等眞菌感染，以及對付腸道中的變種眞菌的良方。如果接觸過有毒黴菌，就讓鼠尾草幫你解毒吧。此外，它能幫助排除腸道中的有毒重金屬。

‧**百里香**：這種藥草的主要工作是摧毀病毒，例如流感病毒、腸病毒、諾羅病毒與引起自體免疫疾病及萊姆病的各種疱疹病毒。百里香穿越血腦障壁的能力使其成爲祕密武器，能用來對抗開始入侵大腦或脊髓並導致神經系統疾病的病毒。

⤳ 有助於療癒這些疾病

假如你有下列任一疾病，試著將芳香藥草納入日常飲食中：

幽門螺旋桿菌感染、鏈球菌感染、大腸桿菌感染、小腸細菌過度增生、消化性潰瘍、鏈球菌性喉炎、耳朵感染、鼻竇炎、憩室炎、憩室病、輪癬、巨結腸症、困難梭菌感染、多重抗藥性金黃色葡萄球菌、流行性感冒、腸病毒、諾羅病毒、EB 病毒／單核球增多症、巨細胞病毒、萊姆病、各種萊姆病輔因子（包括博氏疏螺旋體、巴東氏菌屬、焦蟲與黴漿菌）、呼吸道感染、牙齦感染、耳鳴、眩暈症、霍亂、坐骨神經痛、纖維肌痛症、慢性疲勞症候群、狼瘡、牛皮癬性關節炎、多發性硬化症、帶狀疱疹、類風濕性關節炎、水腫、偏頭痛、單純疱疹病毒第一型、單純疱疹病毒第二型、人類疱疹病毒第六型、人類疱疹病毒第七型、人類疱疹病毒第八型、人類疱疹病毒第九型、尚未被發現的人類疱疹病毒第十到十二型、骨盆腔發炎性疾病、B 細胞疾病、細菌感染、眼睛感染、氨滲透。

⊱ 有助於療癒這些症狀

假如你有下列任一症狀，試著將芳香藥草納入日常飲食中：

胃痛、食物過敏、腹部疼痛、頭暈、疲勞、分泌物（例如來自陰道或眼睛）、胃腸氣積、噁心、咳嗽、焦慮、搔癢、水泡、皮疹、頭痛、肛門搔癢、接觸黴菌、各種神經系統症狀（包括刺痛、麻木、痙攣、抽搐、神經疼痛與胸悶）、闌尾發炎、膀胱疼痛、平衡問題、耳朵堵塞、充血、耳朵疼痛、黏液過多、發燒、顎部疼痛、神經痛。

⊱ 情緒上的支持

在這個充滿壓力的時代，情緒反應變強是可以理解的。但是當高漲的情緒反應成為慣性，而你無法跳脫過度反應的循環時，請尋求奧勒岡、迷迭香、鼠尾草與百里香的協助。這些藥草有助於打破一直覺得過度受刺激的循環，讓你更平穩地面對發生的一切。

⚡ 靈性啟發

　　這些芳香藥草一直以這種或那種形態或品種存在我們身邊，不斷適應持續變化的世界，讓我們也得以適應。奧勒岡、迷迭香、鼠尾草與百里香是這方面的好老師，提醒我們現在與未來可以成為的自己。你的生命中還有其他東西，無論是長期嗜好或長久的人際關係，總是能讓你依靠，以切斷使你分心的事物，讓你與最本質的自己重新連結嗎？

⚘ 小祕訣

· 提醒自己每天在料理中使用這些芳香藥草來增添風味。
· 試著在日常生活中使用這些藥草的精油來淨化身心靈。例如，將迷迭香精油加進泡澡的水裡，以啟動水的淨化過程。

芳香藥草裹根莖類「薯條」

◆

分量：3～4人份

這會是你吃過最棒的蔬菜「薯條」，祕訣在於水煮根莖類蔬菜，並在烘烤前用力搖晃。大方地把芳香藥草與大蒜裹在外層，邊緣會在烤箱中變得酥脆。如果趕時間，可以省略額外步驟，直接送入烤箱，但這額外的幾分鐘會帶來驚人的成果就是了。

根莖類蔬菜（如馬鈴薯、番薯、紅蘿蔔、西洋芹根）1400克
椰子油 2 湯匙
海鹽 1 茶匙
蒜末 2 湯匙
切碎的鼠尾草、奧勒岡、迷迭香與百里香各 1 湯匙

烤箱預熱至攝氏 205 度。將根莖類蔬菜去皮後切成「薯條狀」，然後放進大湯鍋中，加水淹過蔬菜並煮滾。約煮 5 至 7 分鐘，將蔬菜薯條煮熟但不至於軟爛（仔細盯著別煮過頭），然後將水瀝乾。加入椰子油、海鹽、蒜末、芳香藥草，與蔬菜薯條一同拌勻後，加蓋並大力搖晃至蔬菜薯條和其他材料充分混合且邊緣稍微被壓碎。

烤盤鋪上烤紙，然後將蔬菜薯條鋪在烤盤上，別重疊。放進烤箱烤 20 至 25 分鐘，烤到一半時記得翻面。當邊緣變得金黃酥脆時即可取出享用。

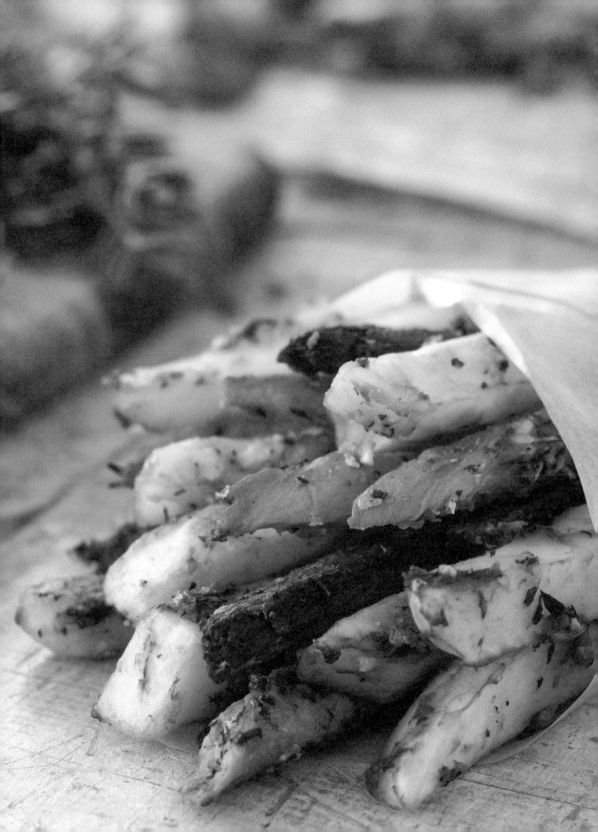

貓爪藤

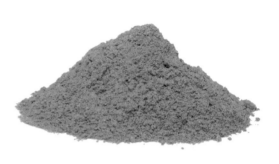

　　從神經系統到消化系統，貓爪藤幾乎能幫助緩解任何症狀。縱使貓爪藤因為其療癒性質已經受到些許重視，科學界仍然不知道這種藥草含有足以取代合成藥物的生物活性藥用化合物。抗生素太常被用來對抗某種疾病，例如萊姆病，假如貓爪藤取代了抗生素，世界會變得截然不同。無論被診斷患了哪種病，病程發展速度會變慢，復元速度會加快。當然，藥用抗生素有其地位與用途，但貓爪藤是獨一無二的，因為細菌等病原體不會變得對貓爪藤有抵抗性，但有時卻對抗生素有抗藥性。

　　貓爪藤對抗病毒的效果也很棒。醫學研究終究會發現一群抗病毒適應原，而科學家會了解貓爪藤是其中的第一名。這種藥草是對抗合併鏈球菌感染的兒童自體免疫神經精神異常、肌肉萎縮性脊髓側索硬化症、鏈球菌性喉炎、多發性硬化症、難解疼痛等病症的終極祕密武器。

　　貓爪藤對於讓身體擺脫惡名昭彰的鏈球菌效果卓越。鏈球菌時常被誤診為酵母菌或念珠菌，數百萬女性服用抗生素與抗真菌藥物，最後卻讓問題變得更糟，因為造成泌尿道感染的鏈球菌對抗生素通常有抗藥性。貓爪藤能確實減少鏈球菌，使其成為減輕泌尿道感染的終極藥草，也是這個時代的基本工具。

　　但請注意，**假如你懷孕了或嘗試懷孕，必須將貓爪藤排除在療程之外**。

❧ 有助於療癒這些疾病

　　假如你有下列任一疾病，試著將貓爪藤納入日常飲食中：

　　各種癌症、萊姆病、各種萊姆病輔因子（包括博氏疏螺旋體、巴東氏菌屬、焦蟲與黴漿菌）、小腸細菌過度增生、肌肉萎縮性脊髓側索硬化症、

喉炎、合併鏈球菌感染的兒童自體免疫神經精神異常、鏈球菌性喉炎、多發性硬化症、運動失能症、類風濕性關節炎、泌尿道感染、腎臟感染、淋巴瘤（包括非何杰金氏淋巴瘤）、肺炎披衣菌、酵母菌感染、偏頭痛、大腸激躁症、潰瘍、EB 病毒／單核球增多症、帶狀疱疹、人類疱疹病毒第六型、人類疱疹病毒第七型、人類疱疹病毒第八型、人類疱疹病毒第九型、尚未被發現的人類疱疹病毒第十到十二型、結節、單純疱疹病毒第一型、單純疱疹病毒第二型、青春痘、骨盆腔發炎性疾病、白斑症、睡眠障礙、短暫性腦缺血發作（小中風）、足底筋膜炎、牛皮癬性關節炎、莫頓氏神經瘤。

❧ 有助於療癒這些症狀

假如你有下列任一症狀，試著將貓爪藤納入日常飲食中：

發炎、疼痛、耳鳴或耳中嗡嗡作響、念珠菌過度增生、顳顎關節問題、胃炎、刺痛與麻木、心悸、頭痛、腦霧、寄生蟲與細菌感染、抽筋、貝爾氏麻痺、五十肩、抽搐、痙攣、四肢無力、體內或身體上有灼熱感、消化不良、手腳發麻刺痛、顫動、吞嚥困難、口齒不清、神經質、癲癇、皮疹、不寧腿症候群、頭暈、平衡問題、移動性身體疼痛、肌肉痙攣、肌肉緊繃、肌肉無力、頸部疼痛、關節疼痛、顎部疼痛。

❧ 情緒上的支持

若有人總是急於批判或推卸責任，第一步是讓此人察覺自身行為，下一步就讓貓爪藤上場。這種藥草對減低急迫感相當有效，所以你不會對某個狀況產生下意識反應，而是可以花點時間思考、處理，並冷靜地解決眼前狀況。

❧ 靈性啟發

人們不斷找尋健康的聖杯，每當有新潮流崛起，我們總希望這就是可以改變生命的大發現，與此同時，貓爪藤這種神奇藥草就端坐在健康食品店的架上，卻被忽略了；或者，我們會將它放進藥草箱裡，卻忘記使用。貓爪

藤來自熱帶雨林,你以為它的「異國風情」會激起更大的興趣。然而,貓爪藤現在近在咫尺、容易取得,所以我們認為它太平凡了,不像是這麼好的東西。如果給貓爪藤一次機會,就會發現它確實是神奇的療癒者。

貓爪藤教導我們重新評估被忽略的類似可取之材。你是否曾低估某個人、某項資源、某樣物品或某個機會,事後才發現你放棄了生命中的大禮?現在還有什麼是你能讓它大展身手的事物?貓爪藤告訴我們,有時自己尋求的目標其實近在咫尺,我們只須認出那些每天來到眼前的奇蹟,以好好把握。

小祕訣

- ・選購貓爪藤酊劑時,要確定不是以酒精為基底。酒精會抵銷這種藥草的好處。
- ・旅行時攜帶一瓶貓爪藤酊劑,路途上隨時想到,就服用少許劑量的酊劑,可以保護你的免疫力,並抵禦瘧疾與細菌感染。
- ・在晚上服用貓爪藤茶或酊劑,此時最能有效發揮其療癒特性。

貓爪藤茶

分量:4 杯

沒有什麼比看著月亮升起時喝杯貓爪藤茶更能啟動身體的療癒潛能,尤其是白天稍早做過瑜伽或皮拉提斯運動特別有用。

貓爪藤 2 茶匙
檸檬 1/2 顆,切片
生蜂蜜（依喜好選用）

將 4 杯水煮滾。準備一人份茶飲時,在每杯熱水加入 1 茶匙貓爪藤,浸泡 5 分鐘以上即可。可依喜好加入檸檬片與生蜂蜜。

＊若想飲用更濃、藥性更強的茶,可在每杯熱水中加入 2 茶匙（或最多 1 湯匙）的貓爪藤。

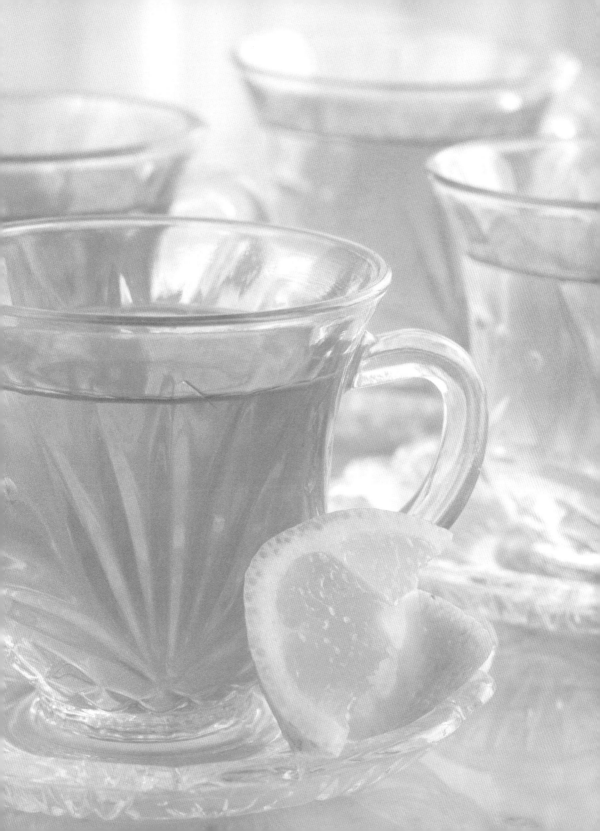

芫荽

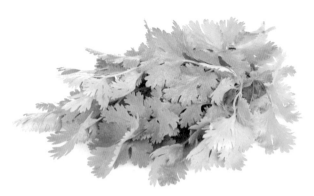

　　芫荽又叫香菜或中國荷蘭芹，是去除重金屬毒素不可或缺的藥草。它替大腦排毒的魔法就藏在莖部與葉子的活水中。這種活水能穿透血腦障壁的關鍵在於其中由鈉、鉀與氯化物等礦物質組成的礦物鹽，這些礦物鹽與強大的植物性化合物結合在一起。當這些珍貴的礦物鹽進入體內，會加入其他礦物鹽流經血液、淋巴液與脊髓液的通道中。礦物鹽在路上遇到甘胺酸與麩醯胺酸時，會相互結合，形成最終的神經傳導物質。大腦就像礦物鹽磁鐵，當它拉近這些來自芫荽的礦物鹽化合物時，順便接收了一大包伴手禮：能把有毒重金屬排出大腦之外的植物性化合物，將神經元從有毒重金屬氧化殘留物中釋放，使其發揮最佳效能。

　　許多人喜歡芫荽，有些人卻很討厭。時下普遍認為討厭芫荽與基因有關──別陷入這種迷思中，如果進行充分研究，研究人員就會發現一個人討不討厭芫荽不是由基因決定。沒有基因會告訴我們別吃某種食物。

　　那討厭芫荽的原因到底是什麼？當某人覺得這種藥草的味道很突兀、刺激時，代表他體內的重金屬氧化速度較快。這不表示此人有較高濃度的有毒重金屬，而是他體內的重金屬（通常是任何濃度組合的鋁、鎳與／或銅）腐蝕得很快。腐蝕代表會有有毒逕流，並進入淋巴系統與唾液中。當芫荽接觸嘴巴那一刻，其中的植物性化合物開始黏住它們遇到的任何氧化逕流──若此人的唾液中含有大量殘餘物質，吃芫荽時就會有刺激難受的感覺。換句話說，如果有人不喜歡芫荽，很可能代表他其實需要芫荽。

　　芫荽也能從其他身體系統與器官中拔出重金屬與其他毒素，尤其是肝臟。事實上，芫荽本身就是絕佳的肝臟解毒劑，也非常有益於腎上腺，對平衡血糖濃度，以及解決體重增加、腦霧與記憶力問題也有很棒的效果。此外，它還可以抗病毒，有助於減少 EB 病毒、帶狀疱疹、人類疱疹病毒第六

型、巨細胞病毒與其他以不同形態呈現的疱疹病毒數量，還有人類免疫缺乏病毒（愛滋病毒）。芫荽也能抗菌，有助於擊退幾乎各種形態的細菌，並將其廢棄物排出體外。無論你是否喜歡芫荽的味道，寄生蟲一定不喜歡，所以芫荽可說是強力驅蟲劑。面對任何慢性病或難解疾病，芫荽都是必備良方。

☞ 有助於療癒這些疾病

假如你有下列任一疾病，試著將芫荽納入日常飲食中：

阿茲海默症、失智症、憂鬱症、焦慮症、強迫症、注意力不足過動症、自閉症、創傷後壓力症候群、EB 病毒／單核球增多症、帶狀疱疹、人類疱疹病毒第六型、巨細胞病毒、帕金森氏症、愛迪生氏症、庫欣氏症候群、姿勢性直立心搏過速症候群、雷諾氏症候群、慢性疲勞症候群、纖維肌痛症、多發性硬化症、偏頭痛、眩暈症、梅尼爾氏症、甲狀腺疾病、潰瘍性結腸炎、肌肉萎縮性脊髓側索硬化症、濕疹、牛皮癬、泌尿道感染、失眠、各種自體免疫疾病與失調、類纖維瘤、受傷。

☞ 有助於療癒這些症狀

假如你有下列任一症狀，試著將芫荽納入日常飲食中：

記憶力衰退、腦霧、意識混亂、抽搐、抽筋、麻木、刺痛、肌肉痙攣、足下垂、焦慮、食物過敏、坐骨神經痛、背部疼痛、頸部疼痛、顎部疼痛、頭痛、頭暈、肝充血、體重增加、三叉神經痛、髓鞘神經傷害、礦物質缺乏、食物敏感、重金屬毒性、血液毒性、神經質、便祕、肝臟發炎、發炎、熱潮紅、睡眠障礙、關節疼痛、神經痛、手腳發麻刺痛、耳鳴或耳中嗡嗡作響。

❧ 情緒上的支持

發現自己很容易慌亂不安、面對生命中的抉擇時有些頭昏、對自己人生的目的或某人的行為感到困惑時，尋求芫荽的幫忙吧。這種高效藥草能帶來清明，讓你找到自己的路，往正確的方向前進，不會因其他選擇或他人的行為分心。

❧ 靈性啟發

芫荽不會在抽出我們體內的重金屬後就停下來，而我們也應該在朋友與家人努力克服困境時，藉由不帶批判的傾聽來協助他們走過難關。你能幫助所愛的人清除何種痛苦？你能教朋友將什麼樣的負面自我暗示拋在腦後？我們有時會緊抓住對自己不再有用的信念或記憶，需要一點額外的支持才能放手。就像芫荽在不同文化的美食中都占有一席之地，情緒排毒也是所有人都需要的。下次吃芫荽時，想想你可以帶著同情心傾聽誰說話，然後試著向那個人伸出手，並在不以己見推翻對方的前提下，讓你所愛之人暢所欲言。

小祕訣

· 想要排除體內的有毒重金屬，必須食用新鮮的芫荽。

· 芫荽通常被當作裝飾用配菜。試著讓自己習慣一次使用超過一株芫荽，若想獲得成效，最好一天多次把芫荽加入餐點裡。你可以將一些芫荽搭配新鮮蔬菜打成汁、加一把芫荽在果昔裡，或是加入生菜沙拉、湯品、莎莎醬或酪梨沙拉醬中。使用的芫荽愈多，它就會帶來愈多效益。

芫荽青醬

———————◆———————

分量：1～2人份

　　將這道芫荽青醬當作沙拉醬、蔬菜蘸醬，或者當成濃稠醬汁淋在你喜歡的蔬菜上，怎麼吃都好。這是讓你在日常生活中獲取芫荽療癒效果的好方法。

芫荽 2 滿杯（壓實）
胡桃 1/4 杯
檸檬 1/2 顆，擠成汁
大蒜 2 瓣
橄欖油 2 湯匙
海鹽 1/8 茶匙

　　所有食材放進食物調理機攪打至充分混合即可。將青醬舀入小碗中，當作蘸醬、沙拉醬或醬汁享用。

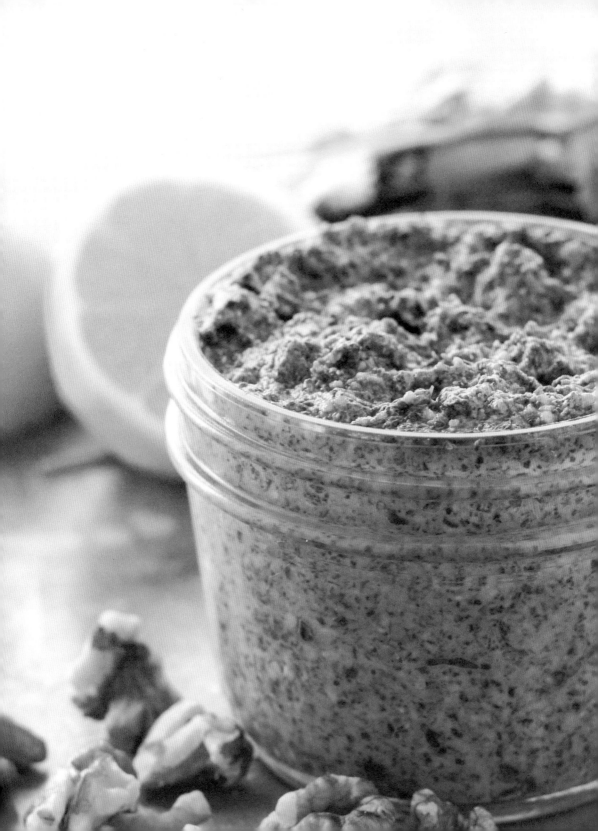

大蒜

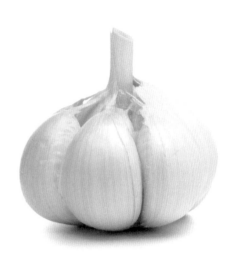

　　大蒜和它的親戚洋蔥很像，是全方位的食物，在保護人類健康方面扮演許多不同角色。大蒜可以抗病毒、抗菌、抗眞菌（包括抗黴菌）、抗寄生蟲，而且富含蒜素，這是可以預防疾病的硫化合物。

　　與某些錯誤理論相反，大蒜並不會殺死腸道中的益菌，只會殺死以正頻率（positive frequency）運作的害菌。別把這個詞跟革蘭氏陽性（gram-positive）搞混了，這裡的陽性並不是在說電荷的性質。革蘭氏陽性與革蘭氏陰性的細菌以正頻率運作時都對人類有害；另一方面，益菌（無論是革蘭氏陰性或革蘭氏陽性）都是以負頻率運作，和人類運作的頻率相同。別將這裡的「負」字當成不好的能量，這種負電荷其實是好東西，是我們接地的來源。害菌、蠕蟲與其他寄生蟲、眞菌及病毒都是以正電荷運作，當它們主宰我們的身體，會吸乾我們的電力，使我們失去接地能力。然後，大蒜登場了，它帶著具有正電荷的抗病原體特性，同性相斥之下，讓我們擺脫正在造成傷害的病原體。而因爲腸道中的益菌與其他有益微生物帶著負電荷，並且接地，大蒜不會清除它們。

　　大蒜確實有些惱人的問題，但這些惱人之處卻對你有益。儘管放心，大蒜不會干擾任何不該受干擾的事物，絕不會傷害你；相反地，它能對抗感冒、流行性感冒、鏈球菌性喉炎、導致肺炎的細菌，以及與病毒有關的癌症，也能清除結腸中的有毒重金屬，並大大提升免疫力。

❧ 有助於療癒這些疾病

　　假如你有下列任一疾病，試著將大蒜納入日常飲食中：

　　鏈球菌性喉炎、陰道鏈球菌感染、鏈球菌引起的青春痘、與 A 群及 B

群鏈球菌相關的其他疾病、酵母菌感染、泌尿道感染（如膀胱感染與腎臟感染）、葡萄球菌感染、水腫、麥粒腫（針眼）、生育能力低落、耳朵感染、鼻竇感染、慢性鼻竇炎、免疫系統缺陷、幽門螺旋桿菌感染、普通感冒、流行性感冒、細菌性肺炎、乳癌、喉炎、腸癌、胃癌、食道癌、攝護腺癌、淋巴瘤（包括非何杰金氏淋巴瘤）、EB 病毒／單核球增多症、甲狀腺疾病、腎上腺疲勞、偏頭痛、睡眠呼吸中止症、萊姆病、牛皮癬性關節炎、濕疹、牛皮癬、單純疱疹病毒第一型、單純疱疹病毒第二型、人類疱疹病毒第六型、不孕症、骨盆腔發炎性疾病、潰瘍性結腸炎、慢性支氣管炎、小腸細菌過度增生、甲狀腺結節、甲狀腺癌。

✺ 有助於療癒這些症狀

假如你有下列任一症狀，試著將大蒜納入日常飲食中：

淋巴系統腫大、發炎、貝爾氏麻痺、耳朵疼痛、鼻涕倒流、頭痛、消化不良、口瘡、脾臟腫大、各種神經系統症狀（包括刺痛、麻木、痙攣、抽搐、神經痛與胸悶）、闌尾發炎、呼吸困難、背部疼痛、口臭、咳嗽、胸部疼痛、充血、飛蚊症、黏液過多、發燒、疲勞、肝功能停滯、頸部疼痛、鼻竇疼痛、念珠菌過度增生。

✺ 情緒上的支持

到達某個脆弱點，且在公司、家中或在一段新的感情中覺得自己的弱點毫無遮掩時，讓大蒜幫你一把，它是在你需要保護與庇護時，最應該降臨在你生命中的食物。

✺ 靈性啟發

大蒜在得以採收前需要大量時間休息，在這段期間安靜地扎根、茁壯，被菜園的土壤覆蓋住。此時的大蒜能夠吸收養分，並建構在被採收之後足以對抗黴菌與其他真菌、蠕蟲、害蟲等病原體的免疫系統。它在成長季節不斷

強化，使其能將力量傳給我們。學學大蒜，審愼檢視自己每年的扎根期。爲了建構身心靈的免疫系統，我們都需要一段時間擺脫汙染物、病原體、壓力，以及在生命中耗盡我們能量的人。恢復活力後，我們就能好好準備迎接自己的成長季節。

小祕訣

- 將大蒜球莖視爲一束預先測量過的藥用補充品，養成習慣每天食用一瓣。別擔心蒜瓣的大小不同，較小的蒜瓣含有較高濃度的養分，所以每份「劑量」其實差不多。
- 雖然烹調過的大蒜相當美味又珍貴，但生食大蒜的效益更高。試著將生大蒜加入你喜愛的蘸醬、沙拉醬、冷湯或其他料理中享用。
- 如果覺得好像得了喉嚨痛、感冒或流行性感冒，將一瓣生大蒜切碎，並與半顆酪梨、半根香蕉或一些烤馬鈴薯一起搗成泥食用。每天吃三次，直到好轉爲止。

大蒜芝麻沙拉醬

━━━━━━━━━━ ◆ ━━━━━━━━━━

分量：1～2 人份

　　這道沙拉醬很簡單就能一次大量準備好，並可冷藏一整個星期。橄欖油的經典地中海風味及芝麻醬與大蒜混合出絕妙滋味，加上椰棗的些微甜味，可以將它淋在你喜歡的任何葉菜類上，或是當成蘸醬搭配你喜愛的蔬菜享用。

生芝麻醬 1/4 杯
橄欖油 1 湯匙
大蒜 2 瓣
中型椰棗 2 顆（或
大型椰棗 1 顆），
去核
水 1/2 杯

　　將所有食材放進果汁機攪打至滑順，淋在你喜愛的生菜沙拉上即可。

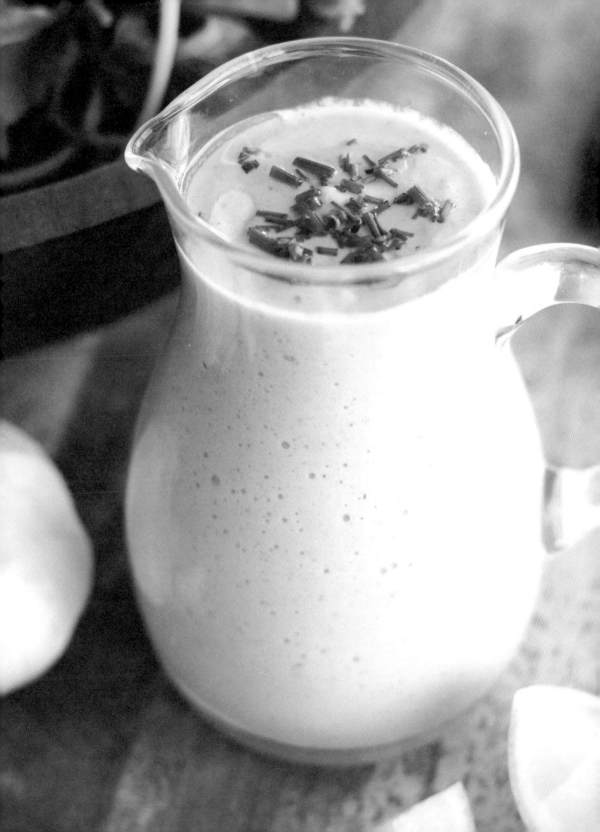

薑

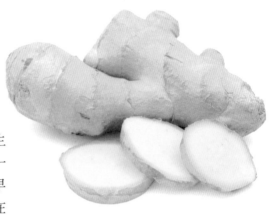

　　在這個世界上，我們是靠反應生活，而想要在反應狀態中暫時休息一下，薑是非常重要的工具。當你從早上一直汲汲營營到晚上，終於開始在心理與情緒層面檢視自己時，身體通常還保持在反應機敏的痙攣性狀態。與壓力相關的疾病，如腎上腺疲勞、胃酸逆流、睡眠呼吸中止症、膀胱痙攣、失眠、結腸痙攣與胃炎等消化問題，以及慢性肌肉疼痛就是這麼來的。薑是終極抗痙攣劑，一杯薑茶能夠鎮靜不適的胃部，並使其他任何緊繃部位放鬆長達十二小時。與其說薑是神經的補藥，不如說它滋補的是器官與肌肉，告訴身體可以放輕鬆了，一切都在掌控之中。

　　如果喉嚨肌肉因為說太多話或喊叫，或是因為必須忍住想說的話而變得緊繃，薑正是這個部位的絕佳鬆弛劑。薑也有助於舒緩頭痛，並將多餘乳酸從肌肉組織沖到血液裡，然後排出體外。不只激烈運動會釋放乳酸，壓力也會，假如你整天都坐在書桌前，而壓力一直將乳酸灌進你的肌肉裡，就必須找條路讓它出去，因為你沒有一直走動，所以無法讓乳酸流進正常通道。

　　薑的抗痙攣特性來自它含有的超過六十種微量礦物質，還有三十多種胺基酸（有許多目前尚未被發現）及超過五百種酵素與輔酵素。此外，薑可以抗病毒、抗菌、抗寄生蟲，在促進免疫系統健康方面絕對值得稱讚。薑還有助於抗壓、建構 DNA、促進身體生成維生素 B12 等。目前的研究若要探究薑蘊含的所有功效，可能還要努力個一百年。

有助於療癒這些疾病

　　假如你有下列任一疾病，試著把薑納入日常飲食中：
　　胰臟炎、膽結石、腎上腺疲勞、結腸痙攣、睡眠呼吸中止症、膀胱痙

攣、失眠、喉炎、普通感冒、流行性感冒、裂孔疝氣、EB 病毒／單核球增多症、偏頭痛、小腸細菌過度增生、甲狀腺疾病、骨盆腔發炎性疾病、人類疱疹病毒第六型、濕疹、牛皮癬、焦慮症、肌肉萎縮性脊髓側索硬化症、足底筋膜炎、雷諾氏症候群、接觸輻射、各種癌症（尤其是甲狀腺癌與胰臟癌）、麩質過敏症、慢性鼻竇炎、耳朵感染、真菌感染、人類乳突病毒、淋巴水腫、狼瘡、類風濕性關節炎、牛皮癬性關節炎、帶狀疱疹。

有助於療癒這些症狀

假如你有下列任一症狀，試著把薑納入日常飲食中：

肌肉抽搐、肌肉痙攣、腱鞘囊腫、肌肉緊繃、肌肉疼痛、顳顎關節問題、焦慮、胃炎、腹脹、胃痙攣、胃部疼痛、口瘡、胃酸逆流、胃部不適、頭痛、膽囊痙攣、骨盆疼痛、背部疼痛、頭暈、頭部覺得輕飄飄、鼻竇疼痛、充血（尤其是胸部與／或鼻竇）、咳嗽、頻尿、失禁、尿滯留、體重增加、食物過敏、抹片檢查結果異常、礦物質缺乏、食物敏感、打嗝、腹瀉、腦霧、長期噁心、結腸痙攣、消化不良、膽固醇過高、睡眠障礙、疲勞。

情緒上的支持

對於覺得被迫把想說的話吞回肚子裡的人而言，薑是理想的食物。當你被迫沉默時，你的處境可能是無論如何把話說出來才是正確的，或者你感覺到不管自己的話多麼站得住腳，說出來只會讓狀況更糟。薑對後面這個處境有幫助，因為壓抑你真正的觀點會讓你感覺好像被悶住了，甚至讓你出現肌肉痙攣現象，必須將那樣的緊繃釋放才行，而薑可以完美達成任務。

靈性啟發

薑教導我們不一定總是要有洞見、突破或解決方案，藉此放掉對我們沒有幫助的事物。我們不一定要去處理每一件事，不必總是要做出反應，已經有夠多的其他狀況需要我們去反應，實在沒必要再自找麻煩。薑可以讓我們

的肌肉不抽筋、胃不打結，也能對我們的靈魂施展抗癌變魔法，清理創傷。
而我們不必做些什麼，只管讓薑大展身手。

小祕訣

‧ 薑可以一整天重複使用，以同一塊薑泡出好幾人份的茶也沒關係。
‧ 滿月時飲用薑茶，能使薑的藥性提升 50%。
‧ 在你必須做出生命重大決定之前或做決定期間攝取薑。
‧ 洗藥浴之前飲用薑水或薑茶，能提升藥浴的療效。

生薑萊姆水

分量：2 ～ 4 人份

　　這杯生薑萊姆水使人清新舒暢，對於想戒掉含咖啡因能量飲料的人特別有幫
助。新鮮薑汁的些微辣味會讓你對這杯飲品愛不釋手。

蜂蜜 1/4 杯
水 4 杯，分開盛裝
薑汁 1 湯匙（以大
約 7.5 公分的薑段
榨成）
萊姆汁 1 杯（約
10 顆萊姆榨成）
新鮮薄荷葉 1/4 杯

　　將 1/4 杯蜂蜜與 1 杯水倒進小平底鍋裡加
熱至蜂蜜完全溶解後，放涼備用。
　　把薑汁與萊姆汁倒進大水罐裡，並倒入
其餘 3 杯水，拌入放涼後的蜂蜜水與新鮮薄荷
葉，冷藏至冰涼即可飲用。

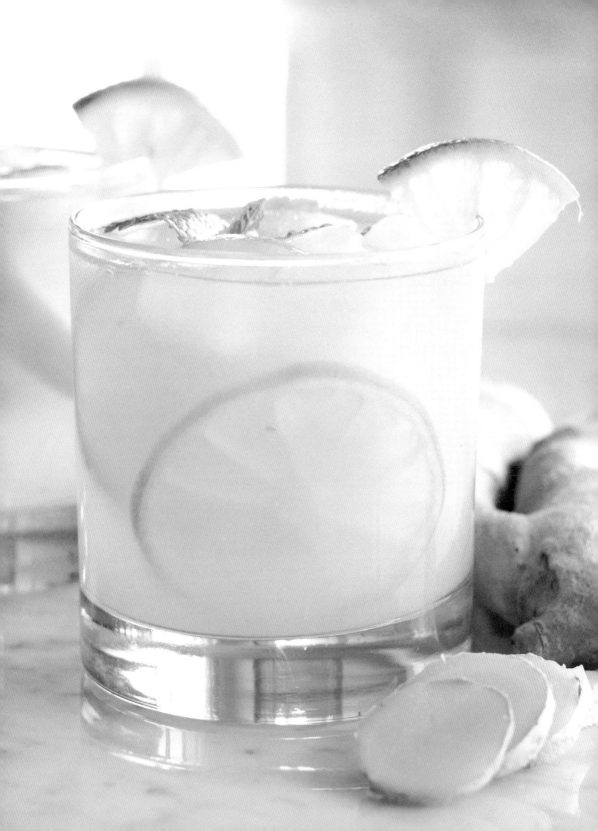

檸檬香蜂草

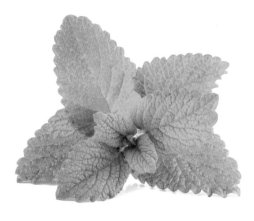

　　檸檬香蜂草可用於鎮靜神經，尤其是與消化相關的神經。許多人都有各種腸子敏感問題，伴隨而來的是複雜又令人困惑的誤診結果。這些問題常常是因為圍繞著消化器官的神經末梢變得過度敏感所致。

　　假如某人的胃或腸子的激躁問題找不到明顯原因，通常是敏感神經造成的。一個常見的狀況是食物（即使是很容易消化的食物）摩擦腸道黏膜，讓神經敏感的人覺得不舒服。神經敏感也可能引發噁心、食欲不振，以及緊張時突然想排泄等症狀。檸檬香蜂草的鎮靜特性處理這些狀況的效果絕佳，這些特性是來自生物活性植物性化合物，例如尚未被發現，能夠鎮靜消化道神經受體，以降低神經敏感度並減少發炎的生物鹼。這讓檸檬香蜂草成為有助於抒解壓力的珍貴藥草。

　　檸檬香蜂草幾乎對身體各個部位都有貢獻。它的硼、錳、銅、鉻、鉬、硒與鐵等微量礦物質含量特別高，也含有大量的巨量礦物質二氧化矽。此外，檸檬香蜂草也能保存維生素 B_{12}，代表它能監督你體內這種維生素的存量，使身體不至於將其用盡。檸檬香蜂草在全身上下發揮抗寄生蟲、抗病毒、抗菌的效果，能夠對抗 EB 病毒、帶狀疱疹與其他疱疹病毒，例如人類疱疹病毒第六型。它對鏈球菌引起的扁桃腺炎也相當有幫助。此外，檸檬香蜂草還能替肝臟、脾臟與腎臟排毒，並減少膀胱發炎，因此也是減輕間質性膀胱炎與泌尿道感染的良方。

❧ 有助於療癒這些疾病

　　假如你有下列任一疾病，試著將檸檬香蜂草納入日常飲食中：
營養吸收問題、喉炎、間質性膀胱炎、酵母菌感染、泌尿道感染（如

膀胱感染與腎臟感染）、扁桃腺炎、高血壓、EB 病毒／單核球增多症、帶狀疱疹、人類疱疹病毒第六型、短暫性腦缺血發作（小中風）、葡萄球菌感染、幽門螺旋桿菌感染、小腸細菌過度增生、耳朵感染與其他耳朵問題、裂孔疝氣、神經病變、輪癬、焦慮症、憂鬱症、甲狀腺疾病、腎上腺疲勞、偏頭痛、注意力不足過動症、鏈球菌性喉炎、自閉症、骨骼與腺體結節、萊姆病、肌肉萎縮性脊髓側索硬化症、單純疱疹病毒第一型、單純疱疹病毒第二型、酒渣（玫瑰斑）、骨質缺乏症、多囊性卵巢症候群、梅尼爾氏症。

☞ 有助於療癒這些症狀

假如你有下列任一症狀，試著將檸檬香蜂草納入日常飲食中：

食欲不振、難以入眠、焦慮、胃部神經緊張、胃部敏感、心悸、熱潮紅、夜間盜汗、五十肩、胃痛、胃炎、腹部疼痛、腹脹、脹氣、神經質、疲勞、腹瀉、急尿、頻尿、體重增加、四肢無力、消化功能衰弱、微量礦物質缺乏、牙齒疼痛、發燒、癲癇、鼻出血、發炎、組織胺反應、大腦發炎。

☞ 情緒上的支持

壓力與不安全感常讓人對周遭事物感到恐懼。我們發現自己夜晚躺在床上，不斷疑惑著自己與家人會發生什麼事。假如你擔心自己與他人的未來，檸檬香蜂草可以帶走憂慮，以平靜感取代。

☞ 靈性啟發

檸檬香蜂草可說是萬能植物，並讓我們了解自己也同樣多才多藝。我們並非只因為一個原因而來到世上，在一生中，我們會有許多不同的生活。不需要帶著單一焦點過活，我們有許多機會探索不同的天賦、為不同的使命服務——我們在前進的路上會發現某些使命，有些使命則伴隨我們一輩子，我們卻不知道自己是如何帶來改變的。

小祕訣

· 將新鮮的檸檬香蜂草泡在一罐水中，並擺在陽光下接受日照幾小時，泡杯日光茶。太陽會提取並提升檸檬香蜂草的療效，促使其養分幫助你療癒。

· 試著在窗台上的花盆裡種檸檬香蜂草，讓你隨時都能摘下它的葉子切碎加入沙拉中，以增添風味並提供良好藥效。

· 睡前食用檸檬香蜂草，能鎮靜神經，使你一夜好眠。

檸檬香蜂草茶

分量：2～4杯

這杯檸檬香蜂草茶既有鎮靜功效又溫和，檸檬的風味不會蓋過藥草的細微美味。如果希望有更強烈的檸檬風味，可以多加點檸檬汁或檸檬皮。

檸檬香蜂草 2 湯匙
檸檬皮 1 茶匙
切碎的新鮮百里香
葉 1/2 茶匙
檸檬汁 1 茶匙

在小碗中混合檸檬香蜂草、檸檬皮與百里香，然後煮沸 4 杯水。製作一人份的茶飲時，在 1 杯熱水中加入 1 茶匙的上述混料，浸泡至少 5 分鐘。飲用前在每杯茶裡加入半茶匙檸檬汁即可。

＊若希望茶飲的風味更強烈、藥效更好，可以在每人份茶飲中使用 2 茶匙（最多 1 湯匙）的泡茶混料。

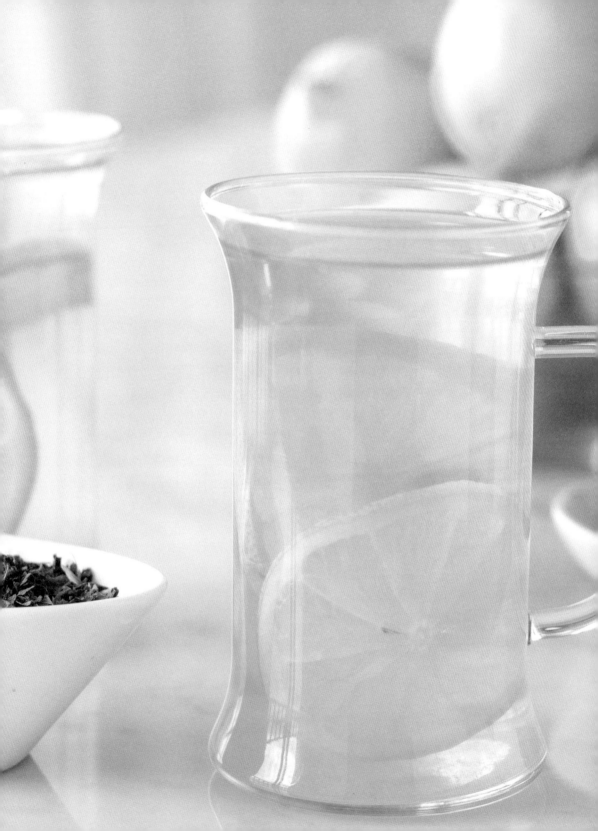

甘草根

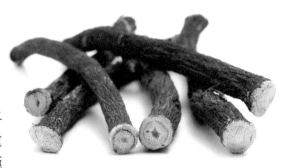

　　甘草根是救星，是現代世界最關鍵的藥草。爲什麼甘草如此重要？因爲它是對抗病毒爆發的終極武器。就像你在第一部〈現代人面臨的健康威脅〉那一章讀到的，疱疹病毒（包括 EB 病毒、人類疱疹病毒第六型、巨細胞病毒與帶狀疱疹）往往是許多難解疾病的幕後黑手，例如纖維肌痛症、慢性疲勞症候群、萊姆病、梅尼爾氏症與腎上腺疲勞，以及眩暈、頭暈、身體疼痛，還有顎部、頸部、肩膀神經疼痛等症狀，更別提被歸類爲「自體免疫疾病」的類風濕性關節炎與橋本氏甲狀腺炎了。

　　身體不會攻擊自己，是這些疱疹病毒的病毒株與變種搞的鬼，所以我們需要強大的抗病毒藥，也就是甘草根。它含有的植物性化合物與抗病毒性質能阻止病毒繁殖，同時將病毒排出體外，讓你的體內環境變得對想要扎根的病毒極爲不利。身處二十一世紀的自體免疫困惑中，甘草根是十分強大的工具。

　　甘草根對低血壓的人也有絕佳效益，而且能藉由降低肝臟溫度幫助鎮靜肝臟，更不用說甘草是我們現在所擁有最重要的腎上腺修復劑。許多受歡迎的藥草，例如紅景天、聖羅勒、人參，甚至印度人參對內分泌腺的效果完全比不上甘草。這些藥草之所以有用，是因爲能支持腎上腺維持現況，所以若你的腎上腺機能低落，它們能防止掉得更低。另一方面，甘草根則像腎上腺的充電器，能使腎上腺脫離疲勞狀態，並提升其運作效能，進而爲你帶來助益。

　　請注意，坊間對甘草有互相矛盾的觀點，其中有許多錯誤觀念。試著別被捲進負面說法裡，否則你會因此失去療癒機會。

❧ 有助於療癒這些疾病

假如你有下列任一疾病，試著將甘草根納入日常飲食中：

纖維肌痛症、慢性疲勞症候群、萊姆病、梅尼爾氏症、腎上腺疲勞、神經病變、葛瑞夫茲氏病、間質性膀胱炎、憩室炎、憩室病、各種自體免疫疾病與失調（尤其是橋本氏甲狀腺炎、狼瘡與類風濕性關節炎）、骨髓炎、偏頭痛、消化不良、鏈球菌性喉炎、眩暈症、EB 病毒／單核球增多症、帶狀疱疹、憂鬱症、失眠、喉炎、青春痘、泌尿道感染、坐骨神經痛、胃食道逆流疾病。

❧ 有助於療癒這些症狀

假如你有下列任一症狀，試著將甘草根納入日常飲食中：

頭暈、身體疼痛、焦慮、神經疼痛、顎部疼痛、頸部疼痛、肩膀疼痛、腦霧、刺痛與麻木、便祕、胃部疼痛、頭痛、疲勞、噁心、甲狀腺機能亢進、闌尾發炎、甲狀腺機能不足、胃炎、食物過敏、貝爾氏麻痺、手腳冰冷、更年期症狀、口瘡、胃酸逆流、耳鳴或耳中嗡嗡作響、五十肩、大腦發炎、顳顎關節問題、經前症候群症狀、胃酸不足、陰道灼熱、陰道疼痛、潰瘍（包括消化性潰瘍）、抽搐、痙攣、吞嚥問題、心悸、肝功能停滯、骨盆疼痛、喪失性欲、脾臟發炎。

❧ 情緒上的支持

甘草根對於不是透過頭腦，而是透過腸子處理情緒的人相當有益。假如你覺得就連最單純的誤解都讓你因充滿壓力而胃痛，或是腸子緊繃、胃灼熱，甘草能幫助預防並減輕你的痛苦。

❧ 靈性啟發

正確使用的話，甘草能幫助一生中大部分時間都受疾病所苦的人重拾健

康。如果你生過病，便能體會療癒就是神聖的奇蹟。沒怎麼受過病痛折磨的人，也許僅僅將其他人的療癒視爲恢復正常罷了，但你一定了解所謂的「正常」如同奇蹟，而且任何在某人恢復健康時扮演重要角色的事物，本身就是個奇蹟。甘草教導我們，雖然得仔細留意才觀察得到，但我們身邊確實到處都是這種小奇蹟。你生命中還有什麼看似司空見慣的事物，其實是宇宙的奇蹟呢？

小祕訣

· 想戒掉咖啡因，可以改喝甘草根茶。起床時先喝一杯，這是絕佳的能量飲料。

· 消化食物有問題，或是剛在餐廳吃完不健康的一餐，可以喝點甘草茶幫助消化。

· 把甘草當花草茶隨時飲用，或是服用無酒精的甘草酊劑。

肉桂甘草根茶

分量：4 杯

這杯芳香茶飲的豐富滋味一定能喚起溫暖的感受。每喝下一口，就想像自己變成正在吃甜甘草糖的小孩，讓回憶照亮你的心，並爲你帶來喜悅。

乾燥甘草根 2 湯匙
柳橙皮 1 茶匙
肉桂粉 1 茶匙
完整丁香 1/2 茶匙

在小碗中混合所有材料，然後煮沸 4 杯水。製作一人份的茶飲時，在 1 杯熱水中加入 1 茶匙的上述混料，浸泡至少 5 分鐘。

＊若希望茶飲的風味更強烈、藥效更好，可以在每人份茶飲中使用 2 茶匙（最多 1 湯匙）的泡茶混料。

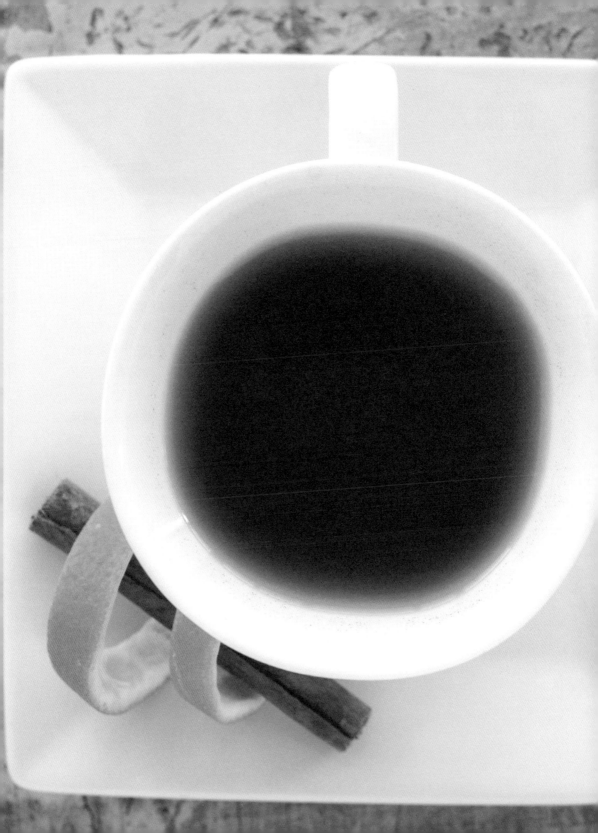

荷蘭芹

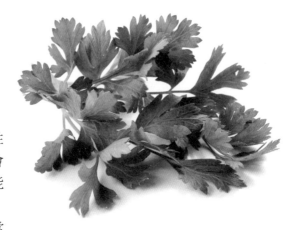

　　你一定聽過酸性體質與鹼性體質，身體偏酸性時，就可能會生病。一般而言，鹼性食物只能促進一、兩種身體系統鹼性化，其他系統仍維持酸性，而在適當且經常使用的情況下，荷蘭芹可以讓全身上下所有系統都偏鹼性，並排除體內的酸性。礦物鹽是荷蘭芹有助於鹼性化的主要原因，荷蘭芹裡的特殊礦物鹽能黏住體內有害的酸，將之排出體外。這種鹼性化能力使荷蘭芹特別有助於預防並對抗各種癌症。

　　這種藥草還是萬能的病原體剋星，能驅逐細菌、寄生蟲與真菌。荷蘭芹對於和嘴巴相關的任何問題都很有效，例如牙齦疾病、齲齒與嘴巴乾燥，因為它能抑制口腔中有害微生物的生長。此外，荷蘭芹也是很棒的抗 DDT 武器，能發揮極佳的螯合作用，將你不知道藏在體內且妨礙你健康的除草劑與 DDT 等殺蟲劑拔出來。

　　荷蘭芹富含養分，包括維生素 B 群（例如葉酸）、微量 B12 輔酵素，以及維生素 A、C、K。荷蘭芹還能大幅促進「再礦物化」，尤其可以提供鎂、硫、鐵、鋅、錳、鉬、鉻、硒、碘與鈣給微量礦物質含量不足的人。荷蘭芹其實是野生食物，不需要太多照顧就能成長茁壯，供你所用。它甚至能應付某些寒冷天氣，代表它有適應原性質。吃下肚時，荷蘭芹會將這種生存與茁壯的意志傳給你。當你筋疲力盡時，荷蘭芹可以為你補足燃料。而就像甘草根一樣，雖然荷蘭芹不常被列入腎上腺滋養食物名單中，但它絕對夠資格。

❧ 有助於療癒這些疾病

假如你有下列任一疾病，試著將荷蘭芹納入日常飲食中：

各種癌症（尤其是多發性骨髓瘤之類的血液細胞癌症）、軟骨撕裂、恐懼症、焦慮症、憂鬱症、牙齦疾病、唾液管問題、鵝口瘡、腎上腺疲勞、EB病毒／單核球增多症、肌肉萎縮性脊髓側索硬化症、偏頭痛、甲狀腺疾病、泌尿道感染、愛迪生氏症、帕金森氏症、失智症、阿茲海默症、關節炎、動脈粥狀硬化症、心房顫動、心血管疾病、慢性阻塞性肺病、內分泌系統失調、C型肝炎、人類免疫缺乏病毒（愛滋病毒）、躁鬱症、萊姆病、自戀型人格障礙、輪癬、休格倫氏症候群。

❧ 有助於療癒這些症狀

假如你有下列任一症狀，試著將荷蘭芹納入日常飲食中：

噁心、頭部覺得輕飄飄、頭暈、酸中毒、嗅覺喪失、味覺喪失、萎靡、腹部疼痛、顫動、牙齦疼痛、口乾舌燥、頭痛、體重增加、鼻出血、齲齒、牙齦萎縮、蛀牙、各種神經系統症狀（包括刺痛、麻木、痙攣、抽搐、神經痛與胸悶）、礦物質缺乏（包括微量礦物質缺乏）、化學物質敏感、子宮發炎、卵巢發炎、輸卵管發炎、記憶力衰退、循環不良、脂肪肝前期、呼吸短促、腦損傷、脊髓損傷、牙痛。

❧ 情緒上的支持

覺得情緒起伏過大時，尋求荷蘭芹的幫助吧。這種藥草生長時，是從外面的莖部與葉片開始成熟，然後從中央發出新芽，可說是相當歸於中心，也讓人歸於中心的藥草。如果覺得自己被他人的情緒波動拖著走，可以提供對方含有荷蘭芹的料理。一個人攝取夠多荷蘭芹之後，你會注意到一種更為平衡的心理與存在狀態。

ᘐ 靈性啟發

　　太多人錯失了荷蘭芹的健康效益，因為不喜歡它的味道。他們不是會過敏或無法忍受，只是決定跟自己知道且喜歡的事物混在一起。當我們不喜歡某件事物時，即使知道對自己有好處，還是會避開。你正在逃避哪些終究對你有幫助的經驗、對話、狀況、責任與行動？你錯過了哪些珍貴的教誨？假如把最初的厭惡感擺一邊，將你通常認為令人不悅的事物當作機會來看待，會為你帶來什麼益處？

小祕訣

· 將荷蘭芹與西洋芹一起打成汁，這些藥草親戚含有的礦物鹽會相輔相成：荷蘭芹的鹽類能黏住體內的乳酸等酸性物質，並排出體外，而西洋芹的鹽類則黏住其他種類的毒素，同時滋養並幫助形成神經傳導物質。

· 可以利用新鮮或乾燥的荷蘭芹泡茶（當然新鮮的最好）。泡茶過程能提取最多深藏在荷蘭芹中的微量礦物質與植物性化合物，好讓你吸收這些養分。

· 為了獲得最大效益，請選用扁葉荷蘭芹（捲葉荷蘭芹還是很有價值，找不到扁葉品種時也是很好的選擇）。

· 養成在每一種料理中加入荷蘭芹的習慣，無論你喜不喜歡這種藥草。到了某個時間點，就會習慣成自然，而且到最後，你一天當中至少會有一餐使用荷蘭芹。若不喜歡荷蘭芹，可以嘗試不同的料理方式（打成汁、切碎撒在沙拉上、攪打在果昔裡、加在茶裡等），直到找出能夠忍受的方法為止。接著，你就能在荷蘭芹排除你體內廢物的同時，獲得它的營養好處。

荷蘭芹塔布蕾沙拉

◆

分量：1～2 人份

　　這道沙拉與鷹嘴豆泥及一大盤烤花椰菜是絕妙搭配，傳統習慣則是將塔布蕾沙拉包在軟嫩的萵苣葉中食用。裝在大碗公裡擺上桌，再用手把沙拉舀出來放進萵苣葉杯裡，就能享用了。

杏仁 1/4 杯
荷蘭芹 4 杯（壓實）
薄荷 1/8 杯（不必壓得太扎實）
切成四分之一塊大小的番茄 2 杯
切成四分之一塊大小的小黃瓜 2 杯
切碎的紅洋蔥 1/2 杯
海鹽 1/4 茶匙
橄欖油 1 茶匙
檸檬 1/2 顆，擠成汁

　　以食物調理機分別將 1/4 杯杏仁和 4 杯荷蘭芹以手動按壓方式間歇攪打至杏仁粗略切細、荷蘭芹變得細碎，然後分別放到一旁備用。

　　以食物調理機將其餘材料以手動按壓方式間歇攪打至切細並充分混合，然後將混料倒進大碗中，加入荷蘭芹與杏仁再攪拌均勻，即可上桌享用！

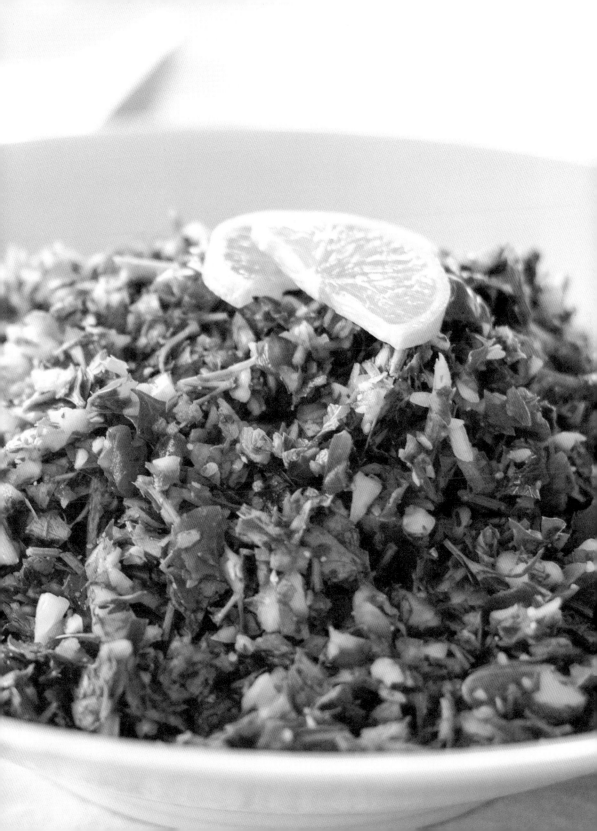

覆盆子葉

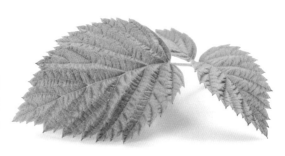

　　想到覆盆子這種植物,我
們通常只會想到它那美味又有
益健康的莓果,但其實覆盆子
的葉子也應該享有同等待遇。
說到平衡女性生殖系統功能,
覆盆子葉可說無人能比。此外,覆盆子葉也是整體荷爾蒙的平衡劑。比方
說,它能促使腎上腺分泌雌激素、黃體素與睪固酮,而且能以關鍵營養素滋
補甲狀腺。覆盆子葉支持了整個內分泌系統的荷爾蒙生成。

　　這些對生殖系統與荷爾蒙的好處,代表覆盆子葉煮成的茶飲是解決不孕
症,以及讓女性身體做好懷孕準備的最佳補藥。此外,它對預防流產很有幫
助,且是解決分娩後的筋疲力盡與產後憂鬱症的祕密武器。覆盆子葉已知能
促進泌乳,而尚未為人所知的是,它也能增加母乳中的維生素與礦物質,提
高母乳對幼兒的營養價值。

　　覆盆子葉對男性也是好處多多,主要可作為血液清道夫與整體排毒劑。
覆盆子葉的植物性化合物(包括花青素與多酚類等抗氧化物),對所有人都
是全方位的抗發炎藥,尤其是對抗各種器官與腺體發炎。覆盆子葉對缺乏鐵
質與需要促進生髮的人也有絕佳效益,而且因為它有助於強化胰臟,所以這
種藥草對胰臟炎患者也大有幫助。此外,雖然覆盆子葉的適應原特質不太受
人注目,但它確實應該被歸類為頂尖的適應原。

❧ 有助於療癒這些疾病

　　假如你有下列任一疾病,試著將覆盆子葉納入日常飲食中:

　　不孕症、流產、類纖維瘤、產後憂鬱症、貧血、泌尿道感染(如膀胱感
染與腎臟感染)、甲狀腺疾病、胰臟炎、牙齦疾病、生育能力低落、葛瑞夫

茲氏病、橋本氏甲狀腺炎、子宮息肉、多囊性卵巢症候群、子宮脫垂、膀胱脫垂、人類乳突病毒、內分泌系統失調、細菌性陰道炎。

有助於療癒這些症狀

假如你有下列任一症狀，試著將覆盆子葉納入日常飲食中：

泌乳量過低、胃炎、卵巢囊腫、食物過敏、疲勞、胃部不適、鐵質缺乏、落髮、抹片檢查結果異常、子宮發炎、卵巢發炎、輸卵管發炎、荷爾蒙失衡、甲狀腺機能不足、熱潮紅、不規則陰道出血、陰道分泌物、陰道灼熱、痙攣。

情緒上的支持

對尋求撫慰、寧靜、同情、慰藉、溫暖、情愛或額外的一點讚美的人，覆盆子葉是絕佳的藥草，適合用來自我安慰，或是提供給有需要的朋友。

靈性啟發

如果沒有好好照料，一小塊地的覆盆子樹可能會漸漸主宰整個果園。然而只要你有一點點時間、耐心，並了解該修剪哪些莖條，就能掌控覆盆子的生長。最後，這個過程會帶來更健康、更多產的植物。我們在生活中會遭遇其他近乎混亂的狀況，有些甚至脫離掌控——但也並非全部都是。覆盆子樹教導我們留意那些可以在節外生枝前就防患未然的狀況。你生命中有哪些事物是你從現在開始細心照料，往後就能結出豐碩果實的？

小祕訣

・ 如果在某個時刻覺得情緒低落，泡杯覆盆子葉茶來喝，有助於舒緩情緒。
・ 若要獲取修復生殖系統與平衡荷爾蒙的最佳效果，以覆盆子葉搭配蕁麻葉一起泡茶。
・ 滿月時多喝些覆盆子葉茶，可以提升茶飲的效果，因為覆盆子樹在滿月時的生長速度會提升 25%，而乾燥葉片仍然依循著這種節奏，打從它在莖條上長出來的那天就一直如此。

覆盆子葉茶

◆

分量：4 杯

在這杯可口茶飲中，種子、葉子與花瓣完美調和。啜飲時，請想像自己體內也如此同調，生殖系統與身體其他部分合而為一。

覆盆子葉 2 **湯匙**
小豆蔻莢 8 **顆**
玫瑰花瓣或花苞 1 **茶匙**

在小碗中混合所有材料，然後煮沸 4 杯水。製作一人份的茶飲時，在 1 杯熱水中加入 1 茶匙的上述混料，浸泡至少 5 分鐘。

*若希望茶飲的風味更強烈、藥效更好，可以在每人份茶飲中使用 2 茶匙（最多 1 湯匙）的泡茶混料。

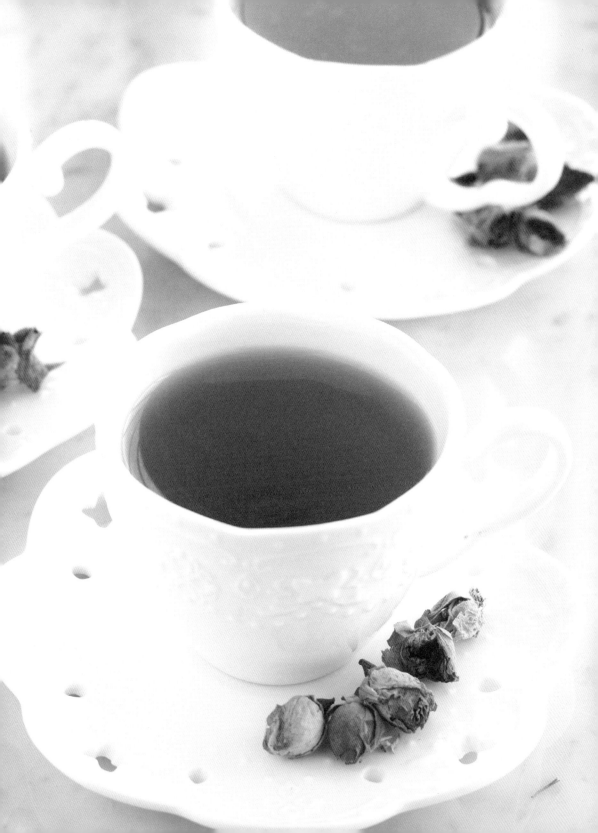

薑黃

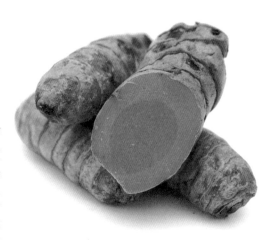

　　薑黃因為含有抗發炎的植物
性化合物薑黃素而聞名，對狼瘡這
類疾病而言相當珍貴——這類疾病
發病時身體會陷入習慣性的反應
循環，即使入侵者（就狼瘡而言是
EB 病毒）消失了也不會停止。要
注意的是，慢性疾病的發炎現象起因於身體對病毒等外來物質的免疫反應，
而非像許多言論所說是身體對抗自己造成的。然而，有時一旦反應循環開始
了，身體就需要盟友出手相助以打破模式。薑黃是這項工作的最佳人選，因
為其中含有來自薑黃素既天然又有益的類固醇化合物及薑黃的其他成分，對
鎮靜由病原體引起的過大發炎反應相當重要。

　　這使薑黃對發炎並導致疼痛的任何部位，從神經、關節到大腦都很有
幫助。說到大腦發炎，許多人都有未被診斷出來、神祕難解的低度病毒性腦
炎，亦即大腦腫脹程度太小，以致醫學檢驗無法察覺，而其症狀有時會被診
斷為肌痛性腦脊髓炎／慢性疲勞症候群（這是大腦因 EB 病毒而發炎所造成的
難解疾病被貼上的標籤）。沒被發現的腦炎會導致頭部有難解壓力、頭暈、
深層頭痛、無法戴眼鏡改善的視力模糊、意識混亂、嚴重焦慮與恐慌，而薑
黃是終極解藥。

　　在薑黃改善發炎問題的同時，其所含的強大化合物能提升體內需要促進
循環部位的血液供給，因此對有慢性組織胺反應，或是因肝功能或循環不良
而有血毒的人來說是理想香料。薑黃富含錳，與薑黃素結合後對心血管系統
極有助益，能降低壞膽固醇、增加好膽固醇、幫助抑制腫瘤與囊腫，且能預
防幾乎各種癌症，尤其是皮膚癌。此外，錳能啟動薑黃素從體內拔出有毒重
金屬的能力。

﹏ 有助於療癒這些疾病

假如你有下列任一疾病，試著將薑黃納入日常飲食中：

過敏、狼瘡、腦炎、焦慮症、膽固醇過高、腫瘤（包括腦瘤）、多囊性卵巢症候群、類纖維瘤、各種癌症（尤其是皮膚癌）、小腸細菌過度增生、流行性感冒、普通感冒、鼻竇問題、慢性疲勞症候群、EB 病毒／單核球增多症、多發性硬化症、類風濕性關節炎、肌肉萎縮性脊髓側索硬化症、淋巴瘤（包括非何杰金氏淋巴瘤）、濕疹、牛皮癬、重金屬毒性、細菌性肺炎、滑囊炎、腕隧道症候群、麩質過敏症、腦性麻痺、慢性支氣管炎、飲食障礙症、電磁波過敏症、肺氣腫、子宮內膜異位症、心臟疾病、失眠、脂肪瘤、腎上腺疲勞、青光眼、萊姆病、葛瑞夫茲氏病、偏頭痛、肥胖症、關節炎、帕金森氏症、寄生蟲問題、雷諾氏症候群、季節性情緒失調、坐骨神經痛、橋本氏甲狀腺炎、酵母菌感染、蟯蟲。

﹏ 有助於療癒這些症狀

假如你有下列任一症狀，試著將薑黃納入日常飲食中：

皮疹、蕁麻疹、充血、大腦發炎、關節發炎、神經發炎、循環不良、囊腫、肝功能不良、肝熱、礦物質缺乏、頭皮屑、背部疼痛、頸部疼痛、膝蓋疼痛、足部疼痛、甲狀腺機能亢進、發炎、頭部壓力、頭暈、深層頭痛、視力混濁、意識混亂、恐慌、喉嚨痛、咳嗽、身體疼痛、身體僵硬、鈣化、脾臟腫大、化學物質敏感、人格解體、定向力障礙、運動失能、情緒性進食、黏液過多、五十肩、組織胺反應、荷爾蒙失衡、胃酸不足、間歇性陰道出血、顎部疼痛、暴怒、腿部痙攣、皮質醇過低、更年期症狀、肌肉痙攣、肌肉僵硬、遊走性疼痛、鼻竇疼痛、甲狀腺機能不足、體重增加。

∿ 情緒上的支持

對難以認可自我價值的人，薑黃是理想食物。若發現你低估了自己對某項計畫或某段人際關係的貢獻、總是對自己失望，或是難以接受讚美，就讓薑黃加入你的生活中，幫助你欣賞珍貴而耀眼的自己，以及你能帶給眾人的所有正面事物。

∿ 靈性啟發

薑黃的抗發炎特質如此強大，使它注定要來讓我們喘口氣，並思考生命中還有什麼能用來幫助鎮靜。發炎不只出現在身體層面，心理、情緒，甚至靈性層面都可能有，通常會以批判、責怪、狂怒或長期不滿的形式出現，而且就像身體發炎一樣令人非常不舒服。最初讓你痛苦的原因可能早已消失，你卻陷入習慣性的反饋迴圈中，重複經歷痛苦。下次當你覺得有關自身存在的發炎現象即將發作時，請對引起這個反應的過往經驗致上敬意，接著想想薑黃的提醒，慢慢地試著結束循環。

小祕訣

- 若有充血、咳嗽、喉嚨痛、普通感冒、流行性感冒與／或鼻竇問題，可以把新鮮薑黃與薑一起打汁，製成小劑量的濃縮液，在一天當中定期喝一小口。這種濃縮液有袪痰效果，有助於加快療癒過程。
- 試著在運動或進行粗重勞務後攝取薑黃，任何形式（食物的香料、打成汁、茶飲或營養補充品）都可以，只要有吃進身體裡就好。薑黃能縮短肌肉、韌帶與關節在運動後的復元時間，也能對你沒注意到、可能演變成大毛病的任何小傷害發揮抗發炎效果。

薑黃薑汁飲

——————◆——————

分量：2 ～ 4 人份

　　這道可增強免疫力的飲品是前面提到的薑黃與薑打成的濃縮液美味版，是出現感冒徵兆時的必需品，能幫助身體擊退來犯的各種外敵！

薑黃 10 公分
生薑 10 公分
柳橙 2 顆
大蒜 4 瓣

　　以榨汁機分別將各個食材榨成汁，並將每一種汁分開盛裝。在小玻璃杯中混合 1 茶匙薑黃汁、1 茶匙薑汁、1/4 茶匙大蒜汁與 1/4 杯柳橙汁，攪拌均勻後立刻飲用。

　　請注意：使用的榨汁機不同，各種食材榨汁時所需的用量可能有大幅差異。

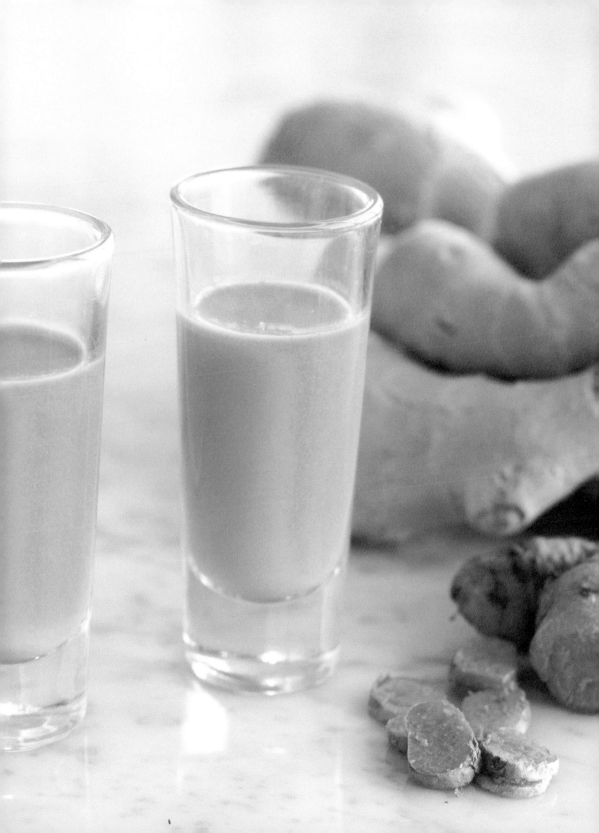

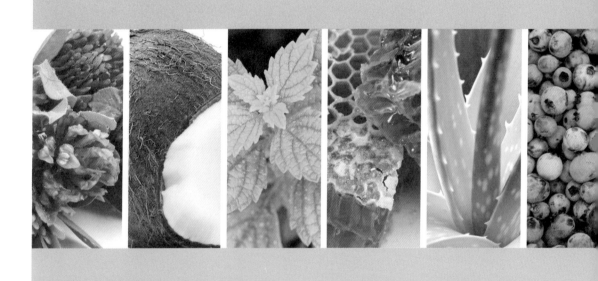

野生食物

蘆薈

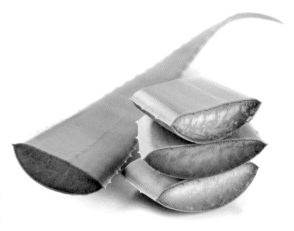

　　蘆薈因爲其適合外用於燙傷、割傷、擦傷、瘀血與蟲咬的鎮靜特性而聞名，對曬傷尤其有效。然而，蘆薈用於內服時有更廣泛的效果。若對灌腸療程有興趣，就讓蘆薈成爲你生活的一部分，因爲攝取蘆薈就有淨化結腸的效果。此外，蘆薈對舒緩便祕也很有幫助。

　　蘆薈含有超過七十種微量礦物質，聚集在一起形成尚未被發現、具有藥性的合金。這些合金與蘆薈素共同作用，能鎮靜腸子內的發炎現象，使蘆薈成爲舒緩大腸激躁症、克隆氏症與結腸炎的首選。這種抗發炎特性能修復闌尾及相當重要的迴腸（這是消化系統正常發揮功能時身體生成維生素 B12 的部位）。不只如此，蘆薈在使迴腸恢復健康的同時，還提供了以生物可利用性極高的形式呈現的維生素 B12，因而得以全面提高體內維生素 B12 的含量。

　　蘆薈能抗病毒、抗菌、抗眞菌（包括黴菌）、抗寄生蟲（包括蠕蟲），且有助於殺死引起結腸癌、胃癌與直腸癌的病原體，還能消滅幽門螺旋桿菌，並支持胰臟。此外，它也有抑制息肉生長與減少痔瘡形成的獨特能力。而如果擔心自己曾經接觸輻射，交給蘆薈吧，它擁有與木質素結合的 β- 胡蘿蔔素，可以將輻射物排出體外。

❧ 有助於療癒這些疾病

　　假如你有下列任一疾病，試著將蘆薈納入日常飲食中：

　　大腸激躁症、克隆氏症、結腸炎、其他各種類型的腸道發炎疾病、結腸直腸癌、胃癌、胰臟癌、巴瑞特氏食道症、小腸細菌過度增生、胃潰瘍、泌尿道感染（如膀胱感染與腎臟感染）、細菌性陰道炎、足底筋膜炎、莫頓氏神經瘤、坐骨神經痛、EB 病毒 / 單核球增多症、曬傷、瘀血、割傷、擦傷、

痔瘡、息肉、憩室炎、青春痘、肌肉萎縮性脊髓側索硬化症、濕疹、牛皮癬、各種自體免疫疾病與失調、大腸桿菌感染、困難梭菌感染、幽門螺旋桿菌感染、食物中毒、脂肪肝、裂孔疝氣、單純疱疹病毒第一型、單純疱疹病毒第二型、A型肝炎、B型肝炎、C型肝炎、D型肝炎、人類乳突病毒、黃疸、肝臟疾病、巨結腸症、多重抗藥性金黃色葡萄球菌、帶狀疱疹、鏈球菌性喉炎、合併鏈球菌感染的兒童自體免疫神經精神異常。

☞ 有助於療癒這些症狀

假如你有下列任一症狀，試著將蘆薈納入日常飲食中：

發炎、胃酸逆流、疲勞、便祕、腹脹、焦慮、黑眼圈、食物過敏、胃痛、胃部不適、腹部痙攣、腹部壓力、肝功能不良、肝功能停滯、肝熱、脂肪肝前期、荷爾蒙失衡、闌尾發炎、腸子發炎、胃酸不足。

☞ 情緒上的支持

若剛剛經過重大轉變（例如搬進新家），而覺得空虛、傷感、孤獨及些許失落，蘆薈是完美的食物，能幫助你與周遭環境平靜共處。

☞ 靈性啟發

蘆薈從上古時代就存在，我們卻不甚熟悉它的各種用途。多了解蘆薈，能激勵我們對周遭世界採取新的觀點。如果去探索其不同面向，生命中還有哪些事物擁有多重效用？

小祕訣

· 在許多商店都能買到較大的烹調用蘆薈葉。買回家時,從葉片中央切下十公分長的區段(葉片底部與頂端丟棄不用)並切成片,然後切除綠色表皮,舀出凝膠狀果肉。蘆薈果肉可以直接食用、與水一同攪打,或是加入果昔中。
· 即使蘆薈是從商店買來,或者取自你的菜園或窗台盆栽,仍然保有其野生特性。
· 若有黑眼圈,或是你對皮膚狀態不滿,想要重拾青春光澤,可以每天食用新鮮蘆薈。其實,蘆薈由內而外幫助皮膚的效果更好。
· 將取自蘆薈的新鮮蘆薈膠(沒有經過加工或添加防腐劑)塗抹在寵物的搔癢皮疹、壁蝨與跳蚤叮咬,以及毛髮脫落部位效果極佳。

蘆薈涼飲

◆

分量:1 人份

　　柳橙汁與椰子水的風味結合蘆薈膠,酸甜可口。早上起床時先享用一杯,讓充足的水分與柑橘的一抹陽光喚醒你全身。

柳橙 2 顆
椰子水 1 杯
蘆薈葉 1/4 片

柳橙切片並榨汁(應該能榨出約 1 杯柳橙汁)。將柳橙汁倒進果汁機裡,加入椰子水。切開蘆薈葉,挖下 2 湯匙的透明蘆薈果肉,放進果汁機裡,與柳橙椰子水一同攪打至滑順起泡,然後倒入玻璃杯中立刻享用。

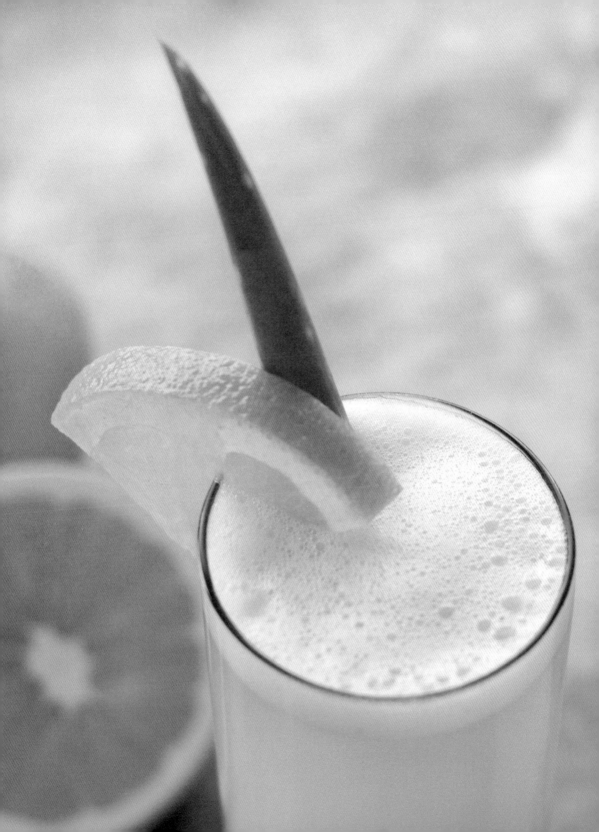

大西洋海菜

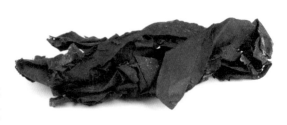

　　來自大西洋的海中蔬菜（也就
是海菜）排除體內有毒重金屬的效
果極為強大。

　　它們在海裡的工作是吸收有毒重金屬、輻射物與其他毒素，並將這些
物質變得無害。當紅藻、墨角藻、海藻、翅藻、石蓴、紫菜、角叉菜或岩海
草接觸海水中的毒素時，會像海綿般持續吸收毒素，並解除它們的破壞性頻
率，再釋放回海裡，使原本的汙染物由於被海菜消除活性，不會再造成傷害。

　　吃下海菜時，它們會把海綿般的神奇能力帶來幫助我們，只是效果有點
不同。海菜吸收有毒重金屬、輻射物、戴奧辛、DDT 等殺蟲劑及其他毒素，
並使它們失去活性後，不會把這些物質釋放回我們體內，而是透過海菜中的
生物活性植物性化合物鎖定毒素，使它們還在人體內時無法擴散。假如海菜
在進入我們體內時含有一點點任何毒素，它們會持續與毒素綁在一起，沿途還
會收集更多毒素，然後在不把任何汙染物傳給我們的情況下排出體外。海菜也
像是結腸中的緊急備用部隊，能抓住並確保任何金屬確實離開我們的身體。

　　驅除毒素時，大西洋海菜唯一留在我們體內的就是養分，尤其是五十種
促進健康的礦物質。這些礦物質的生物可利用性極高，而且容易吸收，可滋
養任何缺乏礦物質的身體系統。這些礦物質協助你維持平衡的同時，也在製
造能幫助對抗壓力的電解質。

　　這種野生食物對各種疾病皆有幫助。海菜能重建受損的 DNA，還能將海
洋的接地性質轉移到我們身上，消滅各種疾病。海菜對內分泌系統特別有幫
助，因為它們會吸收可能導致甲狀腺機能不足，並擾亂下視丘、腦下垂體與
松果體的輻射物。此外，海菜也是活性碘的絕佳來源，可以保護甲狀腺不受
輻射與病毒（如 EB 病毒）傷害。海菜對骨骼、肌腱、韌帶、結締組織及牙齒
也特別有益，解決有毒重金屬引起的疾病或症狀的效果也很棒，例如阿茲海
默症、注意力不足過動症、癲癇或腦霧。

❧ 有助於療癒這些疾病

假如你有下列任一疾病，試著將大西洋海菜納入日常飲食中：

內分泌失調、骨質缺乏症、骨質疏鬆症、骨折、受傷、癲癇、阿茲海默症、失智症、偏頭痛、橋本氏甲狀腺炎、葛瑞夫茲氏病、甲狀腺癌、躁鬱症、自閉症、注意力不足過動症、接觸輻射（來自牙醫診療、醫療 X 光或癌症治療）、貧血、白血病、骨癌、腦癌、膀胱癌、腎臟癌、肝癌、肺癌、胃癌、腸道息肉、多重化學物質敏感症、強迫症、憂鬱症、焦慮症、帕金森氏症、生殖器官癌症（例如卵巢癌、子宮癌、與子宮頸癌）、亞斯伯格症候群、子宮內膜異位症、青光眼、免疫系統缺陷、季節性情緒失調、狼瘡。

❧ 有助於療癒這些症狀

假如你有下列任一症狀，試著將大西洋海菜納入日常飲食中：

腦霧、甲狀腺機能不足、記憶力衰退、抽搐、痙攣、癲癇大發作、視力混濁、落髮、平衡問題、噁心、偏頭痛、頭痛、便祕、礦物質缺乏、各種神經系統症狀（包括刺痛、麻木、痙攣、抽搐、神經疼痛與胸悶）、子宮發炎、卵巢發炎、輸卵管發炎、膽囊發炎、胃部發炎、小腸發炎、結腸發炎、貝爾氏麻痺、暴怒、肝功能不良、顫動。

❧ 情緒上的支持

對行為無可預料，心情時常起伏不定、忽冷忽熱的人，海菜是相當有效的工具。通常當某人極度敏感、容易動搖或情緒不穩時，他並未接地，而大西洋海菜是最能讓人接地的食物。

❧ 靈性啟發

我們時常吸收周遭的憂慮、恐懼及其他造成壓力的情緒，這些有毒情緒會侵蝕我們，並對身心安康造成阻礙。海菜教我們處理在能量層面有毒的事

物，解除其殺傷力，然後釋放回蒼穹之中，讓它無法再傷害任何人。

小祕訣

· 要從一頓飯裡獲取更大的接地效益，可以將一條海藻放進煮飯的電鍋中，或者加進燉鍋裡一起煮湯，也可以搭配任何美味料理享用。

· 將一把紅藻加進野生藍莓、芫荽葉、螺旋藻及大麥苗汁萃取粉打成的果昔中，就成了一杯超強排毒靈藥。

海苔卷佐濃醇酪梨蘸醬

◆

分量：1 ～ 2 人份

　　這道海苔卷可以包進下方列出的蔬菜，或是你喜歡的食材，搭配濃郁的酪梨蘸醬，就成了一道完美的午餐、點心，也可以當作晚餐輕食。

紅蘿蔔 4 根
櫛瓜 3 根
豆薯 1 顆，削皮
青蔥 1 把，尾端切除
紅藻片 1/2 杯
海苔 8 張

蘸醬材料：
酪梨 1 顆
萊姆 1 顆，榨汁
芫荽葉 1/4 杯
墨西哥辣椒 1/4 根
椰棗 1/2 顆
水 1/2 杯

　　將紅蘿蔔、櫛瓜與豆薯切成細長條，或是利用刨絲刀、螺旋切絲器或菜刀切成麵條狀。製作海苔卷時，將紅蘿蔔、櫛瓜、豆薯、青蔥與紅藻鋪在每一張海苔片底部，然後往上緊緊捲起。以手指蘸水抹在海苔片邊緣，讓海苔卷可以黏合、固定。可依喜好將海苔卷切成一口大小。

　　至於蘸醬，將所需材料以果汁機攪打至滑順，然後淋上海苔卷即可！

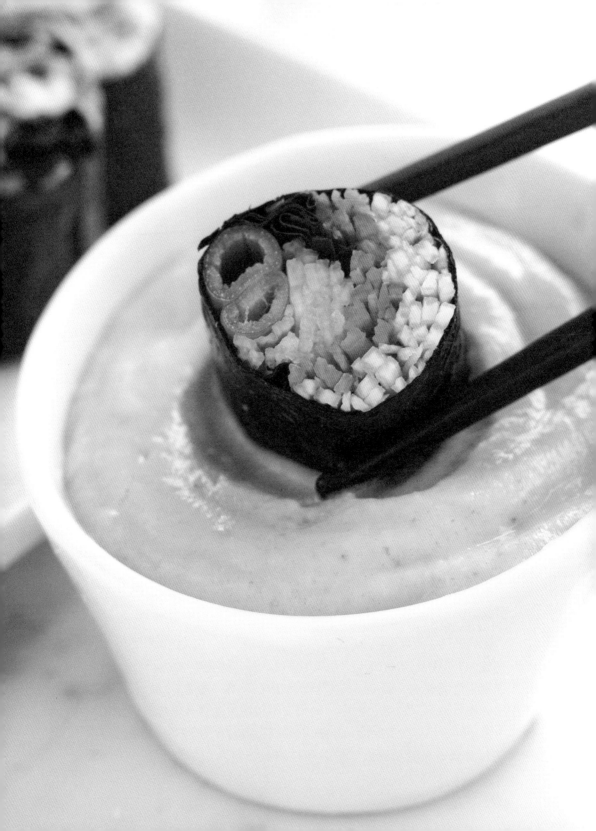

牛蒡

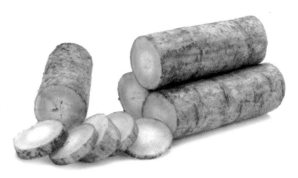

　　牛蒡是能修復肝臟的自然力量。牛蒡因爲深入大地，而擁有接地能力。當肝臟充滿病毒（例如 EB 病毒、帶狀疱疹、人類疱疹病毒第六型與巨細胞病毒），或是害菌、蠕蟲、眞菌或其他病原體時，會失去原本的接地能力。而牛蒡促進接地的效果比其他根莖類高出五十倍，能重建肝臟的接地機制，進而強化、活化肝臟，使其得以驅逐病原體。

　　若不多加照料，肝臟會逐漸失去原本像海綿般的能力，變得密實又堅硬，而牛蒡可以軟化緊密、淤滯的肝臟。牛蒡中的植物性化合物也能支持肝臟，降低囊腫的生長與沾黏，並修復肝臟中的疤痕組織，而且它淨化肝小葉的效果無人能比。牛蒡還能替肝臟最密實的部分排毒，並排除來自金屬、塑膠、除草劑與殺眞菌劑的外來有毒荷爾蒙，最終讓肝臟得以呼吸。

　　牛蒡中的養分涵蓋幾乎各種微量礦物質與維生素 B 群，加上維生素 A、C、K。這種野生食物同時擁有獨特的天賦，能淨化淋巴系統與血液，提升白血球與殺手細胞功能，以保持淋巴結強健，使它們得以殺死病原體與癌細胞。此外，牛蒡中的酵素也有高度活性，而且可結合牛蒡的豐富胺基酸，成爲重金屬解毒劑。

❧ 有助於療癒這些疾病

　　假如你有下列任一疾病，試著將牛蒡納入日常飲食中：

　　痛風、肝臟疾病、肝癌、腎結石、膽結石、淋巴瘤（包括非何杰金氏淋巴瘤）、慢性感染、乳癌、肺癌、胸膜炎、狼瘡、慢性疲勞症候群、纖維肌痛症、多發性硬化症、偏頭痛、牙齦疾病、青春痘、C 型肝炎、腎上腺疲勞、糖尿病、滑囊炎、麩質過敏症、各種自體免疫疾病與失調、甲狀腺癌、濕

疹、牛皮癬、腎臟感染、萊姆病、蠕蟲、酵母菌感染。

☞ 有助於療癒這些症狀

假如你有下列任一症狀，試著將牛蒡納入日常飲食中：

肝臟疤痕組織、肝沾黏、肝臟囊腫、肝損傷、肝功能停滯、肝功能不良、膽囊痙攣、食物過敏、闌尾發炎、頭痛、胃部疼痛、腹脹、便祕、背部疼痛、腹部痙攣、加速老化、血糖失衡、礦物質缺乏（包含微量礦物質缺乏）、髓鞘神經傷害、食物敏感、體內嗡鳴或震動感、血液毒性、化學物質敏感、消化系統不適、脾臟腫大、發炎、神經痛、軟骨撕裂。

☞ 情緒上的支持

若想淨化身、心、靈，甚至清理被過往經驗的陰影占據的周遭空間，牛蒡可以發揮情緒淨化作用。

☞ 靈性啟發

若碰到即將散播種子的牛蒡，你稍後可能會發現有刺球狀的花黏在襪子、褲子、鞋帶、毛衣、頭髮等可以讓這些小鉤子附著的任何地方。牛蒡的刺球狀花會伴隨著你，一直陪你到達目的地。這是牛蒡植株為未來做準備的方法——把種子散播到任何過路客身上，這樣新植株就能到更遠的地方扎根。牛蒡教我們利用每次的相遇散播希望的種子，並認清其他人想藉由我們傳達的訊息。當我們心愛的人與親朋好友在生命中航行時，我們能提供什麼樣的種子，讓他們有一天可以種在這個世界上？我們又從他人手中獲得了哪些值得散播的種子？

小祕訣

· 按摩過後喝杯牛蒡茶或牛蒡湯，提升淋巴系統的排毒能力。
· 將新鮮牛蒡加入你喜愛的蔬菜汁中一起攪打，它有著甜美樸實的味道，能與其他風味完美結合。最好現打現喝，以立刻將其中的礦物質直接吸收到體內。
· 如果喜歡啃紅蘿蔔，可以嘗試換成牛蒡：以削皮器削去牛蒡皮，再切成棒狀當點心吃。牛蒡的抗微生物特性與纖維有助於清潔牙齒、清除嘴裡的害菌，並擊退牙齦疾病。
· 如果覺得某個朋友需要清理情緒或身體毒素，請對方喝杯牛蒡茶。

牛蒡湯

◆

分量：2～4 人份

　　這道湯品可以一次先煮一大鍋，方便往後整個星期都能享用。可以裝在馬克杯裡喝，也可以盛在碗裡品嘗，這是送給身體與靈魂的溫暖禮物。

切片牛蒡 2 杯
切片紅蘿蔔 2 杯
切片蘑菇 2 杯
切片青江菜 2 杯
黃洋蔥 1 顆，切丁
切碎的大蒜 1 湯匙
薑末 1 湯匙
海鹽 1/2 茶匙

　　將所有食材放進大湯鍋裡，加水蓋過並煮滾，然後把火轉小，燜煮 30 至 40 分鐘，煮到所有蔬菜熟軟即可。

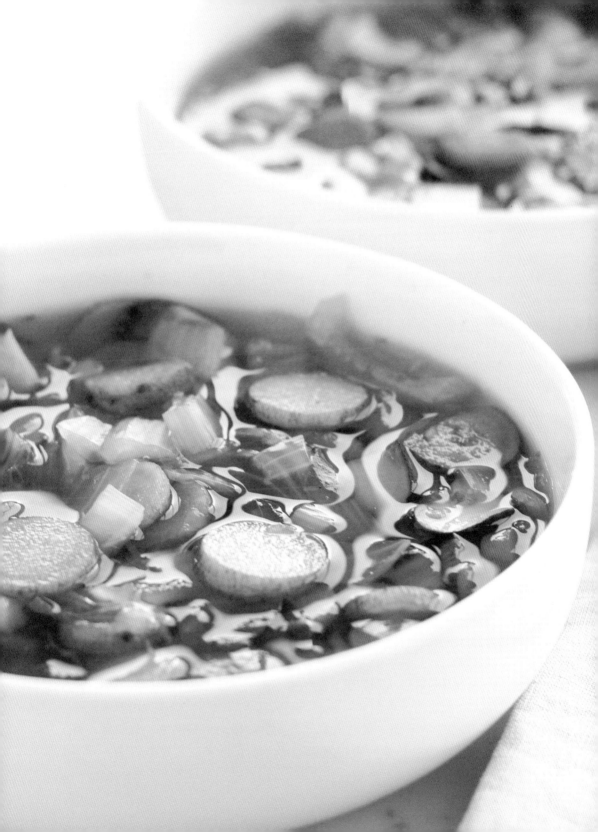

白樺茸

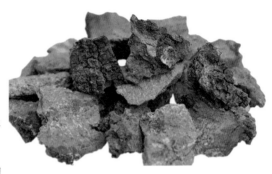

　　白樺茸擁有增強免疫系統的營養素，藉由增加淋巴球、單核球、嗜中性球、嗜鹼性球與嗜酸性球的生成來恢復白血球數量，讓身體能對抗各種入侵者，例如毒素、病毒、細菌，以及酵母菌與黴菌等真菌。這種驚人的野生食物也能強化紅血球與骨髓、平衡血小板，並擊退細胞激素風暴——這是身體對病原體或毒素過度反應的結果。細胞激素風暴會導致血管擴張（可能引起出血）、蕁麻疹、皮疹與發燒，而有了白樺茸的幫助，身體可以更妥善對付病原體與毒素。

　　白樺茸堪稱本世紀最具藥性、最能滋補全身的工具之一。白樺茸裡的植物性化合物能有效對抗癌症、調節血糖、增強腎上腺同時調節其餘的內分泌系統、分解並溶解生物膜（某些病毒與真菌的膠狀副產物），以及消滅腸道中的有害真菌。提到這個，坊間傳說蕈類與其他可食用真菌對人有害，因為攝取蕈類會導致體內的真菌過度增生——這實在太荒謬了，蕈類是我們所擁有對抗有害真菌最好的鬥士。

⚘ 有助於療癒這些疾病

　　假如你有下列任一疾病，試著將白樺茸納入日常飲食中：

　　膀胱癌、骨癌、乳癌、肝癌、白血病、卵巢癌、攝護腺癌、自體免疫疾病與失調、萊姆病、狼瘡、多發性硬化症、肌肉萎縮性脊髓側索硬化症、腕隧道症候群、肌腱炎、滑囊炎、坐骨神經痛、纖維肌痛症、慢性疲勞症候群、小腸細菌過度增生、高血壓、脂肪肝、肺炎、牛皮癬、濕疹、葛瑞夫茲氏病、免疫系統缺陷、人類免疫缺乏病毒（愛滋病毒）、橋本氏甲狀腺炎、EB 病毒／單核球增多症、帶狀疱疹、腎上腺疲勞、接觸黴菌、偏頭痛、貧血、多重化學物質敏感症、電磁波過敏症、麩質過敏症、牙齦感染、酒渣

（玫瑰斑）、鵝口瘡、陰道鏈球菌感染。

有助於療癒這些症狀

假如你有下列任一症狀，試著將白樺茸納入日常飲食中：

發炎、肩膀疼痛、五十肩、頸部疼痛、背部疼痛、頭痛、頭部疼痛、脂肪肝前期、鐵質缺乏、關節疼痛、肌肉疲勞、貝爾氏麻痺、肝功能不良、肝功能停滯、發燒、皮疹、蕁麻疹、手指甲與腳趾甲真菌、身體真菌、甲狀腺機能不足、各種神經系統症狀（包括刺痛、麻木、痙攣、抽搐、神經疼痛與胸悶）、顎部疼痛、身體僵硬、瘀血、黑眼圈、飛蚊症、足部疼痛、關節發炎、肝熱、甲狀腺機能亢進、腫脹、體液滯留、神經痛、循環不良、喉嚨痛。

情緒上的支持

對於認為自己錯失某些事物，覺得失去生命方向、情緒遲鈍與麻木，且無法下定決心——即使只有一個決定要做，卻不喜歡自己手上的選擇——的人而言，白樺茸是很珍貴的工具。需要幫助以想像自己未來想要些什麼，以及該如何實現時，就交給白樺茸吧。

靈性啟發

白樺茸與它生長其上的樹木和諧共生。一旦在樹上扎根，白樺茸會極緩慢地生長，如此才不會干擾寄主。它在風暴與嚴寒時期給予樹木力量。白樺茸擁有耐心與生存智慧，知道如果寄主樹木倒了，它也活不了。我們可以從這種野生食物身上學到忠誠。假如你相信某人或某事，白樺茸教我們別放手；若想幫助所愛之人生存與茁壯，我們也必須如此。情況需要時，就全部投入，並想想白樺茸的天性來支持自己。就像白樺茸與樹木的關係，我們必須保持堅強，不僅為了彼此，也是為了更大的利益。

小祕訣

- 選購磨成極細粉末的白樺茸，這是最有利於養分吸收的形式。你可以將白樺茸粉加入果昔中或拿來泡茶。
- 在熱水中加入白樺茸粉並攪拌至溶解即成白樺茸茶，加入生蜂蜜則能幫助白樺茸的藥性深入體內難以觸及的地方，提升身體系統功能。白樺茸蜂蜜茶是午後提振精神的絕佳飲品。
- 尊敬白樺茸，攝取之前對它的忠誠與堅忍天性表達敬意，如此將使身體更能吸收其中提升免疫力的植物性化合物。

白樺茸拿鐵

◆

分量：2 杯

　　需要力量與撫慰時，這杯溫暖濃郁的飲品再適合不過了。享用時不妨想想它對你的身體有什麼好處，因為白樺茸能幫助你發揮潛能。

白樺茸粉 2 茶匙
肉桂 1/2 茶匙
生蜂蜜 1 茶匙
椰奶 1/8 ～ 1/4 杯

　　將 2 杯水煮滾。把白樺茸粉與肉桂平均分配於兩個茶杯中，然後在每個杯子裡倒入 1 杯熱水。倒入蜂蜜拌勻，可依喜好增加蜂蜜量。將椰奶倒入茶杯裡拌勻，或者利用奶泡器打出椰子奶泡，倒在飲料上即可。

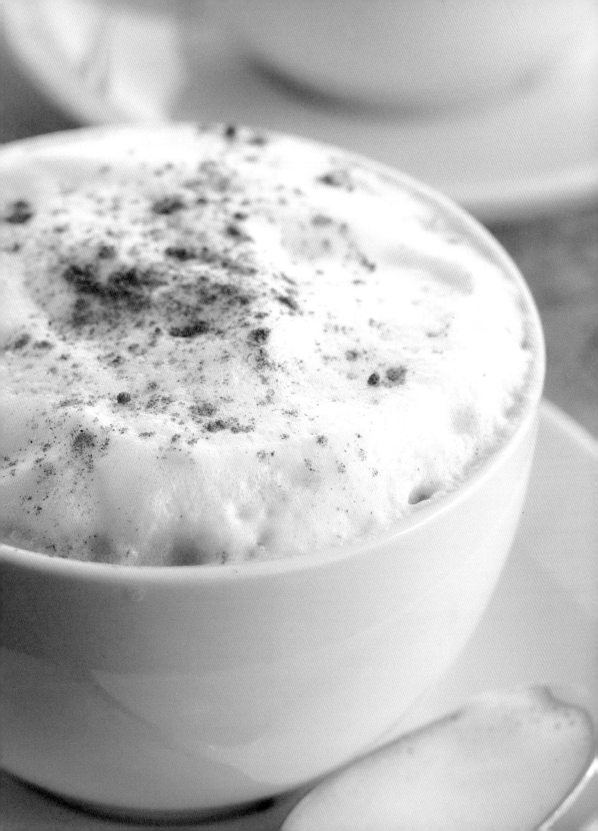

椰子

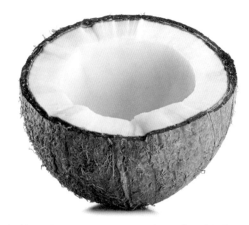

　　椰子近年來頗受推崇，尤其是以椰子水與椰子油形式呈現的產品。我們聽過椰子水在二戰時期被當成傷兵的靜脈注射液，也聽說許多人在飲食中加入椰子油之後體驗到健康奇蹟。

　　現在來聊聊還沒人發現的部分：**椰子能增進它觸及的任何事物的力量**。與任何療癒食物結合時，椰子能連結它們的效益並大幅提升。比方說，若將椰子水加入摻有荷蘭芹的果昔中，椰子水會讓荷蘭芹排除你體內有害酸性物質的能力提升 50%，並大幅增強荷蘭芹所含的微量礦物質帶來的益處。或者，如果把椰肉加入沙拉裡，沙拉中的其他食材——小黃瓜、萵苣、番茄、菠菜等任何具有療癒效果的食物——都會變得更營養、更能改變生命。藉由啓動其中的胺基酸、維生素與其他養分，椰子讓食物實現它存在的最高目的，並藉此滋養你，讓你也能實現你人生的使命，並邁向更高的目標。

　　椰子水爲血液提供至關重要的葡萄糖與關鍵的礦物鹽，包括鉀與鈉，這是神經傳導物質生成的基本要素。少了身體需要的神經傳導物質，可能導致失眠、神經系統睡眠呼吸中止症，以及其他睡眠障礙。爲了避免這些問題，最好的方法就是飲用椰子水。

　　而苦於不孕症或其他生殖系統失調問題的人請記住，椰子水的微量礦物質與電解質能滋養你的生殖組織。此外，椰子水對有低血糖症與其他血糖失調問題的人非常重要（包括糖尿病患者），對腎上腺機能亢進或不足的人也是，還有益於各種大腦與神經系統失調問題。椰子水對帕金森氏症患者大有幫助，對罹患阿茲海默症或其他種類失智症的人而言也是不可或缺，更有助於預防癲癇發作，以及改善各種眼疾。

　　椰肉（以及榨取自椰肉的椰子油）因爲所含的月桂酸與它的其他抗氧化物結合，而具備抗病原體性質。因此，需要抗菌與抗病毒食物時，別忘了椰

子。當椰子從胃部進入腸道時，會殺死它接觸到的任何病原體。此外，它的中鏈脂肪酸能分解其他脂肪，並協助將它們排出體外。

有助於療癒這些疾病

假如你有下列任一疾病，試著將椰子納入日常飲食中：

姿勢性直立心搏過速症候群、愛迪生氏症、雷諾氏症候群、腎上腺疲勞、低血糖症、糖尿病、甲狀腺癌、心搏過速、心房顫動、憂鬱症、焦慮症、躁鬱症、亞斯伯格症候群、失眠、癲癇、視神經疾病、青光眼、偏頭痛、帕金森氏症、阿茲海默症、失智症、EB 病毒／單核球增多症、人類疱疹病毒第六型、人類疱疹病毒第七型、人類疱疹病毒第八型、人類疱疹病毒第九型、尚未被發現的人類疱疹病毒第十到十二型、甲狀腺疾病、帶狀疱疹、注意力不足過動症、自閉症、甲狀腺結節、泌尿道感染、不孕症、生育能力低落、坐骨神經痛、細菌性肺炎、萊姆病、黴漿菌、肺炎披衣菌、寄生蟲問題、腕隧道症候群、高血壓、人類乳突病毒、諾羅病毒、胰臟炎、小腸細菌過度增生、曬傷。

有助於療癒這些症狀

假如你有下列任一症狀，試著將椰子納入日常飲食中：

心悸、癲癇大發作、心律不整、焦慮、腦霧、視力混濁、貝爾氏麻痺、記憶力衰退、體重增加、食物過敏、五十肩、頸部疼痛、神經痛、各種神經系統症狀（包括刺痛、麻木、痙攣、抽搐、神經疼痛與胸悶）、背部疼痛、意識混亂、化學物質敏感、礦物質缺乏、疲勞、倦怠、萎靡、脫水、頭痛、吞嚥困難、呼吸困難、結締組織發炎、耳朵疼痛、足部疼痛、高血壓、睡眠障礙、血小板數量過低、神經質、耳鳴或耳中嗡嗡作響、急尿。

❧ 情緒上的支持

你是否有哪個朋友對任何事物的反應都是「關我什麼事」？如果有,提供對方任何形式的椰子。椰子適合自戀、對自我著迷,以及完全沉浸於自己單一世界觀裡的人。它能打開情緒渠道,讓人放棄自我迷戀,權衡他人與自己的需求及價值。

❧ 靈性啟發

椰子樹在風暴中會快速讓果實掉下去,這是它的生存智慧:要選擇緊抓住椰子不放,在風暴橫掃時承受傾倒的風險,或是選擇拋下椰子,讓自己不那麼容易被吹倒。這是應該謹記在心的教誨。當生命面臨風暴,有時必須放棄對自己最珍貴的事物,這會讓人感覺彷彿世界末日。而椰子樹告訴我們,太陽最後還是會升起,最重要的是你仍然屹立不搖。

小祕訣

- 買椰子水時，只選購清澈透明或帶著極細微粉紅色的。有錯誤觀念認為深粉紅色或淡紅色的椰子水比較有益，其實這是快速氧化與變質的徵兆。此外，也應避開任何含有天然風味劑、檸檬酸，或是龍舌蘭蜜或精製蔗糖等甜味劑的椰子水。

- 若取得幼嫩、青綠色的椰子，最好在幾天內食用完畢。如果在未冷藏狀態下放置太久，椰子可能會爆開，到時就得清理牆壁或天花板上的椰子水了。

- 如果無法取得新鮮椰子，選擇罐裝椰子醬或冷凍嫩椰肉也不錯，很適合用在沙拉這類料理中。至於烹調，最好也使用椰子油。

- 如果不敢游泳或害怕開放水域，試著將椰子帶進生活中。椰子樹通常生長在海岸靠近水邊的地方，並將椰子拋進海裡。椰子是很棒的游泳選手，可以在開放水域漂流很久、很遠，並在漂流時吸收海洋的知識，直到抵達一片能夠扎根的新海岸。食用椰子時，你也繼承了這種適應水上生活的天性，能夠減輕你對水的焦慮，有助於增強力量。

- 在晚間食用椰子對於月圓時難以入眠的人而言相當理想。椰子為你的神經傳導物質與電脈衝提供了額外的礦物鹽與電解質，能協助你抵擋滿月時的細微引力。

金黃椰子咖哩

◆

分量：6～8人份

　　這份食譜讓你一次大量準備，足以應付一大群飢腸轆轆的食客，或者讓你吃上一星期。黃咖哩既溫和又讓人覺得溫暖，令人回味無窮。

日本南瓜 1 小顆
馬鈴薯 8 顆
紅蘿蔔 8 根
椰子油 1 湯匙
洋蔥 3 顆，切丁
大蒜 8 瓣，切碎
薑末 2 湯匙
黃咖哩粉 2 湯匙
椰奶 3 杯
蜂蜜 2 茶匙
鹽 1 1/2 茶匙
芫荽葉 1/2 杯
萊姆 1 顆
辣椒（依喜好選用）

　　將日本南瓜放進大湯鍋中以水蓋過，煮滾後繼續煮 5 至 7 分鐘，直到南瓜稍微變軟，然後瀝乾、放涼。將馬鈴薯與紅蘿蔔大略切塊備用。南瓜涼了以後切成兩半、去籽、大略切塊，與紅蘿蔔及馬鈴薯一同放入湯鍋中，加入 5 公分高的水煮滾，然後加蓋蒸煮，偶爾攪拌，需要時可再加水，蒸煮至蔬菜正好熟透。

　　咖哩部分，將椰子油倒入大鍋中加熱，再加入洋蔥大火煎炒，直到洋蔥變軟並散發香氣（約 5 分鐘），需要時可加水以免黏鍋。在洋蔥裡加入大蒜、薑末與咖哩粉，持續拌炒 1 分鐘。接著加入椰奶、蜂蜜與鹽，繼續攪拌。最後加入之前蒸煮好的蔬菜，並轉為小火燜煮約 10 至 15 分鐘，煮到蔬菜熟軟。盛起咖哩，撒上芫荽葉、擠上萊姆汁即可上桌，也可依喜好撒上辣椒。

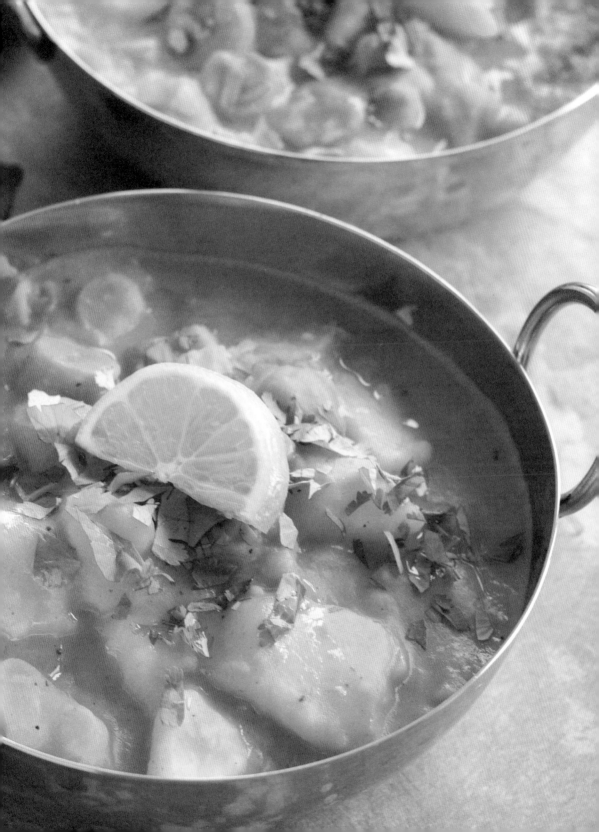

蒲公英

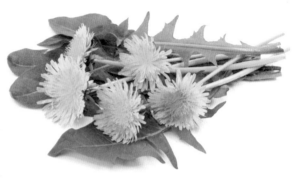

　　蒲公英的獨特之處在於每個部分 —— 根部、葉子、花，甚至莖 —— 都能用，各有不同程度的苦味，正好呼應身體需要不同淨化作用的不同部位。首先，蒲公英花（有點苦，但伴隨細微甜味）能清潔中空器官，例如胃、腸道、膽囊、膀胱、肺、子宮、心臟。

　　接著是葉子。蒲公英葉中的植物性化合物能淨化血液，並有助於將血液輸送至難以觸及的部位，所以蒲公英葉是解決循環問題不可或缺的。葉子的苦味也能將毒素擠出淋巴系統，使它成為對付非何杰金氏淋巴瘤、淋巴結腫大與水腫的理想食物。

　　然後是莖部，它比花與葉子更苦，可以淨化體內的實體器官（相對於中空器官），例如脾臟、肝臟、大腦。比方說，它能排除已經不再有用的膽汁。

　　至於蒲公英的根部，可以更深入地為這些實體器官解毒。這是整株蒲公英最苦的部位，能促使器官進行最深層的清理作業，以增強淨化效果。

　　蒲公英不只是具有淨化效果的藥草，它在清理完垃圾之後，還會在你體內留下重要營養素，例如維生素 A、維生素 B 群、錳、碘、鈣、鐵、鎂、硒、二氧化矽與葉綠素，給你活力，並協助身體擊退疾病。蒲公英能預防幾乎任何疾病，對攝護腺的效果尤佳。

❧ 有助於療癒這些疾病

　　假如你有下列任一疾病，試著將蒲公英納入日常飲食中：

　　淋巴瘤（包括非何杰金氏淋巴瘤）、水腫、攝護腺炎、皮膚癌、輪癬、酒渣（玫瑰斑）、肥胖症、腎結石、肝硬化、C 型肝炎、青春痘、肌肉萎縮性脊髓側索硬化症、偏頭痛、泌尿道感染、血液異常、血液細胞疾病、消化

系統失調、脂肪肝、麩質過敏症、腎臟疾病。

有助於療癒這些症狀

假如你有下列任一症狀，試著將蒲公英納入日常飲食中：

循環不良、體液滯留、淋巴結腫大、體重增加、蕁麻疹、肝功能不良、肝功能停滯、腹部鼓脹、腹部疼痛、胃酸逆流、血液毒性、充血、便祕、肝臟囊腫、消化系統不適、脾臟腫大、黏液過多、脂肪肝前期、高血壓、闌尾發炎、膽囊發炎、胃部發炎、小腸發炎、結腸發炎、組織胺反應、消化功能衰弱。

情緒上的支持

我們有時覺得失去了一部分自我，或者因為情緒所致說出某些話，之後卻覺得後悔或甚至不明白自己為何口無遮攔。這通常是因為我們失去了協調，身、心、靈並未合一運行。對想要感受整體性的人而言，蒲公英是完美的統一者，因為它本身就一致無二。

靈性啟發

我們時常為了爭第一而心煩意亂，影響了自我價值感。這種高成就者心態很早就開始了：第一個去排隊、第一個舉手、第一個擠上公車。有些人覺得若不藉由這種方式證明自己，就會永遠失去他人的認可與機會。

蒲公英在春季成長，在夏季的高溫中乾枯，但整株植物在這一年並非就此死去，而是經常在秋季重新出現。如果你會因為搶不到第一名就覺得自己不完整或比不上別人，請記住：蒲公英會捲土重來，而縱使自己無法總是位居龍頭，也同樣能找到滿足與慰藉，因為轉角處會有新的機會。

小祕訣

· 若不喜歡蒲公英的苦味，試試烘焙過的蒲公英根茶，排毒效果極佳，而烘焙過程也會減輕苦味。

· 蒲公英花很適合冷泡茶。摘下新鮮的花，在冷水中浸泡一夜，以釋放其中的礦物質、維生素與植物營養素。若要添加甜味，可加入生蜂蜜。

· 有機會就在野外採下一片蒲公英葉（例如在未噴灑殺蟲劑的草地或爬山途中），並且生食。野生蒲公英葉有絨毛，這可是崇高微生物這類有益微生物的聖地。

· 若無法取得新鮮蒲公英，也別排斥健康食品店賣的蒲公英葉。

· 試試在蒲公英花季過後將種子從其頭部吹走的遊戲，這是很深刻的靜心方式。

蒲公英蔬果汁

分量：1～2 人份

　　這道蔬果汁完美緩和了蒲公英葉的強烈滋味，是在生活中加入蒲公英葉的絕佳方式。

西洋芹 1 棵，莖部一根根分開
小黃瓜 2 根
中型柳橙 2 顆，削皮
蒲公英葉 10 片（最好連葉柄一起）

　　將所有食材放進高速榨汁機裡榨成汁（可依喜好增加蒲公英葉用量），然後倒入玻璃杯即可享用！

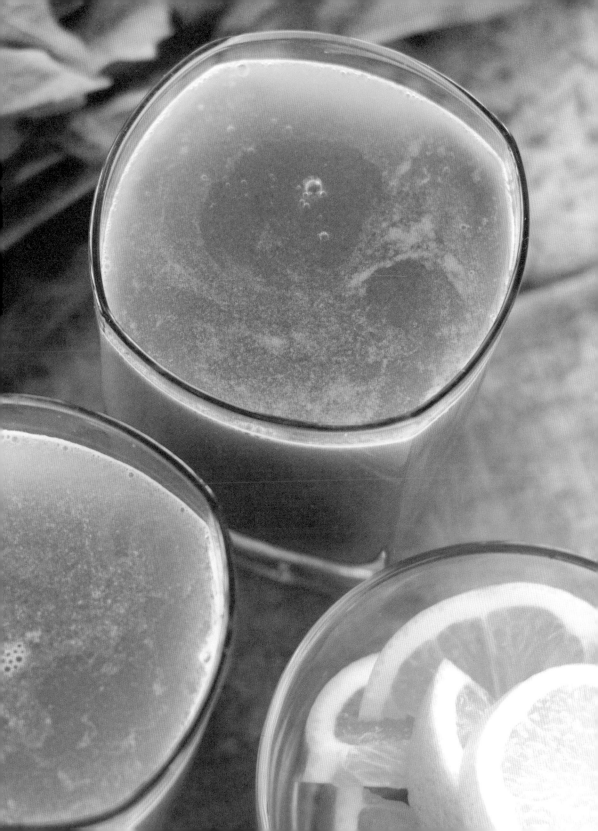

蕁麻葉

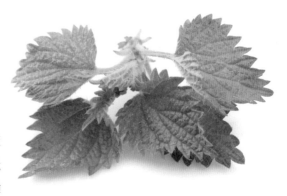

　　雖然你不太可能在別處看到蕁麻葉被列爲適應原藥草，它卻是絕佳的適應原，很適合支持身體度過壓力期。蕁麻葉含有超過七百種尚未被發現的植物性化合物，對疲勞的器官有絕佳的抗發炎效果，也含有療癒性的生物鹼。

　　女性的卵巢在製造生殖荷爾蒙方面獲得諸多注目，這代表當檢驗結果指出某位女士的荷爾蒙濃度不足時，健康照護專家常會責怪生殖系統，有時會換來不必要的荷爾蒙補充藥物。事實上，腎上腺也分擔了製造女性體內雌激素、黃體素與睪固酮的工作。檢驗結果說荷爾蒙濃度過低，常常代表腎上腺要不是過度活躍（所以過多腎上腺素的腐蝕特性干擾了讀數的準確度），就是機能低落（所以無法及時生成性荷爾蒙）。許多二、三十歲的女性接受檢查後被告知她們已進入更年期前期，但讓她們不舒服的真正原因是腎上腺疲勞。在女性生殖系統被認爲有問題的無數案例中，需要幫助的其實是腎上腺，而這正是蕁麻葉發揮功用的時候。

　　這種抗輻射的野生食物，能讓你好好寵愛過度負擔、過度運作或過度疲勞的腎上腺與內分泌系統其他成員。而由於卵巢是內分泌系統的一部分，蕁麻葉可說是帶來雙贏的食物，能一次解決多個擾亂荷爾蒙的因素。蕁麻葉是幫助生殖系統的終極藥草，對女性尤其有益，它透過支持可以刺激卵泡的荷爾蒙，來促進卵子生成，也能使身體擺脫來自塑膠與殺蟲劑的外來有毒雌激素。

　　蕁麻葉富含建構與保護骨骼的礦物質，如二氧化矽，同時也有超過四十種以生物活性、生物可利用性與可吸收度最高的形式呈現的微量礦物質。有了這些特性，加上蕁麻葉是強大的止痛藥，確實能提升我們成長茁壯的能力。

有助於療癒這些疾病

假如你有下列任一疾病，試著將蕁麻葉納入日常飲食中：

泌尿道感染（如膀胱感染與腎臟感染）、間質性膀胱炎、生殖器官癌症、卵巢癌、子宮頸癌、子宮癌、EB 病毒／單核球增多症、類風濕性關節炎、帶狀疱疹、創傷後壓力症候群、喉炎、生育能力低落、青春痘、濕疹、牛皮癬、不孕症、各種自體免疫疾病與失調、禿頭、貧血、厭食症、焦慮症、憂鬱症、膀胱脫垂、乳癌、水腫、內分泌系統失調、多囊性卵巢症候群、陰道鏈球菌感染。

有助於療癒這些症狀

假如你有下列任一症狀，試著將蕁麻葉納入日常飲食中：

腎上腺機能低落／亢進、腎上腺荷爾蒙失衡、焦慮、發炎、生殖荷爾蒙失衡、陰道分泌物、陰道搔癢、陰道灼熱、經痛、經前症候群症狀、皮疹、頭痛、食物過敏、更年期症狀、腹部痙攣、加速老化、疤痕組織、腹脹、手腳冰冷、腫脹、失禁、月經失調、皮質醇過低、情緒波動、喜怒無常。

情緒上的支持

對容易分心、心思渙散的人，蕁麻葉是非常有助於集中注意力的藥草。

靈性啟發

蕁麻在春季萌芽時，看起來不過就像花園或田野中平凡的新生植物，我們可能只顧著欣賞綠意而未曾多加注意它。突然間，蕁麻長高了、開枝散葉了，表達了自己的存在，如果沒注意到，它就在我們擦身而過時用細小的刺替自己發聲。遭遇過這種刺痛感的人往往將蕁麻視為雜草，一看到蕁麻就有些畏懼；但對於學會懷抱敬意接近蕁麻，以及知道它諸多好處的人，看見新生的蕁麻冒出頭，往往產生些許興奮之情，就像與許久未見的好友重逢。蕁

麻教我們留意周遭這些感激的火花。你曾經漠視哪些事物，但其實只要學著做開心接受、與之合作，就能欣賞其眞實特質？

小祕訣

‧ 即使是乾燥的蕁麻也能與一個效力循環產生共鳴。下午飲用蕁麻葉茶能讓它發揮最強大的效果。
‧ 針對蚊蟲咬傷、擦傷與輕微燒燙傷，可以將布浸泡於蕁麻葉茶中，再把泡過茶湯的布敷於患處。
‧ 靜心前飲用蕁麻葉茶可讓體驗更加集中。

薄荷生薑蕁麻葉茶

分量：3～6 杯

　　蕁麻的適應原特質幫助我們與自身直覺接觸。啜飲這杯讓人精神煥發的茶時，想想你的直覺能力過去如何爲你效力，現在又在告訴你什麼。

蕁麻葉 2 湯匙
切碎的新鮮薄荷 2 湯匙
薑末 2 茶匙

　　在小碗中混合所有材料，然後煮沸 4 杯水。製作一人份的茶飲時，在 1 杯熱水中加入 1 茶匙的上述混料，浸泡至少 5 分鐘。

　　＊若希望茶飲的風味更強烈、藥效更好，可以在每人份茶飲中使用 2 茶匙（最多 1 湯匙）的泡茶混料。

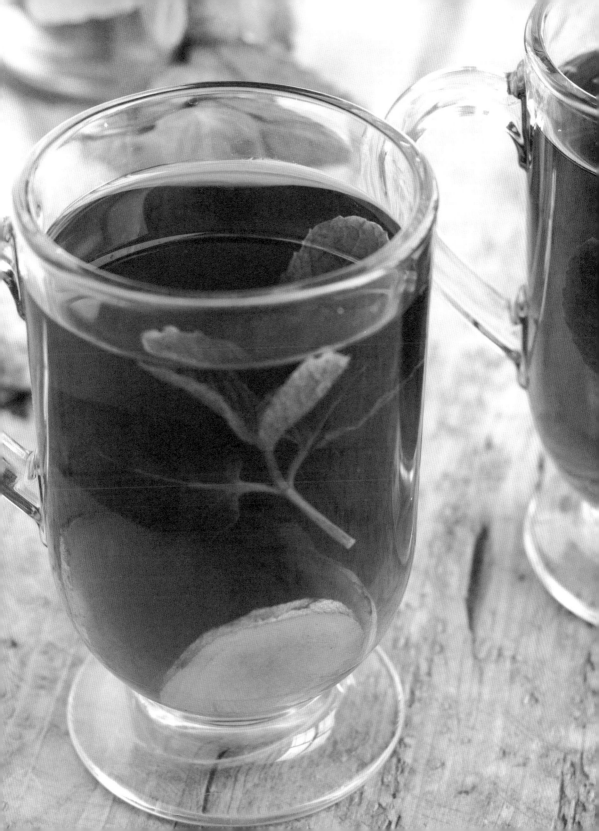

生蜂蜜

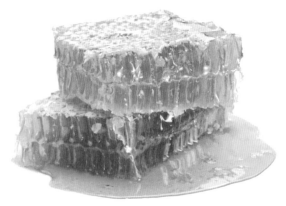

　　以原始、具生命力形式呈現的未加工蜂蜜，堪稱來自神與大地的奇蹟。若你害怕蜂蜜只是單純的糖，因此必須避免攝取，將這種擔憂拋在腦後吧。如果排斥蜂蜜，就會錯失它神奇的健康效益。蜂蜜中的糖分與加工糖完全不同，確切而言，因為蜜蜂從各種植物採集蜂蜜，所以蜂蜜中的果糖與葡萄糖充滿超過二十萬種尚未被發現的植物性化合物，包括病原體殺手，以及保護你不受輻射傷害或能抗癌的植物性化合物。當抗癌的植物性化合物被吸收到惡性腫瘤與囊腫裡，能讓癌細胞的生長過程停止。而蜂蜜中高度可吸收的糖分與 B12 輔酵素，使其成為現代最有益大腦的食物之一。此外，生蜂蜜能修復 DNA，且富含鈣、鉀、鋅、硒、磷、鉻、鉬、錳等礦物質。

　　生蜂蜜是對抗感染性疾病的祕密武器。當你的免疫力變弱，覺得特別容易染上普通感冒、流行性感冒、諾羅病毒等腸胃傳染病，以及食物中毒時，生蜂蜜能強化嗜中性球與巨噬細胞，讓它們得以擊退病原體，藉此協助你的身體維持堅強的第一線防禦（醫學尚未記錄，刺激免疫的植物性化合物能滋養這兩種與其他白血球）。這些特性也讓生蜂蜜具有抗發炎效果，因為它能抑制病原體繁殖並釋放使發炎惡化的毒素。生蜂蜜的確是我們這個地球的良藥。

❧ 有助於療癒這些疾病

　　假如你有下列任一疾病，試著將生蜂蜜納入日常飲食中：

　　鼻竇感染、耳朵感染、糖尿病、低血糖症、創傷後壓力症候群、過敏、麥粒腫（針眼）、眼睛感染、多重抗藥性金黃色葡萄球菌、葡萄球菌感染、難解的不孕症、小腸細菌過度增生、生育能力低落、失眠、腎上腺疲勞、普

通感冒、流行性感冒、諾羅病毒、各種癌症、躁鬱症、注意力不足過動症、阿茲海默症、失智症、各種自體免疫疾病與失調、寄生蟲問題、食物中毒、呼吸道感染、支氣管炎、喉炎、鵝口瘡。

有助於療癒這些症狀

　　假如你有下列任一症狀，試著將生蜂蜜納入日常飲食中：

　　喉嚨痛、鼻涕倒流、發炎、口瘡、睡眠障礙、腸道細菌感染、各種神經系統症狀（包括刺痛、麻木、痙攣、抽搐、神經疼痛與胸悶）、體臭、皮膚乾燥、囊腫、眼睛乾澀、頭暈、耳朵疼痛、飛蚊症、發燒、頭痛、熱潮紅、關節疼痛、活力衰退、喪失性欲、疲勞、記憶力問題、記憶力衰退、鼻竇問題、呼吸短促、胃痛。

情緒上的支持

　　蜂蜜的黏著性不只是物理特性，也適用於情緒層面。如果蜂蜜存在你的生活中，當你經歷美好的事物——使你振奮並滋養你靈魂的事物——那份記憶會黏住你，即使身處可能讓你苦惱的負面體驗，你也不會失去那美好的記憶。

靈性啟發

　　若能追溯到家族血脈的源頭，你會發現靠蜂蜜為生的祖先。生蜂蜜不僅僅用於維繫生存，讓人類勉強撐到發現更好的食物為止；應該說，它以往是（現在仍是）具備藥效的絕佳滋養品。蜂蜜深埋在我們的血脈之中，真正的我們——我們的靈魂、我們的 DNA——在某種意義上是起源於蜂蜜。這表示如果將蜂蜜拒於門外，等於關閉了我們與人類生命起源連結的那個部分。與蜂蜜建立連結，將使我們重新接觸自己。這讓人不禁想問：我們還曾經對哪些成就今日的自己的幕後推手冷漠以待？還有什麼值得我們重新評估？

小祕訣

· 在檸檬水中加入生蜂蜜，可增強蜂蜜的生物類黃酮，並提升這杯飲料的增強免疫效果。

· 若覺得自己快生病了，睡前服用一茶匙生蜂蜜，這樣做也能促進一夜好眠。

· 以生蜂蜜取代平常使用的所有加工糖類與甜味劑。盡量選購野生花蜜。

· 蜂蜜對療癒小傷與活化皮膚效果極佳。試著塗抹在你想要加速療癒過程的疤痕上。

· 靜心前攝取蜂蜜能強化心智，並帶來一整天的愉悅感。

蜜香椰子冰淇淋

◆

分量：2～4人份

這道食譜可以讓你完成比市面上所有產品更乾淨美味的冰淇淋。此外，你還能將剩下的杏仁奶用在果昔中，或者放進冰箱裡冰涼享用。

杏仁 1 杯
椰棗 2 顆，去核
香草豆莢 0.5 公分，
縱向剖開
椰子乳脂 1½ 杯
海鹽 1/8 茶匙
生蜂蜜 1/8 杯
切碎的杏仁 1/4 杯
（依喜好選用）

首先，將杏仁、椰棗、香草豆莢中刮下的香草籽與 2 杯水放進果汁機攪打至滑順，然後將打好的混料倒進過濾袋擠壓過濾成杏仁奶，放到一旁備用。接著打開椰奶罐頭，將上層的濃厚乳脂舀出來（做法請參閱第 100 頁的「鮮奶油莓果」食譜）。拿個中型碗，將椰子乳脂、1 杯杏仁奶、海鹽及生蜂蜜倒進碗中攪拌至充分混合，然後倒入冰淇淋機裡，依照說明書的指示製冰即可。

＊如果沒有冰淇淋機，可將混料置於碗中，放入冷凍庫，每 30 分鐘攪拌一次，直到成形。

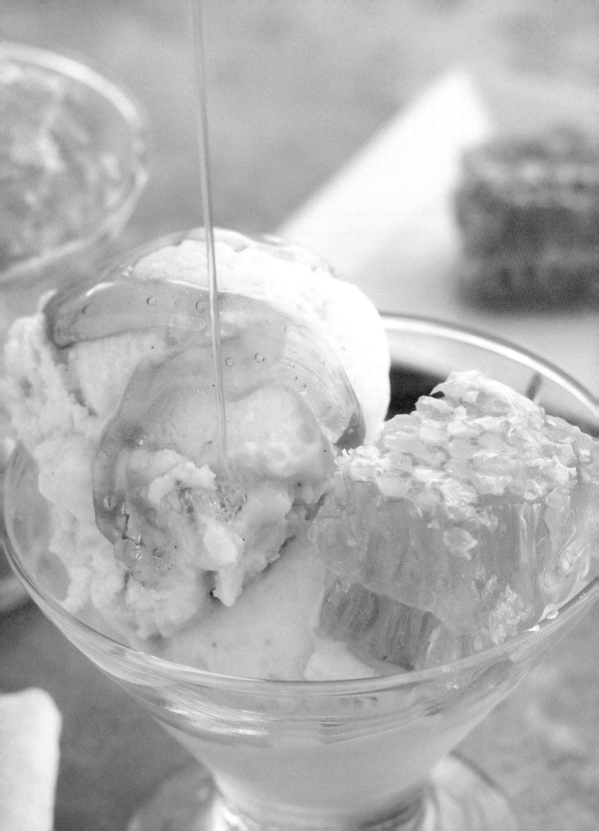

紅花苜蓿

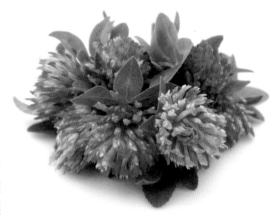

　　紅花苜蓿是最能支持淋巴系
統並淨化淋巴液的藥草，且能有效
對抗各種癌症。這種慷慨的野生藥
草──花與葉子都可使用──有利尿效果，而且是終極造血良方，適合爲了
各種血液問題或疾病而擔憂的人，例如白血病、多發性骨髓瘤，或是因爲胰
臟或肝臟功能不良而導致血液中有毒素。

　　紅花苜蓿含有豐富養分與對抗疾病的生物鹼，從中獲得的營養素比市
面上任何綜合維生素產品都多。若擔心缺乏營養，可以每天喝三杯紅花苜蓿
茶，這是促進再礦物化的終極工具，也能有效補充缺乏的各種營養素，尤其
是鉬、錳、硒、鐵、鎂、維生素 A、維生素 B 群、維生素輔因子（這是醫學
研究尚未探索的植物營養素）。此外，紅花苜蓿的生物鹼能與它的胺基酸共
同分解並減少堆積的多餘脂肪，讓脂肪排出體外。因此，紅花苜蓿是現代人
的減重好幫手。

　　紅花苜蓿還有供給能量的效果，對覺得疲憊或筋疲力盡的人相當重要。
你可以用新鮮水果、蔬菜與超級食物粉打出最棒的果昔，但它補充養分的效
果很可能比不上一杯紅花苜蓿茶。這些優點結合紅花苜蓿清理有毒重金屬及
DDT 等殺蟲劑的能力，使這種藥草成爲本世紀的維生必需品。

✿ 有助於療癒這些疾病

　　假如你有下列任一疾病，試著將紅花苜蓿納入日常飲食中：

　　血液細胞疾病、B 細胞疾病、白血病、血液毒性、A 型肝炎、B 型肝炎、
C 型肝炎、D 型肝炎、血液細胞癌症（如多發性骨髓瘤）、貧血（包括鐮刀
型紅血球疾病）、肝臟疾病、腎上腺疲勞、生育能力低落、過敏、EB 病毒／
單核球增多症、青春痘、單純疱疹病毒第一型、單純疱疹病毒第二型、不孕

症、帶狀疱疹、短暫性腦缺血發作（小中風）、唾液管問題、麩質過敏症、濕疹、牛皮癬、萊姆病。

有助於療癒這些症狀

假如你有下列任一症狀，試著將紅花苜蓿納入日常飲食中：

高血壓、肝功能停滯、肝功能不良、慢性腹瀉、慢性稀糞、便祕、荷爾蒙失衡、脾臟腫大、經前症候群症狀、更年期症狀、食物過敏、蕁麻疹、皮疹、血糖失衡、憂鬱、淋巴結腫大、循環不良、組織胺反應及敏感、皮膚乾燥、尿血、鈣化、化學物質敏感、身體真菌、指甲脆弱、瘀血、頭痛、消化功能衰弱、體重增加、渴望吃甜食。

情緒上的支持

紅花苜蓿適合活在過去以致幾乎傷害自己的人。若發現自己因為懷念以往體驗到的幸福與滿足感，而試圖回到過去，請尋求紅花苜蓿的幫助。這種藥草能幫你把那些有益的情緒帶到現在，讓你在目前的生活中也能感受到喜悅與滿足。

靈性啟發

紅花苜蓿幾乎可以在任何地方生長，而且即使應該列於尊貴之位，它也不介意被人踐踏。紅花苜蓿是相當寬容的植物，蓬勃地生長，且生命力強韌。你可以割下它、重踩它，它仍然會不斷冒出頭來，提供希望與豐足。你是否曾被逆境擊倒，但你還有許多東西可以付出？紅花苜蓿教導我們，繼續往前走。

小祕訣

· 尋求淨化時，試著在晚間飲用一杯紅花苜蓿茶。這種藥草的療癒、淨化特性會持續運作一整夜，尋找並排出你身體系統內的毒素，讓肝臟在凌晨時分就能開始處理毒素。

· 紅花苜蓿通常成簇開花，一次大約開五到二十朵。若要獲取紅花苜蓿的完整藥效，跟著它的自然節奏，一天喝一杯紅花苜蓿茶，連續喝五到二十天（超過二十天也沒問題，就當作新的一簇花盛開了）。

紅花苜蓿洋甘菊茶

分量：4 杯

早晨喝一杯這樣的茶，你會發現這一天似乎開始變得更新、更明亮了。

紅花苜蓿花 2 湯匙
洋甘菊花 1 湯匙
薰衣草花 1/4 茶匙

在小碗中混合所有材料，然後煮沸 4 杯水。製作一人份的茶飲時，在 1 杯熱水中加入 1 茶匙的上述混料，浸泡至少 5 分鐘。

＊若希望茶飲的風味更強烈、藥效更好，可以在每人份茶飲中使用 2 茶匙（最多 1 湯匙）的泡茶混料。

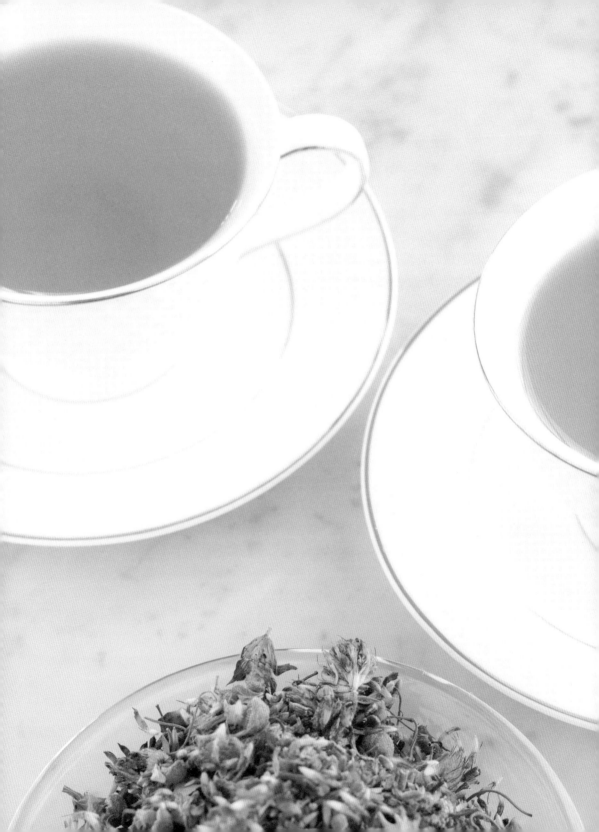

玫瑰果

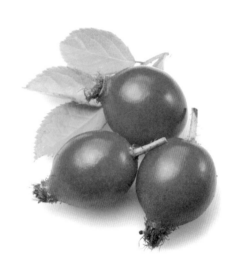

　　玫瑰果中的維生素 C 是現存生物同質性與生物可利用性最高的一種維生素 C，也就是我們身體最能利用的。此外，它的維生素 C 還能將你體內來自其他食物的維生素 C 轉變為更優質的形式。維生素 C 能夠抗發炎（而且玫瑰果中的維生素 C 抗發炎效果比其他來源更好），也能藉由強化嗜中性球、嗜酸性球、嗜鹼性球與巨噬細胞來增加白血球數量，並整體提升免疫系統對抗病毒、細菌、酵母菌、黴菌與其他有害真菌的能力。它對於對抗幾乎各種感染都是特別有益的催化劑。

　　當某種病毒（如 EB 病毒）在體內活躍時，往往會釋放毒素，而在此過程中，病毒的殘骸會形成一種稱為生物膜的膠狀物質。這種生物膜不僅像是體內有害微生物的培養皿，還會阻礙重要器官的運作。肝臟就像海綿，為了保護身體而吸收這種生物膜，但生物膜會掙脫並進入血液中，而由於心臟的血液大多從肝臟汲取而來，這種黏稠的膠狀殘餘物就被抽進心臟瓣膜中，例如二尖瓣，這正是造成難解心悸、心搏過速、心房顫動與心律不整的潛在原因。玫瑰果中的維生素 C 能預防這種情況，它可溶解生物膜，幫助分解其殘渣，最終讓苦於心律不整的人獲得舒緩。

　　玫瑰果對緩解泌尿道感染效果奇佳（比蔓越莓厲害），也能療癒皮膚問題。它還有比大部分療癒食物更高比例的抗氧化物，而且種類也多（其中有很多尚未被發現）。玫瑰的根部比其他許多灌木更深入土壤之中，因此可汲取到幾乎各種礦物質，包括重要的二氧化矽。即使是在自家後院種植玫瑰，結出的玫瑰果仍然屬於野生食物。嫁接、雜交與培育並不會帶走玫瑰的野性，這些力量永不動搖。

❧ 有助於療癒這些疾病

假如你有下列任一疾病，試著將玫瑰果納入日常飲食中：

耳朵感染、牙齒問題、牙齦疾病、牙齦膿腫、泌尿道感染（如膀胱感染與腎臟感染）、憩室炎、憩室病、小腸細菌過度增生、喉炎、心搏過速、心房顫動、普通感冒、流行性感冒、鼻竇感染、青春痘、白斑症、皮膚感染、葡萄球菌感染、鏈球菌性喉炎、麥粒腫（針眼）、眼睛感染、多重抗藥性金黃色葡萄球菌、手指甲與腳趾甲真菌、腎上腺疲勞、單純疱疹病毒第二型、各種自體免疫疾病與失調、慢性支氣管炎、慢性疲勞症候群、痔瘡、牛皮癬性關節炎、體內細菌感染、癲癇、糖尿病。

❧ 有助於療癒這些症狀

假如你有下列任一症狀，試著將玫瑰果納入日常飲食中：

喉嚨痛、口瘡、心悸、肝功能停滯、肝功能不良、便祕、皮疹、黏液過多、發燒、各種神經系統症狀（包括刺痛、麻木、痙攣、抽搐、神經疼痛與胸悶）、視力模糊、五十肩、熱潮紅、水泡、身體疼痛、皮膚搔癢、倦怠、腦損傷、礦物質缺乏、咳嗽、頭暈、耳鳴或耳中嗡嗡作響、皮膚乾燥、眼睛乾澀、萎靡、頸部疼痛、神經質、肩膀疼痛。

❧ 情緒上的支持

你是否曾覺得有人在找你麻煩，彷彿精神上遭受攻擊？他人的負面看法是否會影響你的心理狀態？玫瑰果可以保護你不受這種惡意傷害。無論別人是因為你追求自然方法（例如自然產或長期哺乳）、在工作上訂規矩，或是他們希望你降低道德標準，但你堅持不愧對良心，因而對你不滿，都請攝取玫瑰果來抵擋唱反調的人，讓你能堅持自己的路。

ꙮ 靈性啟發

　　玫瑰花稍縱即逝的美引人注目，但花瓣凋謝之後呢？花謝不該成爲讓人憂鬱的原因，或者代表我們任由時間擺布，而是值得慶賀的事。那碩大、豔麗又芳香的花朵只是封邀請函，眞正的派對是在玫瑰花凋謝、玫瑰果開始成熟才拉開序幕。人也一樣，逐漸變老不該是哀痛的原因，我們的年輕歲月不過是開端，隨著年華老去、經驗增長，我們得到自己眞正的價值：結實累累的智慧，好讓我們分享並滋養彼此。你生命中還有什麼被你當作結束，實際上才正要開始的事物？

ꙮ 小祕訣

・ 玫瑰果是玫瑰的靈魂。泡玫瑰果茶前，把即將使用的乾燥玫瑰果放在太陽下五分鐘（別超過），可喚醒玫瑰果過去在風中搖曳、沐浴在溫暖陽光裡的最強大記憶。這能增強玫瑰的靈魂，讓它把最大的效力傳給你。

・ 泡好茶之後，擠一點檸檬汁並加入些許生蜂蜜，讓所含的維生素 C 更活躍。

柳橙玫瑰果冰茶

分量：2 杯

可以偷閒片刻時，想想玫瑰果，並泡上這樣一大壺甜美清新的冰茶吧。

乾燥玫瑰果 2 茶匙
柳橙汁 1/2 杯

　　將 2 杯水煮沸，然後把玫瑰果浸泡在 1 杯半的水中至少 5 分鐘，再把這杯茶放進冰箱冷藏。茶變涼後，加入 1/2 杯柳橙汁，然後加入冰塊即可享用！

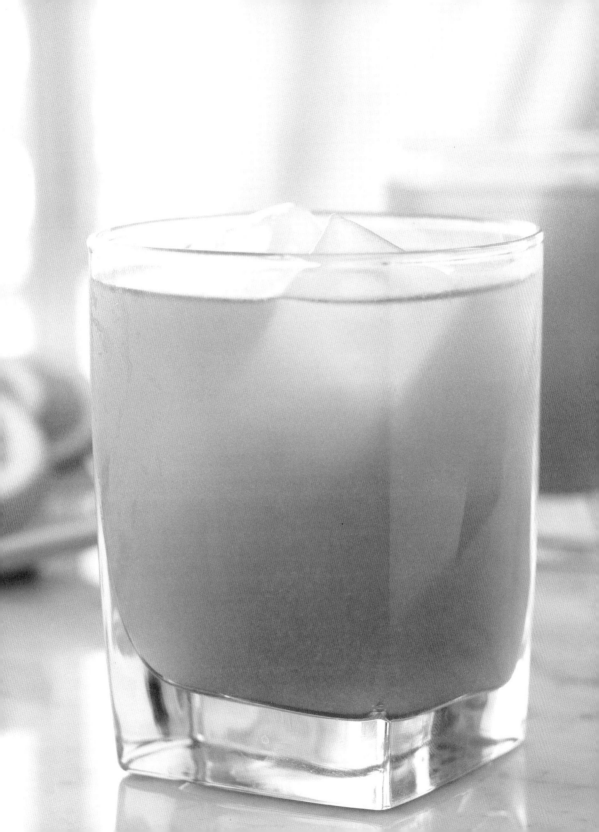

野生藍莓

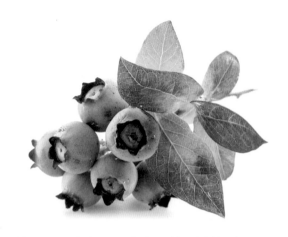

　　我們都聽說過研究人員在叢林裡尋找神奇的根莖類與莓果，我們告訴自己，真正的神奇食物──可以拯救人類的根莖類、莓果、藥草或堅果等──也許有一天會在雨林裡被找到。

　　雨林當然能夠提供強大的藥物，但那不是科學家能找到最珍貴的食物來拯救我們的地方。世上最強大的食物就藏在明顯可見之處的低矮灌木上──我說的正是野生藍莓。沒有任何一種癌症是野生藍莓無法預防的，它也能保護你不受目前人類已知的任何疾病所害。

　　別將野生藍莓與它體型較大、人工栽培的表親搞混了。雖然人工栽培的藍莓對健康也有好處，但其效力連野生藍莓的一丁點都比不上。

　　野生藍莓擁有來自天堂、可追溯到數萬年前的神聖生存資訊。數千年來，它適應了各種氣候波動，與生俱來的智慧也阻止它接受單一栽培，而是藉由超過一百種變異品系變得繁榮、興旺──這一百多個品種雖然外表看來極為相似，卻有不同的基因組成，所以無論未來發生什麼，這些植物永遠不會滅亡。其他可以提供食物的植物被火焚燒後，只有在種子存活下來並經過移植的情況下才能繼續生存，野生藍莓植株卻可以在被大火完全燒毀後，重新生長得比以往更健壯。地球上沒有其他食物具備這種在極端條件下成長茁壯的能力。即使它並未被視為適應原食物，但這絕對是首屆一指的適應原，別懷疑！

　　營養專家目前承認野生藍莓富含抗氧化物，但不只如此，它的抗氧化物比例是地球上所有食物中最高的。此外，這些小珠寶蘊含更多尚未為人所知的特質。比方說，野生藍莓擁有許多科學界尚未發現的抗氧化物種類，同時還有多酚類、花青素苷、花青素、二甲基白藜蘆醇，以及目前尚未為人所知的適應原胺基酸。吃下這種莓果，它天生的智慧會探查你的身體、揪出潛在疾病、監控你的壓力與毒素濃度，並找到療癒你的最佳方法──只有這種食

物辦得到。

野生藍莓除去四大病根的效果非常棒，也是現存最高效的補腦食物、最強大的益生原，以及修復肝臟的靈丹妙藥。事實上，這種水果提供身體各部位無法從其他任何來源獲得的好處。一棵野生藍莓植株中蘊藏的資訊，遠超過網路上所有的訊息。假如研究人員擁有破解野生藍莓內含資訊及其用法的技術，就能開發出所有疾病的解藥。一百年後，醫學會把野生藍莓當作鑰匙，用來解開療癒疾病的祕密。

當你經歷過難以想像的狀況，需要重新站起來的支持力量時，這就是你需要的食物。此外，它也適合需要增強體魄或在運動方面努力尋求表現的人——攝取野生藍莓對身在危險處境的攀岩者而言，可是生與死的差別。野生藍莓是地球上唯一具備完整神性力量、完整宇宙力量的食物，備受天使推崇，被視為在未來維持人類生存的關鍵。最重要的是，野生藍莓是重生食物。

⁑ 有助於療癒這些疾病

假如你有**任何**疾病，尤其是癌症，或者和腦部或神經相關（或是兩者皆有）的疾病，試著將野生藍莓納入日常飲食中。

⁑ 有助於療癒這些症狀

假如你有**任何**症狀，無論是情緒、靈性或身體層面的症狀，試著將野生藍莓納入日常飲食中。

⁑ 情緒上的支持

野生藍莓比地球上最有說服力的演講大師更能激勵我們，因為它可以在情緒層面提供療癒。野生藍莓強化我們的真實本質，使我們不會輕易被懲罰、拒絕、輕蔑、羞辱、蹂躪與屈辱所傷害。如果你因為覺得自己被批判、輕視、羞辱、虐待或忽略而痛苦，這就是給你的神聖療癒食物。

⚘ 靈性啟發

　　你一定有過被擊倒的經驗。某件事 —— 無論是疾病、出了問題的人際關係或悲慘事件 —— 令你屈服，並徹底擊潰你的自我感。野生藍莓了解你經歷的一切，它知道你是誰、你承受過的傷害，以及該如何幫助你重新站起來。美洲原住民很早就觀察到，野火燒起來時，唯一能在大火過後照樣生長的就是野生藍莓植株 —— 事實上，它會長得比以前更強壯、更健康。這是野生藍莓的力量來源，它不只能從灰燼中重生，更能利用灰燼帶來的益處。

　　天寒地凍時，因為野生藍莓是真正的適應原，所以不會像某些水果與蔬菜一樣失去營養價值，它的養分反而會**增加**。承受酷寒的冰凍過程這項挑戰正好讓這種水果將潛能發揮得淋漓盡致，以更好的營養及更高的生物可利用性造福你。

　　無論烈火或酷寒，野生藍莓不只可以存活，還能戰勝極端環境。它接受並面對逆境，並因而變得更好。吃下這種神奇水果，那種堅不可摧的本質就會成為你的一部分。

　　最後，我們都聽過「正確的心態會將豐盛吸引過來」的說法。這種觀點也許很有幫助。擁有正面感受的人，比較可能做出能引導他走向更多正面事物的選擇。然而，它有時卻會將我們擊倒。生病、受苦或身陷悲慘處境的人最不需要的，就是覺得自己以某種方式創造、吸引，或是為自己帶來這些不幸。如果你想知道顯化豐盛的其中一個祕密，那就是野生藍莓。我知道，你想聽的不是這個，但這是千真萬確的。這些小小的莓果就是如此強大，當你為了任何事物努力打拚、當你想過著豐盛與充滿恩賜的生活時，請尋求野生藍莓的幫助，並親眼看著奇蹟發生。

小祕訣

· 最容易找到野生藍莓的地方，通常是超市的冷凍櫃。正如我之前說過的，冰凍過程能讓這種莓果變得更健康。你可以將野生藍莓摻進冷凍甜點裡，或是解凍後直接吃。冷凍野生藍莓與冷凍香蕉一同攪打，就成了美味又對健康絕對有益的冰淇淋。

· 如果你人在美國，可以尋找來自緬因州的冷凍或新鮮野生藍莓；如果你在加拿大，可以選購產自加拿大東部地區的；如果你住在其他國家，別低估生長在你居住地區的野生藍莓，它擁有的神奇效果遠超過任何人工栽培的藍莓。

· 如果你知道某人正受疾病所苦，提供對方野生藍莓來表達善意。

· 食用野生藍莓時，別忘了它曾受到神與宇宙的眷顧，是來自上天的禮物。

野生藍莓派

◆

分量：4～6 人份

　　這道野生藍莓派在甜美的腰果派皮中堆滿會在你嘴裡迸發汁液的野生藍莓，既簡單又完美，只需要幾分鐘就能完成，很適合當成甜點或早餐，也可以隨時拿來犒賞自己。

腰果 1/3 杯
無糖椰絲 1/3 杯
去核椰棗 4 杯
冷凍野生藍莓 570 克，解凍
芒果 1 顆，切丁

　　派皮部分，將腰果、椰絲與 3 杯椰棗倒進食物調理機裡攪打至充分混合、滑順。將派皮壓進 9 英寸的派盤裡，然後用東西蓋住，放進冰箱冷藏。

　　餡料部分，將一半的野生藍莓、剩下的 1 杯椰棗與芒果倒進食物調理機裡攪打至滑順，然後拌入另外一半的野生藍莓。將餡料倒入派皮中，放進冰箱冷藏至少 40 分鐘使其定型。拿出冰涼後的派即可享用！

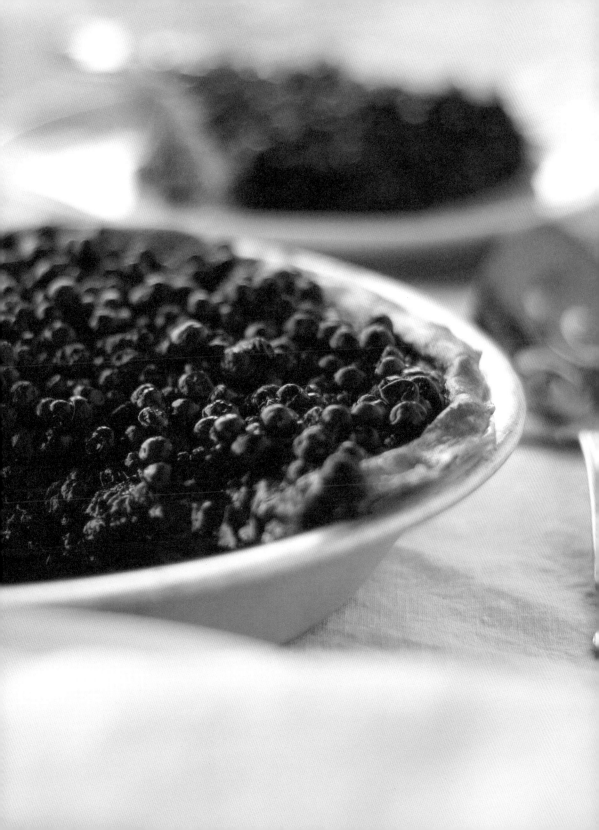

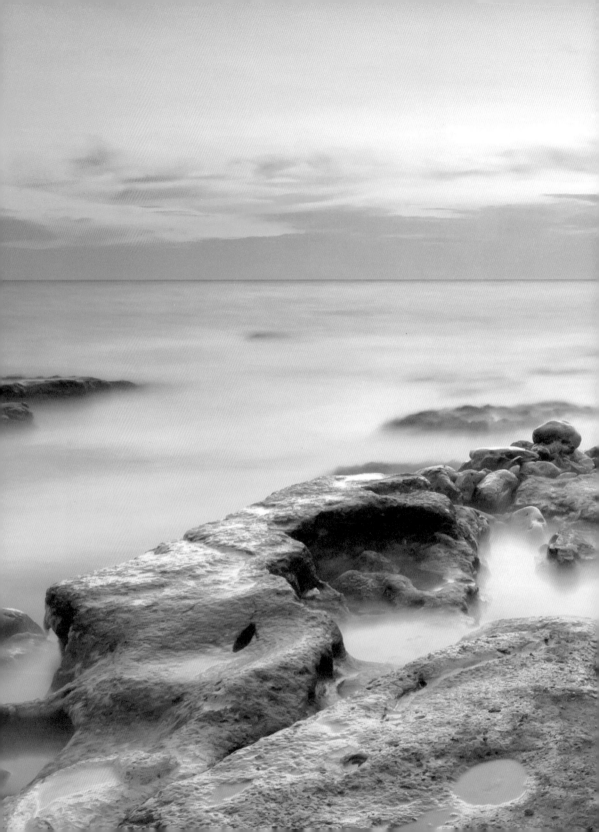

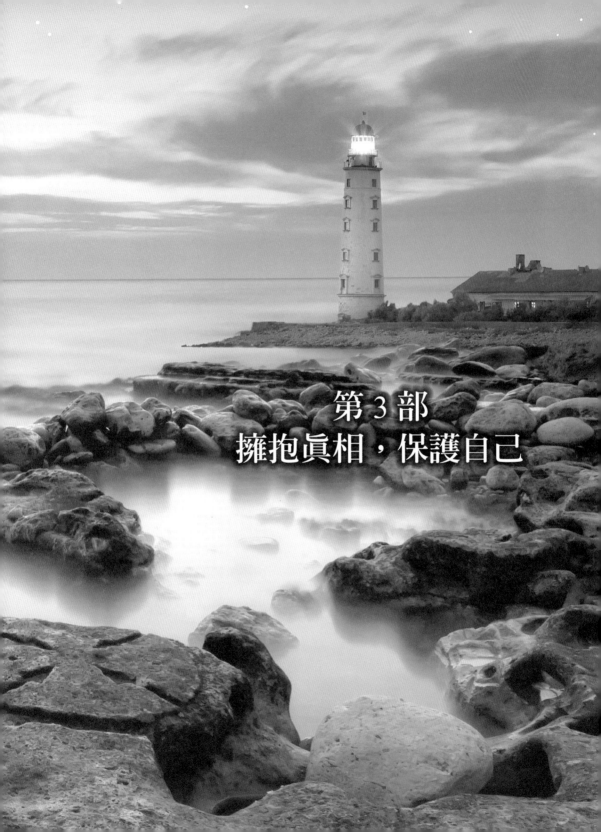

第 3 部
擁抱眞相，保護自己

生育力與我們的未來

　　年輕時，我們常想像自己長大後會有小孩。隨著歲月流逝，我們開始聽到有人說：「等你有自己的女兒以後……」或是「你有一天可以告訴兒子這個故事。」我們接受的教育認為家庭單位就是父母加上孩子，這成了一種期許，一種來自我們與他人的期許。

　　所以當你長大成人並決定建立家庭，卻難以懷孕時，不免對人生感到破滅，也對根深柢固的家庭樣貌觀念產生動搖。接著是情感上的失落，對於身為人，以及未來的展望都感到失落，隨之而來的是缺憾與罪惡感。再者，你時常會有讓其他人失望的感受，無論是期望你生個女兒或兒子的伴侶，或者是想要抱孫子的父母。

　　我想你一定認識某個千方百計想生小孩的朋友，或是不斷期盼別再流產，但希望卻一再落空。有太多人都經過這番遭遇，嘗試了天底下所有提高生育力的方法，最後仍舊換來一場空的人。

　　不孕症是現代的症狀。從壓力、汙染物到病原體，女性與男性同樣都在現代面對許多問題。過重的負擔對身體造成壓迫，有時會帶來無法懷孕這種令人心碎的後果。然而，信不信由你，不孕症並非單純是環境惡化的結果，也是成長過程中的副產品。古代女性都希望在年輕時建立家庭，她們當時並沒有太多選擇，而由於身體與內心的連結，女性身體能量都灌注到了的生殖系統。

　　現代的女性擁有許多選擇。在女性仍然得不到全面的尊重，以及她們所應得的自由時，女性在社會中的角色已經變得跟以往大不相同。趁年輕懷孕已經不再是最優先選項，這也再正當不過了。許多女性改為選擇接受教育、

探索不同職業道路，並且在剛成年後踏上旅途，而不是立刻生小孩。她們花時間找尋適當的伴侶，而非勉強跟某人結婚以符合他人的期望。她們渴望享受生活，並且在建立家庭前真正地做自己。

所以當女性想要懷孕時，她的身體卻不一定處於就緒狀態。有時是因爲避孕行爲、食物，或女性在生活中不知不覺接觸的化學物質所導致，有時則來自某種潛在疾病的影響（當然，有時並非上述原因所造成，而是需要檢視男方的問題）。

幾年前，有位名叫莫妮卡的女性前來向我諮詢無法懷孕的問題。她當時三十八歲，覺得成爲母親是她畢生的使命之一。但每當她懷孕後，總是過沒多久就流產。莫妮卡覺得心力交瘁，很擔心自己無緣當上母親，但也不願意放棄希望。她告訴我，「我不懂，我以爲生小孩應該是世界上最自然的過程，爲什麼感覺卻如此折磨？」

當我進行解讀時，高靈指出有種潛在的病毒問題正在消耗她生殖系統的「電池」（我們稍後將探討這個觀點），因而妨礙了正常排卵。她體內的所有能量都專注於抵禦病毒。在她能充分準備好懷孕前，必須先療癒，並重新引導身體能量灌注於生殖系統。莫妮卡遵循了本章的指導方針後，終於在一年後生下健康的小男孩，並且在三年後生下女兒。經過她妥善照料自己的生殖系統，終於實現了成爲母親的願望。

該是時候讓更多人經歷和莫妮卡一樣的療癒過程，並真正了解生育的運作原則。本章我們將討論上述所有問題，包括目前科學所未知女性生殖系統如何運作，以及該如何提供最佳照料給每個想生下健康寶寶的婦女。即使你已經走遍各地並試過各種方法，希望仍然存在。不孕症不是你自己造成的麻煩，它並非某種懲罰、審判或者無期徒刑。你想要拓展家庭的抱負不只自然，而且崇高無上：我們身爲一個物種的生存，全都仰賴像你這般充滿關愛與奉獻的人，才能拉拔起往後帶領我們走入未來的新世代。

人類的未來

地球上的生育率開始趨緩，人類的生存相當急迫，這或許令人訝異。如我在〈現代人面臨的健康威脅〉那一章提到的，你也許曾聽過我們正面臨人

口大爆炸的問題。你可能曾經斷定，不孕症對於受此問題所苦的人而言，在個人層面上或許令人心碎，但並不會對持續成長的人口數量造成影響。事實上，我們正走向與成長預測模型相差甚遠的未來。沒錯，地球上的人口數量此刻正在成長，但隨著不孕症比率持續攀升，我們已經逐漸接近停滯期。經過四十年後，生育年齡的女性有 50% 將無法生下小孩，整體人口數量將開始下降。

假如我們要度過面前的難關，現在就該了解並解決不孕症的問題。未來並非必定了無生機，你能夠採取行動保護自己生殖系統的健康，確保眼前的未來一片光明。

❧ 不孕症的潛在成因

我們都很熟悉電力不足的概念。自從可充電電池問世後，我們就必須保持電池充滿電──充滿各種成功的契機。你的電話是否曾在忙碌的一天中突然沒電，就因為你忘了在前一天晚上把插頭給插上？我們都有過這種經驗，看著小電池的圖案變成紅色，就知道我們的電器又快要吸不到電力，接著不久後就完全失去作用，除非我們再次充電。

如果人體也有指示燈，大多數患有不孕症問題的女性都會看見電力過低的警告。這是因為女性的生殖系統就跟電池一樣：必須要妥善照料、先知遠見與新力，才能把電充飽並使其充分發揮效能。如果你是為不孕症所苦的女性，很可能表示你的生殖系統需要充電了。

許多曾經嘗試懷孕的女性告訴我，她們對於自己的生殖系統付出了大把心力，所以她們的生育電池應該能夠充分運作。她們吃得好、保持規律的生活循環、懷抱正面願景──無所不用其極。我總是告訴女性，這些都是很完美的作法，而她們只需要了解生殖系統如何運作的一些祕密，才能將她們付出的努力提升到更高層次。

改善電力過低

避孕，往往是造成生殖系統枯竭的主要原因。這些年來，許多女性都服

用避孕藥，希望能避免不必要的懷孕，直到她們準備好懷孕的階段為止。正如本章剛開始所說，當然，女性擁有選擇自己所想要生活的自由，這是社會上的重要進展。你只需要注意假如自己曾經避孕過，你的身體已經記得如何轉移生殖系統的資源。有些女性可能甚早在高中就開始服用藥物（或各種型態的避孕藥），並一直持續到二十歲或更久之後。即使是從青少年時期開始服藥、在大學畢業後戒除藥物，並希望能立刻建立家庭的人，可能也已經服藥了八年，而這八年正是在訓練她的身體不要懷孕。這並不代表她在停藥後一定難以懷孕，只代表她如果真的難以懷孕時，藥物很可能就是原因所在。

其他型態的避孕方法，從禁慾到避孕器等，都可能有相同影響，因為女性避免懷孕愈多年，灌注到她生殖系統的能量就愈少，而她的身體就愈習慣抑制懷孕的生活方式（當然，電力過低並不表示沒有電力，許多女性能證實她們曾在積極避孕時仍然懷孕）。

這並不代表女性不應該避免生小孩，完全沒有這種意思。只是應該了解從避孕到試圖懷孕的過渡時期中，身體可能需要多一點時間與照料進行調整。

重新替生育能力充電

你是否曾讓汽車在路上停留太久？生命太過繁忙，或許你曾經暫離片刻，而當你終於又有機會坐回方向盤前轉動鑰匙，你卻聽見引擎因為難以從電池汲取電力而發出劈劈啪啪的聲音？正如我們所知道，這是因為汽車需要在路上運行一段時間，才能讓交流發電機替電池充飽電。當你終於將引擎發動了——或許透過跨接引線啟動——汽車所需要的也就是好好地跑上一大段路，並且在往後固定上路跑一跑，就能恢復正常運作。

雖然女性的身體運作，尤其是生殖系統的運作，比起汽車來更加精細又難以捉摸，但尋求懷孕的你需要同樣的保養心態。女性的生殖系統有自己的靈魂，也有自己獨一無二的需求。除了避免某些妨礙懷孕的因子、攝取各種能賦予生命力、促進生育能力的食物，以及探索靈性方面的技巧以外，關於如何將你準備生小孩的訊息傳達給你的身體，關鍵在於學習如何有意識地重新接上電線，讓你準備好形成新的生命。

這並不是要你在渴望懷孕上鑽牛角尖，這是關於從身體層面建立身體與

內心的連結，使你的身體了解，應該開始將資源投注在你生殖系統的每一個部分，使其得以恢復正常運作。

練習方式：想像你將一條電線插上你的生殖系統進行充電，描繪出你生殖系統的每個部位，從你的子宮、輸卵管到卵巢，都從這條能量來源汲取電力。

聽起來或許很簡單或者很抽象，但卻相當有效又真實。在今天這個年代，我們的身體已經適應了科技，我們的眼睛從早到晚都盯著螢幕，纏在我們手腕上的裝置追蹤著我們的一舉一動，手上也總是握著手機。在這種毫無間斷的接觸之下，我們的身體已經確實與插上電線的概念緊密連結。

重點在於時常進行上述練習，讓它成為你日常生活的一部分。假如你平常都在特定時間將手機插上電源線——可能是在晚上睡覺前——那就以相同的規律描繪你身體的充電行為。假如你與伴侶正為了不孕症苦惱、如果你們倆已經看過醫生，卻找不到難以懷孕的原因，利用這種方法加上本章的其他療癒祕訣，可能會是扭轉一切的關鍵。

❧ 男性與生育力

想要提升男性的生育力，一切都要回歸根本，這部分沒有任何靈丹妙藥，也沒有什麼過度複雜的方法能派上用場。倒不如說，你應該專注於採取下列步驟來提升精蟲的數量與活動力。

首先，男性必須降低他們體內的汞含量。身體裡的汞是男性生育力衰退的重大因素，所以假如你是想要建立家庭的男性，應該在你的日常飲食中加入夏威夷螺旋藻、冷凍野生藍莓、芫荽葉、大蒜、大麥苗汁萃取粉，以及大西洋海菜，例如紅藻等。我說的不只是在想到時才每一種吃一點，你應該將它們列入每天的飲食習慣，並且長時間維持。

而且，能提升女性生育力的飲食同樣能提升男性的生育力，所以男性應該大量攝取四大尊者類的食物。此外，男性也跟女性一樣，應該避免下方所列出會阻礙生育力的食物。再者，印度人這種藥草對於男性的生育力相當有益，蕁麻葉、紅花苜蓿花、維生素 B12 與鋅也一樣。

說到男性精蟲的健康，鋅確實是數一數二的珍貴礦物質。不只應該攝取

富含鋅的食物（例如芥藍菜、小蘿蔔、朝鮮薊、蕁麻葉、荷蘭芹與洋蔥），
或許再加上鋅的營養補充品，也應該避免非用於生殖的射精行為，藉此保存
你的鋅含量，因為頻繁射精會使精蟲變得過於溫順、倦怠與營養不良，這是
由於過度使用以及每次射精都會耗損鋅含量所導致。所以應該有所節制，你
才更有機會擁有強壯又健康的精蟲。

❧ 避開阻礙生育力的因子

假如你正試圖懷孕，你一定已經試著減少接觸毒素。而如果你已經讀過
第一章，你也已經了解四大病根會威脅所有人的健康。輻射物、DDT、有毒
重金屬與接觸病毒，對於生育率都有直接影響，而對抗這些風險的最佳方法
就是了解食物的療癒能力。同時必須了解，還有其他潛在因素也可能威脅生
育力並耗損生殖系統的電池，包括食物、化學物質與某些行為在內。為了提
升懷孕以及懷有健康胎兒的機會，請參閱下述資訊。

阻礙生育力的食物

如果你難以懷孕，卻找不到任何明顯原因，試著減少飲食中含有腎上腺
素的食物是個好方法。含有腎上腺素的食物，就是因為動物被屠宰或捕捉時
的壓力過高，因而充滿腎上腺素的動物類食物（例如肉雞、火雞、羔羊、其
他肉類、魚類與乳製品）。腎上腺素就像阻礙生育力的藥物，然而有許多女
性雖然攝取動物類食物，但還是成功懷孕，所以其他人對於腎上腺素（即使
是微量）的負面影響抱持懷疑態度。你或許能試試將動物類食物攝取量減少
50%，或是只攝取體型較小的動物，例如禽類，包括野雞與肉雞，因為牠們
的腎上腺比較小。在你生小孩之後，就可以恢復你所偏好的飲食方式。

可能引起多囊性卵巢症候群、子宮內膜異位症、骨盆腔發炎性疾病、子
宮肌瘤與卵巢囊腫或使這些症狀惡化，進而影響生育力的其他食物包括蛋、
玉米、小麥、芥花籽油、乳品、阿斯巴甜、麩胺酸鈉（味精，注意可能以不
同型態呈現）與傳統種植且未發芽的大豆。假如你有多囊性卵巢症候群或子
宮內膜異位症，而你卻聽見有人建議你多吃蛋來改善症狀，別被誤導了，這

番建議跟事實相去甚遠。蛋類無法逆轉這些疾病，反而會使病況加劇，因為蛋類會滋養這些疾病背後的病原體（關於蛋類與其他造成阻礙的食材，請參閱〈阻礙生命的食物〉那一章）。

阻礙生育力的化學物質

在懷孕或試圖懷孕時，需要注意植物毒性荷爾蒙化學物質——也就是殺蟲劑、除草劑與塑膠中會阻礙生育力的外來荷爾蒙——可能大幅干擾生殖系統，向其傳遞與你的目標恰恰相反的訊息。無論是以何種方式，你都該試著避免接觸這些化學物質，同時也該留意避開氯與氟化物。

阻礙生育力的行為

如我在前文所提及，經過許多年不想生小孩或遍尋不著適當的伴侶，並且在過程中採取避孕措施，有時候代表身體已經被訓練到無法懷孕。假如你過去已經習慣如此，而你現在卻想要生小孩，你可能需要採取積極手段，例如上述的充電訓練，將你的生殖系統重新調整至恢復生育力。

女性難以懷孕的另一個主要因子在於壓力過大。不只含有腎上腺素的食物會造成問題，就連某人承受巨大壓力時，體內所產生過多的腎上腺素也會影響生殖系統。這是因為你的身體想要保護你。如果你經歷情感劇變或其他型態的極端壓力，身體本能會防止嬰兒對你再施加更多壓力，所以當用於戰鬥或逃跑行為的腎上腺素過多時，就成了阻礙生育力的類固醇（須留意身體所產生的某些類固醇其實有利於生育力，例如甲狀腺的甲狀腺素）。

腎上腺疲勞也可能影響生育力，因為女性的許多黃體激素、雌激素與睪固酮都在腎上腺中分泌。當腎上腺機能低落或過度亢進時，代表生殖荷爾蒙失去平衡，而可能干擾生育力。如果你曾罹患腎上腺問題，而你想要生小孩，採行少量多餐（每一個半小時至兩小時進食一次）的技巧也許是個好方法，可以預防你的腎上腺素由於血中葡萄糖濃度降低而超時運作。下方列出的食物也有助於平衡身體應付壓力的能力。

✥ 使生殖系統恢復元氣的療癒食物

當你試圖懷孕或者在想要進行孕期保養時，這句眞言送給你：「吃水果，結好果。」這是因爲在你孕育體內的新生命時，正好就像在形成果實。將女性生殖系統比喻成一朵花，聽起來雖然有點老套（又俗氣），但卻相當寫實。假如你曾讀過植物學，你就知道花朵具有子房，而子房內含有能夠受精最終形成果實的胚珠。聽起來很熟吧？因爲這與人類的女性解剖學極爲相似。

你曾經一度是顆微小的卵子，經過受精後形成人類的奇蹟。在你食用水果時，水果也曾經是顆微小的卵子，經過受精而形成食物的奇蹟，而你結合了這些力量。水果的智慧與賦予生命力的特質都成了你的一部分。

更別說水果中所具有的實際養分了。最主要的重點在於，生殖系統的運作仰賴著葡萄糖，而生物可利用性最高的葡萄糖來源就是水果（還有椰子水與生蜂蜜）。如果你是準備懷孕或是想進行孕期保養的女性，我們的文化中對於高蛋白質飲食的執著可能對你不利，因爲女性生殖系統所仰賴的並不是蛋白質。生殖系統除了葡萄糖之外，還需要礦物質、微量礦物質、電解質、微量營養素、植物性化合物，以及只存在水果、蔬菜、藥草與香料，還有野生食物等四大尊者食物中的其他重要化合物。你的身體利用這些元素，藉由中和來自塑膠、殺蟲劑、除草劑、藥物與基因改造食物的有毒荷爾蒙干擾物質來保護自己。

當你想到促進生育力的飲食，應該記得母乳的成分：大量的糖分，加上較低的脂肪含量，以及相當少量的蛋白質。就最簡單的說法，基本上就是糖水。由於母乳是你所希望生下的小孩最先接受的食物，如果你開始將你所吃下的食物調整成相同成分，能使你的身體朝正確的方向發展：天然糖分應該占最高含量（以果糖或葡萄糖的型態呈現，並來自全食物來源，尤其是水果），接著是些許脂肪，以及更少量的蛋白質。採行高蛋白質低碳水化合物飲食的女性，尤其在超過三十歲之後，通常通會難以分泌母乳，因爲她們並沒有適當的構成要素。

所以你對於營養的主要問題在於攝取了過多蛋白質，就將焦點轉移到水果上吧。高靈告訴我，醫藥科學未來即將發現的幾千種隱藏化合物、輔酵素與植物性化合物都蘊藏在水果、蔬菜、藥草與香料，以及野生食物中，更有

其中一類將會大放異彩：促進生育化合物。這些強大的化合物會在未來的生育行為中扮演關鍵角色。科學家將從一種特別的多酚類將它們提煉出來、加以濃縮，並利用這些濃縮成分創造出嶄新藥物，足以解決我們即將面對的生育力危機。眼下能獲取這些物質的方法就是攝取四大尊者食物，尤其是莓果（包括野生藍莓）。莓果中促進生育力的化合物能透過：一、平衡生育荷爾蒙；二、調理生殖系統對於科學尚未發現、保持生殖系統電力充足所需的大量特定養分的吸收能力，藉以支持生殖系統。

其他有益於生育力的水果包含柳橙、香蕉、酪梨、葡萄、芒果、甜瓜、覆盆子、小黃瓜、櫻桃與萊姆。另外對於使生殖系統復甦 —— 無論是原本「電力過低」或是曾患有骨盆腔發炎感染、子宮內膜異位症、類纖維瘤、多囊性卵巢症候群或卵巢囊腫病史 —— 特別有效的食物包含蘆筍、菠菜、朝鮮薊、羽衣甘藍、西洋芹、奶油萵苣、馬鈴薯、大蒜、蕁麻葉、覆盆子葉、椰子、芽菜、菜苗、紅花苜蓿與生蜂蜜。你也可以回到本書的第二部，查查這些食物能如何幫助你。

⭐ 透過靜心提高生育力

女性生殖系統具有自己的靈魂，這代表當你試圖培養其生育力時，必須採取超越身體以外的手段。添加靈性上的滋養是相當真切的要素。就像伴侶試圖懷孕時必須彼此同調一樣，你也必須與自己的生殖系統進行靈魂與靈魂間的連繫。下述的靜心方式提供了建立連繫的機會，同時也是調適壓力的有效方法。

漫步靜心

採取漫步靜心時，告訴你的生殖系統，允許它開始懷孕，你百分之百支持它。對你的生殖系統表示敬意，將其視為與天堂直接連結、既獨立又神聖的存在，並承認一直以來都忽略它了。它會傾聽你的聲音，而且也希望受到尊重。別不停地對它提出要求，而是以關愛的方式鼓勵它，就像在鼓勵將你的指引銘記在心的可愛小孩一般，這個孩子直到現在才得以放下恐懼、恣意

綻放。若還想獲得更大助力，大聲呼喚掌管生育的天使吧。將這種漫步靜心當成日常生活的一部分，並在每次靜心結束後，審視自己的內在，試著感受到你確實允許自己的生育系統邁向懷孕、它也確實聽見你所說的話。

在白光中呼吸

讓自己躺在安靜的房間裡，閉上雙眼緩和地深呼吸，想像你的腹部有個嘴巴與鼻子，每次呼吸都將白色的光直接灌輸到生殖器官。這能強化你子宮的充電效果。當生活步調愈來愈快，使你在諸多壓力之間奔波時都忘了呼吸，你的身體習慣將危機管理視為首要任務。頭腦總是警覺著，你的身體資源全都灌注到腦袋裡。藉由呼吸靜心，可以降低你內在與身體的這種專注力。隨著將神性之光引入生殖系統，你就從身體與靈性層面提醒自己：如今你真正的重點不再是生活中每天遭遇的外在雜務，而是這項神聖的使命。

假如你已經嘗試過所有方法卻仍然無法擁有小孩，別對更崇高的善念或自我價值失去信心，不要自責。無論結果如何，你為了懷孕所付出的時間都不會白費。生命中有許多事物如同懷孕與誕生的過程，好似所有偉大理念成為現實的故事，彷彿每顆種子長成擎天大樹的歷程。你對新生命的期盼將會昇華，並開創出其他嶄新的美麗事物。無論你何時將新生命當作人生的焦點，你都將自己帶進了神性的連結，而且讓地球變得有所不同。

有害健康的飲食風尚與潮流

　　地球上每天都流行著新的健康觀念，一度炙手可熱的**潮流**突然間成了過時的狂熱。這些風尚與潮流本身無可厚非，就拿以往流行寬墊肩的時期來說：寬墊肩在幾十年前可是時尚的表徵。墊肩並不會帶來任何壞處，也曾經深受人們愛戴，只不過現在淪為笑柄罷了。

　　有些健康風潮同樣不會帶來危害，舉例而言，就像農夫市集與有機農業，兩者對於我們的健康都是朝正確的方向前進。到了三十年後，我們會回頭審視這些概念終於被視為生活主流的此刻，並將此刻奉為覺醒的時刻。

　　另外有些不那麼健康、甚至造成危害的熱門觀念，有如肆意蔓延的野草，威脅、奪走菜園中其他作物的養分與照料，使原本應該生長的作物相形失色。

　　這些風尚與潮流起初聽起來很有說服力。每當我聽見又有新的健康觀念蔚為風行，我都準備和大家一起搭上這股風潮。接著我會詢問高靈，而高靈告訴我最適合這個月份的健康風味，好讓我與其他人分享。這些都隱藏在幫助許多人保護自己的資訊裡，也蘊含在你所需要的資訊中。

　　自我調適的其中一部分就是放手。為了有進展，我們必須放棄沒有用的資訊，甚至有時根本是妨礙的訊息。所以，接下來的內容，我將揭露誤導人遠離健康的熱門風尚與潮流背後的真相，好讓你能保護自己與心愛的人。

　　而且別忘了，隨著新的風尚與潮流此起彼落地展露頭角，永遠都要把持這番歷久不衰的古老智慧：由水果、蔬菜、藥草與香料，以及野生食物所組成的四大尊者食物，就是健康的基石。這些食物的重要性永遠不會被新的發現所取代。當你背離這些食物、轉身投向動聽卻與真相背道而馳的論調時，

你也背叛了自己。無論未來有任何使你恐懼水果或十字花科蔬菜的潮流，或是又聽見其他誤解謬論，千萬不要動搖信念，要堅信改變生命的食物就是我們在地球上生存與繁榮的基石。

酸性、鹼性與pH值試紙

　　酸性與鹼性已經成爲熱門的健康觀念，這是根據一項健全的概念：當身體呈現酸性，就會滋養病原體而導致生病。然而，測試 pH 值的普遍方法──用於檢測尿液或唾液的試紙──會誤導大家。利用 pH 值試紙幾乎不可能取得準確的判讀結果。

　　首先，試紙的測試結果與所有人所設想的作用恰恰相反。當尿液 pH 值檢驗結果呈現酸性，代表你正在轉變爲鹼性體質，因爲人在排毒與攝取鹼性果汁及食物時會將酸性排出。另一方面，酸性體質的人所驗出的 pH 值讀數會偏高（代表偏鹼性），因爲當我們體內呈現酸性時，就會分排泄出鹼性礦物質，例如鈣。所以 pH 試紙其實很方便，但我們得反向解讀檢驗結果。

　　然而，必須記得我們擁有各種不同的身體系統，例如內分泌系統、消化系統、神經系統、淋巴系統與生殖系統，每種系統都有不同的酸鹼平衡，所以 pH 值也有差異。當其中一種偏酸性時，可能影響整體檢驗結果，而且你沒辦法知道是哪個身體系統呈現酸性，也無法得知這種酸性會不會造成問題。同時，你可能會有許多身體系統都偏鹼性，但同樣地，你也不知道是哪些系統。所以除了不要光看 pH 檢驗結果的表面以外，你也必須了解酸鹼結果並不具特定性。

　　關於 pH 值與牙齒健康需要留意：你會聽見有些消息表示口中的酸性 pH 值會腐蝕牙齒，這是錯誤理論。事實上，口中的酸性是好現象，代表你的身體正在自我清潔酸性。使唾液讀數呈現酸性的酸類並不會造成齲齒，牙齒問題眞正的原因是發自於腸子中，因爲胃酸濃度過低（通常起因於有害的食物、藥物與／或腎上腺素過多）而導致食物腐敗。食物在消化系統中腐敗時會散發出氨氣，氨氣滲透腸道黏膜並進入身體其他部位，而會累積氨的其中一個部位就是牙齒裡頭。像是咖啡等外在酸性可能會耗損牙齒琺瑯質；然而，氨卻會滲入牙齒孔洞並導致眞正的損害（別與腸漏症候群的錯誤理論搞混

了，這種概念稱爲「氨滲透」，還會導致其他問題。關於這種症狀的更多資訊與預防方法，請參閱我第一本書《醫療靈媒》的〈消化道健康是療癒之旅的最佳起點〉那一章）。

茄科恐懼症

如果你曾聽過茄科蔬菜會使關節炎惡化，可以將這種誤解拋在腦後。馬鈴薯、番茄、椒類與茄子在成熟後並不會對健康造成負面影響，而且正好相反：能利用這些神奇的食物的養分與療癒特性促進健康。這些正是你在對抗疾病時所需要的食物。

現代對於茄科植物的恐懼，只不過是從歷來的誤解演變而成。首先，人們害怕茄科植物是因爲食用茄科的葉子與莖部後會中毒（如果這種論點正確，那你也得避免所有其他食物，包括柳橙與桃子，因爲這些葉子吃下肚後也會讓你生病）。當人了解水果（就馬鈴薯來說是塊莖）本身沒問題後，番茄恐懼症又再次興起，因爲人們將番茄裝在白鑞製的盤子上食用，而番茄酸釋出了有毒的鉛，進而讓食用番茄的人中毒。最後，當白鑞盤被淘汰後，大家又重新接受了番茄。

然而，這類恐懼很容易殘留在群衆意識中，所以到了今天，隨著莫名其妙的慢性病痛影響愈來愈多人，大家會下意識地將矛頭指向茄科植物。當代理論認爲這些食物含有大量導致發炎的生物鹼，但發炎問題並不是由生物鹼所引起，從茄科植物上長出來的食物並不是問題所在。

我們必須審視與這些食物一起上桌的其他食材。就番茄醬與其他番茄醬汁而言，裡頭通常含有高果糖玉米糖漿，而且只要有番茄的地方，你也常常能發現小麥餅皮或是切片的三明治麵包；再拿茄子來說，總是少不了帕瑪森乳酪；甜椒裡頭時常塞滿了香腸與蒙特利傑克乳酪；馬鈴薯則常常經過油炸，或是二次烘烤後再鋪上培根片。玉米、小麥、大量乳類脂肪與油炸，才是致病的元凶，因爲它們會滋養病原體。當人們藉由在飲食中戒除茄科植物而感到好轉時，其實是因爲減少了這些其他食材的攝取量。

如果受歡迎的料理變成在烤馬鈴薯上堆滿莎莎醬與酪梨、將清蒸茄子淋上橄欖油與檸檬汁、將甜椒切成棒狀搭配鷹嘴豆泥、在番茄中塡進日曬番茄

芝麻醬，那茄科植物的名聲將會截然不同。假如遵守這些料理方式，就不會有人將茄科植物與發炎牽連在一起，因爲當料理中少了有害食材，自然不會跟疾病扯上關係。

在罕見案例中，有人單獨食用多汁、成熟的番茄，或是無調味的清蒸馬鈴薯，卻產生了各種症狀，那麼他在食用其他健康水果與蔬菜時也往往會產生症狀。這代表此人正在應付過高的病原體含量，而水果與蔬菜引起了排毒反應。馬鈴薯的抗病毒效果極佳，並含有豐富的離胺酸，所以當某人因爲任何病毒感染（無論自己是否查覺病毒存在）而健康欠佳時，很容易在病毒死亡時感覺身體有所反應。而且番茄皮能確實殺死害菌、眞菌、蠕蟲與其它寄生蟲，所以當這些病原體被排出消化道時，可能引發排毒症狀。這是四大尊者食物在幫助我們時經常遭受錯怪的典型情況。

但這並不代表你應該攝取森林裡的深色茄科莓果，因爲它們有毒。選擇人類已知的食物就好，而且必須確定你吃下的食物已經完全成熟。你在食品店面架上看見的青椒，大部分都只是尚未成熟的綠色甜椒。應該選購紅色的甜椒，因爲綠色的甜椒或番茄（除非是成熟後仍然保持綠色的品種）仍然屬於會引起刺激的茄科植物（任何處於未成熟階段的食物都可能引起刺激），而一旦成熟之後，水果本身就不再算是茄科植物。

「甲狀腺腫原」食物

十字花科蔬菜，例如羽衣甘藍、花椰菜、青花菜、高麗菜與其他蔬菜，最近都被冠上莫須有的惡名，還有例如桃子、西洋梨、草莓與菠菜等，也都是徹底被冤枉的食物。別採信認爲這些食物含有所謂甲狀腺腫原，因而對甲狀腺有害的謠言。甲狀腺腫原──引起甲狀腺腫的化合物──的概念其實過分誇張了。首先，這些食物並未含有足以成爲健康隱憂的甲狀腺腫原。再者，這些食物中的甲狀腺腫原，已經與能防止甲狀腺腫原造成傷害的植物性化合物及胺基酸相互結合。即使你一天吃下一百磅的青花菜（對人類來說根本不可能），裡頭的甲狀腺腫原也不會造成問題。

如果你避開這些食物，那才眞的是大問題。你對甲狀腺反而是在幫倒忙，因爲這些食物具有甲狀腺最需要的某些養分，包括生物活性微量礦物

碘。對於患有甲狀腺腫的人，這些正是能幫助治療甲狀腺腫的食物。而對於有甲狀腺結節或腫瘤的人，這些食物正好具有對抗這些疾病的特性。醫療科學並未全然了解甲狀腺健康發展需要何種營養，卻因為恐懼某種尚未經過透徹研究的化合物，而將一大堆食物被排除在人們的飲食之外。直到醫學界了解甲狀腺所需要的多重微量礦物質、維生素、植物性化合物與其他養分——全都富含於所謂甲狀腺腫原食物裡——之前，甲狀腺腫原仍然會持續受到誤解。千萬別成為其中那個遵循潮流卻失去健康機會的人。

巨量維生素D

最近許多人在談論維生素 D。從替代療法一直到傳統醫學，醫療人員告訴患者必須注意自己的維生素 D 含量。這項放諸四海人人贊同的觀念其實有點危險。當每個人都依循單一觀念時，代表大家無法健康地討論這種觀念是否正確。但偏偏只要眾人都能接受，就會成為現代世界中的律法，就如同電力，我們都覺得沒什麼好質疑的。

維生素 D 當然很重要，近來受到應有的讚賞，這點確實很好，而最近對於維生素 D 的意識大多鼓勵人們多接受陽光，部分原因在於陽光也能對健康提供許多其他助益。我並不反對維生素 D，攝取維生素 D（D3 最佳）很安全，而且也應該將其視為任何多種維生素中既正常、基本又基礎的一部分。

我們應該有所警惕的，是將大劑量維生素 D 營養補充品視為健康關鍵的主張。身體並不樂意被強迫餵食高達五萬國際單位（IUs）的巨量養分，而這正是維生素 D 營養品潮流的普遍劑量。這會造成身體刻意將幾乎所有劑量全部排出的後果，因為如此大量的成分攝取反而被視為毒素。大部分人的維生素 D 每日攝取量不應該超過一萬國際單位。

維生素 D 不該被視為健康的聖杯。尤其對正受慢性症狀或疾病所苦的人而言，維生素 D 並不是療癒的解答所在；缺乏維生素 D 並不是許多人生病的原因。雖然長期缺乏維生素 D 會帶來不良後果，但這些問題（例如骨質疏鬆症）並不會威脅生命，而且只有摻雜許多其他因素時才會成為問題。我們更應該注意的是其他養分，因為若缺少其他養分中的其中一種，無論是否摻雜其他因素，都可能危及生命。就以缺乏維生素 B12 為例，可能導致神經系統

的急速退化，引起像脊髓病等各種疾病，甚至導致死亡。

　　若要說有哪種元素應該受到如同維生素 D 這般嚴密監控並孜孜不倦地補充，那就是鋅。這種礦物質會造成一般被認爲由維生素 D 所帶來的各種作用與影響。而雖然維生素 D 在某些層面確實有益，但缺乏鋅可是會對各層面的生活品質造成顯著傷害。如果嚴重缺乏鋅，你可能會陷入重病；而另一方面，假如嚴重缺乏維生素 D，雖然並不理想，卻並不會導致死亡或重病。攝取大量富含鋅的食物，並補充硫酸鋅營養品（正常劑量，非大劑量補充），可以大幅提供慢性病患者紓緩效果。

☞ 維生素B12缺乏

　　有種熱門潮流主張成爲素食者或素食主義者會讓你自然而然缺乏維生素 B12。事實上，全世界有愈來愈多人缺乏維生素 B12，這跟他們吃不吃肉並不相關。缺乏 B12 的原因其實是人們飲食中缺少了崇高微生物。這些微生物生活在四大尊者食物的表皮與葉子上，而你可以透過食用來自値得信賴的產地，既新鮮、透過生食、未經清洗又不含化學物質的農產品來攝取牠們（關於崇高微生物的更多資訊，請參閱第一部〈透過食物適應現代世界〉那一章）。

　　必須留意的是，驗血結果顯示維生素 B12 濃度正常或較高，並不代表 B12 正在改善某人的健康，因爲這種維生素可能並未處於可用度與生物活性最高的型態，以至於器官無法吸收。

☞ 注射B12針劑

　　許多人很好奇該不該注射維生素 B12 針劑。其實 B12 針劑通常並不具有能夠發揮效益的 B12 種類。而且 B12 必須經過口服才有效。當我們以口服方式攝取 B12 時，它會被吸收到消化系統中，在此經過「辨識」、活性化與生物可利用化，所以當它進入血液中，就呈現我們的神經與器官所能接受的型態。當這種維生素經過注射，它會跳過這段過程，所以 B12 針劑的效果並不如 B12 口服營養品。最好選購結合高品質線嘌呤胺素與甲基鈷胺素的產品。

當然，正如我先前所提到，食用含有崇高微生物的食物能幫助身體自我生成B12。

⤜ 糞便漂浮分析

　　坊間普遍認為，馬桶中的糞便若漂浮在水面上，代表健康狀況不良，顯然是因為你的養分吸收效果不佳，例如脂肪；你也會聽到若糞便沉到水裡，表示消化道處於最佳運作狀態的說法。

　　其實正好相反，「漂浮的糞便」才是好的。（當然，腹瀉不適用於此，腹瀉時任何漂浮微粒都是未經消化的食物殘段，代表有其他毛病導致身體在完成消化前就將廢料排出。）完整的糞便若在馬桶中漂浮或半浮半沉，表示糞便成分大部分都是纖維，而這是好現象，代表（1）你的膳食纖維攝取量充足，而且（2）你的消化道正在妥善運作，所以當食物經過消化後，所有脂肪、蛋白質、糖分、碳水化合物與其他養分都經過妥善吸收與使用，所以廢棄物中大多只剩下纖維。富含纖維的糞便是腸子的優良清道夫，當糞便通過消化道時，會沿路收集老舊殘餘，包括儲存在囊袋中的氨氣，因而讓糞便容易漂浮。

　　另一方面，沉重的糞便會快速沉到馬桶底部，代表裡頭充滿尚未消化的脂肪與蛋白質。這可能表示此人的肝臟已經負擔過重，或許已經有脂肪肝前兆、肝功能不良或膽汁分泌不足，也就是無法幫助身體分解並吸收或妥善利用脂肪。這些纖維含量低、可能充滿未經吸收的蛋白質與碳水化合物的沉重糞便，通過腸道時並未充分接觸腸道內壁，所以無法掃除氨氣與其他殘餘。

　　別因為沉重的糞便而給自己太大壓力，肝臟有時是刻意排除脂肪來保護你，並不是因為有毛病。而除此之外，沉重的糞便不一定與肝臟有關，而是因為壓力影響，促使腸道將廢棄物質緊密壓實。你只要盡可能攝取大量纖維，並盡量減輕肝臟的負擔就好。

　　在此是要告訴你，別對漂浮的糞便感到恐懼。你的飲食愈健康，攝取愈多改變生命的食物，尤其當你嘗試我在第一本書《醫療靈媒》中介紹的二十八天療癒淨化法時，你就愈能排出會浮在水上，或者沉到水中但不會沉到底部的糞便，我都戲稱是載浮載沉的便便（如果連這個都不能開玩笑，還

有什麼能讓你發笑呢？）。每次排出這種糞便，代表你的身體正受到其所需要的保養。

☙ 糞便微生物移植

這種作法有幾種稱呼，包括糞便微生物移植（FMT）、糞便細菌療法與糞便移植。主要概念是將取自看似健康人士的糞便物質移植到患有疾病的患者體內，最普遍適用於困難梭菌感染。將提供者糞便中的益菌用來促進患者的菌叢發展，讓患者的腸內環境達到平衡，藉以解決感染。

問題在於醫療社群尙未意識到，所謂「健康」人士的糞便中還有許多種類的害菌、病毒與罕見的眞菌株尙未受到醫學檢驗。所以無論移植過程如何無菌，接受樣本的人都可能接觸到糞便中逃過檢驗的病原體。假如接受者原先就患有疾病或免疫系統虛弱，不應該爲了這些益處而冒上如此風險。

☙ 益生原

益生原的概念是最近才興起，這種風尙並不會在任何層面造成危害；我只是希望你能了解它眞正的涵義。益生原，指的是能滋養腸內益菌，以及其他有益微生物的食物。坊間有許多訊息談論著哪些蔬菜水果屬於益生原，市面上也有各種益生原營養品。但大眾並不了解，其實每一種水果與蔬菜只要處於生的狀態（至少是可以生食的種類），都是益生原，即使某些經過清蒸的蔬菜也算是益生原。所以不需要籠罩在似是而非的言論中，感覺又多了一件關於營養的事要擔心，你只需要注意飲食中含有充足的四大尊者食物，並確保透過生食或清蒸來攝取即可。

☙ 藥草產品中的酒精

酒精時常出現在藥草營養補充品的食材清單中。長久以來在這些產品中添加酒精（有時稱爲「乙醇」）的作法仍然存在，同時也是個問題。其實並不是誰的錯，只是傳統固習尙未被修正與淘汰。所以雖然你偏好的醫生、草

藥醫生或其他健康職業者帶給你許多重要的保健照護，但若幫助你的方法是透過提供你內含酒精的藥草藥物，最好要求開立其他替代品。

　　有幾個原因能說明爲何你應該避開含有酒精的藥草產品。例如酊劑這類藥草萃取液，其中含有酒精時，通常表示裡頭具有藥性的藥草濃度較低。再者，藥草產品中的酒精大部分都是玉米酒精，所以含有基因改造成分，即使是有機產品也一樣，而藥草產品製造商並不知情。基因改造玉米會餵養病毒、細菌、眞菌與癌症，反而破壞藥草預期中的純淨。這種酒精消滅了藥草的益處。

　　花精也一樣，這些蒸餾精華應該經過相當嚴謹、精細的製程，但卻受到基因改造玉米酒精的存在所汙染。而且就順勢醫療而言，當植物性物質經過稀釋以提升其效果時，開立這些產品的人通常都相當嚴謹地控管使用者是否服用其他藥草、營養品與藥物，因爲可能會干擾順勢療程的效果，但卻沒人了解用來保存這些稀釋液的酒精居然是經過改造、對於身體而言經過突變的外來物質，而且會阻礙藥草療法預期中的療癒效果。

　　別被藥草產品中的酒精能在你加入熱水時燒光的保證給矇騙了。首先，你必須添加正在沸騰的滾水才能眞正將酒精燒光，然而大多數人只會將萃取液搭配溫水或熱水使用。

　　而且玉米酒精並不是加熱就會消失、如此容易溢散的物質；玉米酒精的問題並不只是其中的酒精成分，你無法去除酒精所留下的其他殘留物。另外，在你使用例如酊劑的藥草產品時，當中的成分已經裝在瓶子裡長達幾個月、甚至幾年了，而在此時，瓶子裡的藥草成分已經被酒精飽和。長時間浸泡在玉米酒精中，已經改變了藥草的各種層面，包括形式與形態，而且你無法靠煮沸將藥草本身的變化燒掉。

　　爲了保護你自己，必須謹愼閱讀藥草營養品的標籤，並避免其中列有酒精或乙醇的營養品。主動尋求不含酒精的產品，如果找不到不含酒精的產品，那麼葡萄酒精製成的產品應該是首選，而白蘭地是次佳的防腐劑。雖然任何含有酒精的藥草產品都不理想，但這兩種替代品仍然比基因改造產品好得多。

⌇ 油拉法

油拉法的概念，是用油在口中漱口一段較長時間，以將毒素拉出你的身體，這種潮流的危害頂多就是有點浪費時間罷了。很遺憾，我得說油拉法其實沒辦法拉出毒素，而且漱口並不足以讓油脂殺死你口中的細菌。你現在可以替生命中的每一天省下二十分鐘了。

爲了確實改善你的口腔健康，在你的牙刷上抹點椰子油，並且刷在你的牙齒與牙齦上（在你用牙膏刷牙並漱口後）。必須透過這番搓刷才有實質效果，光是漱口並不夠。只能使用椰子油，其他油脂並沒有效果。椰子中的化合物具有強大的抗菌、抗病毒與抗眞菌特性，有助於抑制牙齦疾病。

阻礙生命的食物

　　現在你了解了特定食物如何大幅改善人的生命，但還有另一個保護自己的要素：爲了適應遭遇各種變化多端的需求，我們也應該避免主動往遠離療癒的方向走。當某人無法抵禦四大病根時，主要原因之一是在自我調適的過程中吃下了某些食物，而這些是餵養病原體的食物（引起發炎），而且／或者會從體內引發破壞，我稱這些爲阻礙生命的食物。

　　阻礙生命的食物不一定是顯眼的食材。事實上，你還會從其他來源聽見爲我所列出大部分這些食物辯護的論點。這些食物大都曾對你的健康有所幫助，但那是以前的事了。然而，疾病種類愈來愈多，再加上人類干預了某些食物的基因組成，代表我們必須對現今吃下的食物更加小心。有些食材已經變得跟以往不同，有時還有點難找。並非你在健康食品店中所找到的各種產品都有助於你的健康，不只是避免選擇素食與其他油膩、加工食品那麼簡單。

　　阻礙生命的食物會觸發改變生命的食物所能緩解的症狀與疾病，阻礙生命的食物也會導致我所稱的減壽，使生命變得更艱困。

　　我不是食物警察，我知道食用下列的某些食物能帶來多少情感、舒適與自在感，我多希望能告訴你在披薩上加上一顆煎蛋，是你生病而且尋求舒緩時的最佳選擇。相信我，如果事實如此，你就會在這裡讀到這些話。事實是假如你正苦於某種健康問題，就應該藉由戒除特定食物來改善自己，直到復元爲止。

　　其實也不全然是犧牲，畢竟如果你食用較多第二部「食物中的四大尊者」中介紹的改變生命的食物，代表你會減少其他食物的攝取量，而以下列出的資訊能讓你較容易作出選擇。就像以往我所幫助過的許多人一樣，你將

發現在戒除日常生活中阻礙生命的食物時，生命會以奇妙的方式敞開大門。

乳製品

　　許多人覺得自己少了乳製品就活不下去了，無論是咖啡中的乳脂、一大早的那杯優格、各種美味的乳酪、蔬果昔中的乳清蛋白、吐司上的牛油、搭配燕麥棒的奶酒、泡穀麥片的牛奶等類似食品。

　　然而乳品卻可能讓生命面臨難題，因為它會使肝臟陷入困境，因而無法有效地將毒素排出體外，還會使胰腺承受壓力，導致胰島素抗性升高。對於乳品敏感的人而言，會引起吸收不良問題（也就是因為消化道發炎現象太嚴重，以至於難以吸收食物中的養分），而且乳品會使許多人對環境中任何些微的刺激物產生更高的過敏反應，例如灰塵與花粉等。而且，乳品會滋養引起諸多疾病的病原體。

　　如果你產生下列任何疾病或症狀，或許可以在你恢復健康的過程中試著減少乳品，甚至完全戒除乳品。

疾病

　　假如你有下列疾病，試著避免攝取日常飲食中的乳製品直到復元為止：

　　麩質過敏症、克隆氏症、結腸炎、大腸激躁症、憩室炎、任何其他種類的發炎性腸病、慢性鼻竇炎、睡眠呼吸中止症、EB 病毒／單核球增多症、橋本氏甲狀腺炎、葛瑞夫茲氏病、慢性耳朵感染、普通感冒、肝臟疾病、脂肪肝、痛風、間質性膀胱炎、青春痘、泌尿道感染、酵母菌感染、濕疹、牛皮癬、季節性過敏、萊姆病、慢性疲勞症候群、纖維肌痛症、類風濕性關節炎、狼瘡、人類乳突病毒、雷諾氏症候群、糖尿病、低血糖症、息肉、結節、骨質疏鬆症、細菌性肺炎、腦部病灶、多囊性卵巢症候群、子宮內膜異位症、小腸細菌過度增生、幽門螺旋桿菌感染、各種自體免疫疾病與失調、膽結石、膽囊疾病、牛皮癬性關節炎。

症狀

　　假如你有下列症狀，試著避免攝取日常飲食中的乳品直到復元為止：

　　便祕、發炎症、甲狀腺機能不足、甲狀腺機能亢進、胃部痙攣、胃部疼痛、頭昏、脂肪肝前兆、肝功能不良、疲勞、心悸、更年期症狀、刺痛、麻木、循環不良、膀胱發炎、胃部發炎、小腸發炎或結腸發炎（或兩者皆有）、落髮、鼻涕倒流、渴望吃甜食、念珠菌過度增生、食物敏感、熱潮紅、身體痛覺與疼痛、關節疼痛、關節發炎、溢淚、眼睛乾澀、視力混濁、飛蚊症、耳鳴或耳中嗡嗡作響、情緒性進食、荷爾蒙失衡、頭痛、胃灼熱、腦霧、腹瀉、耳朵堵塞、組織胺反應、胃腸氣積、充血、吞嚥困難、蕁麻疹、消化系統不適、體重增加、經前症候群症狀。

蛋

　　你時常聽見蛋是完美的食物，食用蛋的習慣深植於我們的文化中，就如同幾世紀以來的主食一樣。問題是存在現代的疾病與以往並不相同，蛋對我們已經不再有用，現在反而會藉由滋養爆發的病毒對我們不利，特別是引發自體免疫失調與癌症的病毒，即使是草飼或放牧雞所生的蛋也一樣。

　　許多人覺得吃蛋沒什麼問題。如果你並沒有任何症狀或疾病，而且蛋對你的身體有所幫助，或者蛋是你唯一能取得的食物，那當然可以繼續吃蛋，只要確定是來自放養雞的蛋就好。但另一方面，假如你的健康狀況不佳，最好先避免食用蛋類，至少等到你好轉為止，否則蛋類會讓身體更難以療癒。

疾病

　　假如你有下列疾病，試著避免攝取日常飲食中的蛋類直到復元為止：

　　乳癌、生殖器官癌症、阿茲海默症、失智症、腦瘤、腦癌、多囊性卵巢症候群、類纖維瘤、EB 病毒／單核球增多症、甲狀腺結節、橋本氏甲狀腺炎與其他甲狀腺失調、各種自體免疫疾病與失調、發炎性腸病、青春痘、腎上腺疲勞、偏頭痛、荷爾蒙失衡、雷諾氏症候群、失眠、憂鬱症、焦慮症、人

格解體、膽結石、膽囊疾病、萊姆病、肝臟疾病、子宮內膜異位症、間質性膀胱炎、牛皮癬性關節炎、腕隧道症候群、泌尿道感染、眩暈症、細菌性陰道炎、陰道鏈球菌感染、酵母菌感染、肌腱炎、人類乳突病毒、小腸細菌過度增生、腺瘤。

症狀

假如你有下列症狀，試著避免攝取日常飲食中的蛋類直到復元爲止：

心悸、腦霧、記憶力問題、囊腫、充血、念珠菌過度增生、身體痛覺與疼痛、痙攣、抽搐、水腫、食物敏感、體重問題、甲狀腺機能不足、甲狀腺機能亢進、陰道灼熱、陰道分泌物、陰道搔癢、落髮、便祕、熱潮紅、性欲減退、更年期症狀、經前症候群症狀。

❧ 玉米

玉米以往對於我們身爲物種的存在而言，曾經是很棒的一部分。超過兩千年來，玉米不僅幫助人類生存，也幫助我們繁榮茁壯，它與我們所擁有的一切都密切相關。以前的玉米具有營養、療癒與強化的效果，但就在彈指之間，玉米卻被基因改造工程給毀了。因爲玉米的 DNA 經過改變，現在反而滋養了各式各樣的疾病，並成爲引起我們現代慢性病大流行的病原體燃料。

假如你正嘗試從健康問題中復元，試著避免在飲食中的玉米直到康復爲止。一旦你的健康有所改善，也必須確定你所選購的是有機玉米，最好是傳統的玉米品種——很可惜，這些方式並無法保證玉米未受到基因改造汙染。應該持續限制你的玉米攝取量。

疾病

假如你有下列疾病，試著避免攝取日常飲食中的玉米直到復元爲止：

各種癌症、各種自體免疫疾病與失調、多發性硬化症、肌肉萎縮性脊髓側索硬化症、愛迪生氏症、庫欣氏症候群、休格倫氏症候群、狼瘡、慢性疲

勞症候群、EB 病毒／單核球增多症、結腸炎、大腸激躁症、克隆氏症、萊姆病、眩暈症、神經系統性氣喘（未知疾病）、細菌感染、青春痘、過敏、腦部病灶、念珠菌過度增生、免疫系統缺陷。

症狀

假如你有下列症狀，試著避免攝取日常飲食中的玉米直到復元為止：

潰瘍（包括消化性潰瘍）、各種神經系統症狀（包括刺痛、麻木、痙攣、抽搐、神經疼痛與胸悶）、腹脹、腹部痙攣、食物敏感、腹瀉、發炎。

☙ 小麥

我確信正在閱讀本書的你們，大部分都曾經在你的療癒過程中禁食小麥，或者你也知道有誰曾經如此。許多人的飲食中少了小麥後都覺得有所不同，特定症狀有所緩解，健康也普遍獲得改善。

同樣地，小麥也是益處在這些年來受到改變的食物之一。曾經是維生主食之一的食物，自從一九五〇年代以來由於人類的發明而變質。尤其是近期的發展已經使小麥成為高發炎性食物，因為它會餵養體內的病原體。不只是讓小麥對許多人成為問題的麩質，小麥中還具有其他能夠提供病原體燃料的化合物，藉此引起各式各樣的症狀。

假如你可以正常食用小麥，可能你並未接觸干擾身體以及引起常被冠上自體免疫疾病、萊姆病的各種病毒（有時候是細菌）。但當你確實有健康問題時，應該避免食用小麥直到你的疾病改善為止，接著若你想恢復原本食用小麥的飲食習慣，也該在你重新食用小麥時掌握自己的感受。

疾病

假如你有下列疾病，試著避免攝取日常飲食中的小麥直到復元為止：

克隆氏症、結腸炎、麩質過敏症、大腸激躁症、幽門螺旋桿菌感染、各種其他腸道疾病、胃食道逆流、睡眠呼吸中止症、慢性鼻竇炎、間質性膀胱

炎、泌尿道感染、酵母菌感染、憂鬱症、焦慮症、支氣管炎、小腸細菌過度
增生。

症狀

假如你有下列症狀，試著避免攝取日常飲食中的小麥直到復元爲止：

耳朵阻塞、黏液負擔過重（耳朵、鼻子、喉嚨或糞便中）、腹脹、胃
炎、疲勞、噁心、萎靡、倦怠、胃酸逆流、腫脹、皮膚搔癢、關節不適、腦
霧、胸悶、食物敏感、頭痛、化學物質敏感、組織胺反應、咳嗽、充血、發
炎、蕁麻疹、熱潮紅、接觸黴菌、喉嚨痛。

芥花籽油

有種看似無害的油脂已經悄悄溜進我們的生活中，那就是芥花籽油（也
稱爲菜籽油）。雖然對於芥花籽油造成健康風險的意識逐漸上升，但仍然有
許多團體鼓吹著它的益處。芥花籽油已經成了眾多餐廳的主要食材，大多用
來取代不健康的豬油、棉籽油與玉米油，也是橄欖油較廉價、低脂的替代
品。但諷刺的是，芥花籽油本身也會帶來危害。

當你聽見芥花籽油對你有益時，別被騙了。無論芥花籽油含有什麼珍貴
的成分，都被它的缺點所掩蓋。假如你發現每星期五晚上在朋友家享用的健
康晚餐中，都加了砒霜當裝飾，你還會覺得這些料理有益健康嗎？還是說你
會覺得料理當中的營養已經敗壞了？雖然你可能不會吃完一餐就死亡，但在
重複接觸毒素仍然充滿極高的風險，你也許會在吃完第一百餐時感覺失去活
力。對於芥花籽油也要如此警惕。

芥花籽油會嚴重損害免疫系統，使其機能低落並阻礙器官與腸子健康。
芥花籽油不只像先前所述的食物一般會餵養病原體，也會侵蝕體內各處的黏
膜，從胃部與腸道黏膜，一直到血管、動脈、心臟、腎臟、膀胱、輸尿管黏
膜，以及假如你是女性的話，連生殖系統黏膜也逃不掉。

疾病

假如你有下列疾病或想要避免這些疾病，試著避免攝取日常飲食中的芥花籽油：

各種腸道不適或失調（包括胃食道逆流疾病、胰臟炎、脂肪肝、克隆氏症、結腸炎與大腸激躁症）、各種神經系統疾病（包括帕金森氏症、多發性硬化症、慢性疲勞症候群、牛皮癬性關節炎、纖維肌痛症與類風濕性關節炎）、萊姆病、焦慮症、憂鬱症、甲狀腺疾病與失調、中風、短暫性腦缺血發作（小中風）、肌肉萎縮性脊髓側索硬化症、多發性卵巢症候群、子宮內膜異位症、狼瘡、姿勢性直立心搏過速症候群、雷諾氏症候群、腺瘤。

症狀

假如你有下列症狀或想要避免這些症狀，試著避免攝取日常飲食中的芥花籽油：

落髮、甲狀腺機能不足、甲狀腺機能亢進、神經疼痛、潰瘍、腸道痙攣、便祕、腹瀉、慢性稀糞、糞便中帶黏液、胃酸逆流、荷爾蒙失衡、各種神經系統症狀（包括刺痛、麻木、痙攣、抽搐、神經疼痛與胸悶）、三叉神經痛、髓鞘神經傷害。

❧ 天然風味

這些隱藏毒素偽裝成無害添加物入侵我們的食物。貼上天然風味（或天然櫻桃風味、天然水果風味、天然巧克力風味、天然香草風味等）標籤的其實就是麩胺酸鈉（味精），這是種神經毒素，會堆積在腦中並破壞神經元與神經膠細胞。麩胺酸鈉對於中樞神經系統的害處極大，而且會對生命造成危害。

現在有股潮流，甚至將這些所謂的天然風味加入最純粹的有機包裝食品，還有花草茶與營養補充品之中。如果你想避免生病，一定要仔細辨別食品標籤，假如食材清單中出現「天然」與「風味」，就把食品放回架上吧（但

不必害怕香草萃取液，因爲裡頭的成分與標示無誤）。

疾病

　　假如你有下列疾病或想要避免這些疾病，試著避免攝取日常飲食中的「天然風味」：

　　自閉症、注意力不足過動症、偏頭痛、阿茲海默症、失智症、帕金森氏症、焦慮症、憂鬱症、其他各種神經系統疾病、橋本氏甲狀腺炎與其他甲狀腺失調、失眠、中風、肌肉萎縮性脊髓側索硬化症、短暫性腦缺血發作（小中風）、坐骨神經痛、黃斑部病變、萊姆病。

症狀

　　假如你有下列症狀或想要避免這些症狀，試著避免攝取日常飲食中的「天然風味」：

　　缺乏專注與集中力、記憶力問題、頭痛、疲勞、身體痛覺與疼痛、顎部疼痛、牙齒疼痛、耳鳴、不寧腿症候群、刺痛與麻木、背部疼痛、肌肉抽筋、腿部痙攣、五十肩、貝爾氏麻痺、腹脹、落髮、呼吸困難、吞嚥困難、關節疼痛、身體僵硬、胸悶、記憶力衰退、腦霧、頭部疼痛、癲癇、肌肉緊繃、神經痛、甲狀腺機能不足、甲狀腺機能亢進、神經損傷、難以專注、睡眠障礙。

改變生命的天使

　　在我們無法以雙眼目視的世界，也就是天使之力所存在的靈性世界中，對於我們在地球上所經歷的飛躍年代已有透澈理解。天使警惕我們需要適應不斷變化的時代，才能夠在此生存與繁榮。事實上，有群特別的天使被稱為改變生命的天使，他們的使命就是支持我們度過這段時間。他們得見你、為你辛勤地奉獻，他們了解你應得的一切，使你能夠駕馭生命的浪潮而不被吞沒。

　　改變生命的天使，透過食物供給來支持我們，他們正是改變生命的食物之所以能改變生命的原因，他們是神對於我們不斷增長的痛苦所提供的解答，因為神對我們懷抱最深刻的愛，並同情我們所面對的一切，也希望我們能獲得應對的工具。改變生命的天使們在某些情況下的職責是散播覺知，舉例而言，這些天使是有機與有害生物綜合防治運動發起的原因，也有眾多這些天使正努力使基因改造食品業失勢。

　　而且，天使們從源頭強化水果與蔬菜，將天使之力傳遞給你所吃下的每一顆蘋果與每一片菠菜葉。天使們哄勸植物以獲取豐富產量、引導食物提供給飢餓之人，並掌控著帶來農作物最佳收成的氣候──甚至影響風向以盡可能防止空氣中的諸多化學物質進入你的食物。天使之力也參與了熟成的過程，有時還會使成熟水果輕柔地落下，讓人仍能食用。正當你閱讀時，天使之力正哺育著土壤中的種子，辛勤地確保你在未來幾個月內所享用的餐點，都能在當下對你的健康提供最佳益處。

　　天使們了解食物關乎生死，而且不只是對人類而言。改變生命的天使統領並支持著動物們一年一度的遷徙，與動物一同步上旅程，提供牠們滋養。

這些天使們也影響了授粉媒介，指引著蜂鳥、蜜蜂等前往替我們生產食物的植物花朵，彼此互利。

日漸減少的蜜蜂數量著實令人擔憂，天使們比任何人都了解蜜蜂在授粉作用，以及蜂蜜這種地球上最古老藥物的生產過程中所扮演的角色多麼重要。長久以來，蜂蜜一直都是天堂賜予人類文明的甘露食糧。人類社會無一不讚頌蜂蜜，它也拯救了人類聚落免於飢荒與營養不良。縱使有些許潮流可能說服你蜂蜜沒有營養價值，但蜂蜜對於人類的未來絕對扮演著關鍵角色。再者，正如我們所知，蜜蜂的末日也代表了農業的末日。如果不是因為蜜蜂，我們一定不可能走到今天，所以天使們正竭盡心力照看著蜜蜂，其中也包括引導我們種植蜜源並從事養蜂工作。

楓樹汁是天使們預見我們在未來所仰賴的另一種維生食物，所以他們日以繼夜地努力保存我們的楓樹。天使們認可了某些最具適應原的水果、蔬菜、藥草與香料，灌輸了使它們如此珍貴的特性。舉例來說，野生藍莓是神奇的食物，是因為受到神與天使的眷顧，獲得賦予重生的力量。

改變生命的天使們希望能幫助你，他們了解我們的生命無論如何都不斷變化，而且他們希望讓這些改變朝更好的方向前進。就如同水果與蔬菜身為最受人忽略的食物，改變生命的天使也是神聖帝國中最被忽視的天使。

我們將食物的營養視為理所當然，就像水循環與尋常發條的基本原理，就像在市場裡一定找得到美味的傳統品種番茄——但事實上，改變生命的天使們在其中都扮演了相當的角色。這番論點並非要否定科學，當然，確實可以從科學層面解釋生物與生態運作的過程。但即使是頗負盛名的醫生與科學家，也認同世上存在著關於天地萬物的謎團。他們並不將科學視為反抗神的論調，而是當作神的證明。正如我在序言中所說：我們了解很多，但還有更多等著我們探索。

稍微想想這般奇蹟，一顆宛如針頭般的種子如何擁有長成一大株番茄的潛力。想像一下，需要經過多少因素的巧妙結合才能讓一顆完美的番茄得以形成，接著運到市場，好讓你能帶回家，並且在壞掉之前記得把它吃掉……這一切都是為了迎來你終於咬下一口的片刻，接著那鹹香酸甜的滋味帶給你極為愉悅的時光，其中的養分也在同時通過你的身體，帶給你最重要的滋養。

我認為這好似一場交響樂，每一位音樂演奏家都是不同樂器的大師，而

且充分了解自己的職責所在，但仍然需要一位指揮將旋律統整為一曲完美的樂章。改變生命的天使們就是指揮，確保各種元素的運作都能和諧齊奏。

　　許多人都知道天使就在身邊，但並不了解天使在我們每天的運作中能將影響力發揮至何處。自從你降臨到世界上並吸進第一口氣的那刻起，你就擁有與生俱來與天使們連結的權利（即使在你出生前，就已經擁有在子宮內透過母親接受天使助力的神聖權利）。改變生命的天使們在你一生中扮演了使你獲得滋養的角色，而且你不必開口要求。而且一直以來，你也透過每次向有機農夫購買食材、在蝴蝶園中栽種或捐助食物補給站來支持這些天使。日復一日，都是如此有來有往，天使們照看著你，你也幫助著祂們，而祂們現在希望你了解該如何直接呼喚祂們。

❧ 呼喚天使

　　要呼喚改變生命的天使，就跟我在《醫療靈媒》一書中所描述呼喚菁華天使的方法一樣：你必須透過明確呼喊名號來請求祂們。我們的內心就像是彈珠檯遊戲機，想法與情感則是遍布四處的飛鏢，有太多噪音讓天使們繁忙於諸多事物時無法花時間聆聽。不需要大吼，也不需要比悄悄話還大聲，天使們只需要任何表示你準備好接受助力的聲音。（如果你是聽障人士或無法說話，可以利用手語或發出內心訊息呼喚救贖天使，祂將幫助你與心中的天使建立連結。）

　　天使與人類擁有共同的強大特質：自由意志，這使我們得以透過各種主體感來經歷我們的生命。自由意志是參與、溝通與自由的基礎。天使們奉獻自己的自由意志提供永恆的效勞，所以採取這種特別的方式來呼喚天使們，以接受祂們直接提供幫助的另一個原因在於，他們也希望看見我們將自己的自由意志用於善途。祂們希望在對我們的要求提供幫助前，能感受到我們主動參與自己的生命，並主動尋求祂們的幫助。接著，天使們才覺得與我們共事是將祂們的自由意志用得其所。

　　所以你必須花點時間澄淨心靈並明確說出，「供給天使，請幫助我。」（或改為下列改變生命的天使中你試圖連繫的天使名號）。這種慎重呼喚天使名號的方式，是接受天使助力時最有效的方式。

改變生命的十二位天使

　　這些是你所能呼喚來幫助你改變生命的十二位天使，每位天使都是女性，而且背後都擁有一群其他天使協助完成重大任務，例如試圖在基因改造作物的戰爭中取勝。然而你可以呼喚這些具名的天使，祂將直接對你伸出援手。

　　· **驅毒天使：**當你必須食用你知道噴灑過合成殺蟲劑或除草劑（或兩者皆有），或是被基因改造作物汙染的農產品，就呼喚這位天使驅除化學物質，使之對你的身體僅造成最小的影響，並保護你不受危害。

　　· **富饒天使：**當你自己栽種食物並希望使作物豐收時，就需要這位天使在你身邊提供助力。

　　· **供給天使：**祂的工作是使食物送達缺乏滋養或飢餓者手中，假如你的食物來源嚴重受限，或是正與食物銀行或流動廚房共事，呼喚供給天使協助將營養送進飢餓的肚皮裡頭。

　　· **滋補天使：**這位天使能提升四大尊者食物的營養、增強植物性化合物、維生素、礦物質與其他養分的力量，並使它們特別符合你的需求，使食物能眞正成爲你的藥物。

　　· **和諧天使：**當你想要與食物共融並加強對於飲食的正念，這位天使將提升你對於料理的感激之心，並使你能與吃進身體裡的食物同調。祂也將幫你消除以往與食物及飲食相關的痛苦，使你擺脫對過量飲食或飲食不足的恐懼，並帶給你全新的開始。

　　· **同步天使：**一切都關於與植物成長的時間點同步，所以這位天使的職責就是將各種獨立程序相互同步。她提醒花朵在正確時刻盛開、引導蜜蜂前往盛開的花朵、掌握水分攝取與溫度，讓果實形成又不至於迸裂或枯竭，並發出信號使果實成熟，而這只是祂職責中的一小部分。在你需要協助了解該如何照料你所種植提供食物的植物，或是當你尋找野生食物並希望找到最佳種類時，就呼喚同步天使吧。

　　· **習性天使：**當你陷入長久以來食用有害食物的固習中，或是在你的孩子或其他心愛之人挑食時，呼喚習性天使協助打破行爲模式，並培養對於不同種類、更健康食物選擇的興趣。

・**戒癮天使**：假如你總是深陷於對錯誤食物的癮頭，或是習慣性地過量飲食，戒癮天使將幫助你從苦難中釋放自己。

・**團結天使**：當你希望朋友、家人、同事甚至餐廳支持你養成健康飲食習慣時，就呼喚這位天使，祂將引導其他人幫助你，並防止他們引誘你食用有害食物。

・**誠實天使**：如果你對自己購買或食用的食物來源覺得反感，而希望了解它是否確實是自由放牧、取自野外、有機、無麩質食物，或是否為非基因改造食物——或你在餐廳中想確定某道餐點確實是以純橄欖油而非芥花調合油料理而成，呼喚誠實天使幫助你取得解答。

・**洞察天使**：當你想要攝取更健康的食物，呼喚洞察天使支持你的靈魂與意志，並提供神奇的靈感來保持正途。這位天使同時也引導著有機、留存種子與健康食物運動，並復甦農夫市集與復興傳統食物品種。

・**母乳天使**：這位天使守護著新手媽媽的母乳供給，並使母親與孩子能透過哺乳相互溝通。她的職責之一是改變母乳的營養結構，以符合孩子當下的需求。

❧ 改變生命的天使帶來的奇蹟

我有個客戶叫艾莉亞，她與食物無法和平相處。最近剛從大學畢業的她，目前回家住。從她有記憶以來，總是時而暴飲暴食、時而讓自己挨餓，就是無法在家中的餐桌上感到寧靜，因為她總是過於執著眼前的料理：這道菜夠健康嗎？飽足感夠嗎？是否吃完一盤就能放下餐具？是否會讓體重增加？用餐完會不會後悔？

第一次與艾莉亞交談時，我建議她呼喚和諧天使，幫助自己懷抱飲食的正念。

艾莉亞說：「我曾試過抱持著正念飲食，而且我對靜心也有研究，但對我的飲食問題並沒有幫助。」

我向她保證，尋求天使幫助的效果不同。當你獨自進行靜心與正念飲食時，一切都只能靠你自己，就像試著靠自己搬衣櫥一樣。當有朋友相助時，沉重的負擔會減半，又或者朋友能分擔大部分的重量，所以你只要保持衣櫥

平穩就好。當你無法靠自己舉起物品時，你就需要尋求協助。而在你需要特定協助好與食物和平共處時，就呼喚和諧天使。

艾莉亞同意嘗試。在我們掛斷電話後，她大聲地說出：「和諧天使，請幫助我與食物成爲朋友。」她立刻獲得啓示：呼喚和諧天使是她首次尋求外在力量的幫助，而且不會覺得自己因此被批判。她從未了解批判感在她的狂熱執著與長久的食物焦慮症中所扮演的角色。以往她拜訪營養師時，總是覺得自己被放在顯微鏡下檢視。當她坐在餐桌前，就感受到父母與兄弟所投射的目光。這是她第一次未因尋求幫助而感到自己變得更脆弱。

隔天早上，艾莉亞走下樓梯進入廚房，又感受到胃裡熟悉的空洞感與漲紅的臉頰，伴隨著以往疑惑著該吃什麼的恐慌。在前一天的體驗後，艾莉亞原本期望一切會更順利，她很懷疑先前的和緩感受是否只是幻覺。即使如此，她還是深呼吸並再次呼喚和諧天使，她悄悄地說，「請幫助我。」神聖的舒緩感再度降臨，而這次她覺得有座牢籠的門打開了，使她重獲自由。

到了第三天，艾莉亞仍然對食物感到糾結。她從早上就待在家中，並刻意讓自己餓了一整天──縱使她理性了解這麼做沒有好處。到了晚餐時間，她終於覺得自己賺到了這一餐。在她開始進食前，她請求和諧天使幫助她懷抱著正念進食，並對於她所送進體內的食物心懷感激。

就在此時，艾莉亞聽見廚房裡傳來聲響，她起身查看是否父母在她不知情時回家了。儘管她確實聽見餐具敲擊盤子的明確聲響，但廚房裡卻沒人。艾莉亞呆站了片刻，想要理清頭緒。突然間，她了解和諧天使正與她同在，艾莉亞覺得自己受到驅使返回餐桌，隨後她開始哭泣。多年以來對於食物的創傷、對於過量飲食與飲食不足的掙扎，以及其他人對她的食量加諸的批判，此時紛紛湧現並煙消雲散，好似獲得解放並善意地離去。

當眼淚停止，艾莉亞覺得和諧天使離她而去。一股暖流環繞著她，接著她低頭看向盤子。這是從她身爲小女孩以來第一次在全然平靜的狀態下用餐，她再也不想怪罪食物，也不再想苛責自己一直以來與食物的糾葛。以往的神經質、焦慮、混亂、憂慮與恐懼全都在此時消失無蹤。

從那天起，艾莉亞開始能毫無拘束、自在地享用食物。她發現自己不太容易被以往吸引她暴飲暴食的食物所誘惑，並且也因爲她更能享受食物，因此自發性地食用更健康的食物。艾莉亞覺得正因爲和諧天使對她毫無批判之

意，以及看穿艾莉亞的怪僻、看透她眞實自我的能力，因此讓自己得以療癒。

　　這只是改變生命的天使所帶來的其中一項奇蹟。艾莉亞相信和諧天使；她的生命確實因此改變。沒有什麼能比擬天使們毫無條件的愛，任何人或任何事都無法匹配──就是如此強大。

　　當你在生命中呼喚天使時，必須記得敞開胸懷迎接天使意志的干預，但並非每次都像是霹靂雷電或眞實的體現。天使有時候會在你的夢中提供引導，或是帶來新的契機。就拿驅毒天使來說，你或許無法感受到祂的降臨，但並不代表祂沒保護你。又或許像團結天使，祂可能不會驅使你喜愛的餐廳開始提供健康料理，而是引導你前往更好的場所用餐。

　　而且，天使們的內心永遠懷抱更大的善念，這代表假如你請求富饒天使庇佑你的田地產出豐盛的菜籽，祂更可能指引你往截然不同的方向前進，因爲祂知道以這些作物製成的芥花籽油是對人體健康有害的食物。天使的助力也關乎於你是否樂於接受。例如當你呼喚習性天使時千萬別忘了，如果你想打破每天晚上吃餅乾的固習，就必須與祂合作。

　　端看天使們手邊有多繁忙，他們可能在幾秒內就能前來助你一臂之力，也可能會稍微延遲。你可以一次呼喚一位或好幾位天使，例如當你在旅途中停在路邊的餐廳用餐，你可以在服務生到餐桌服務前呼喚誠實天使，接著在你的食物送上桌時呼喚驅毒天使與滋補天使。（同樣地，你只需要輕聲默念，不用吸引其他人的注目。很多人會靜靜地對著食物祈禱，你也可以融入他們。）

　　天使們希望你尋求祂們的幫助，無論祂們多麼忙碌都沒關係，所以別擔心你會打擾她們，你只要持續呼喚他們協助、維持光明的心，並且保持耐心。

❧ 屬於你的時刻

　　談到天使時，我並不是在裝模作樣。數千年來對於天使的存在都有記載，我們不該將神的天使誤解爲什麼玩笑話。我所說的正是神聖般存在的效力，早在我們的先祖首次踏足地球開始就伴隨在我們身旁。

　　有些人覺得相信神以天使的型態賜予靈性的支持實在太愚蠢、太天眞，甚至到了妄想的地步。如果你曾經拘束自己、不讓自己相信天使的存在，我

可以理解。我們被教導要相信我們看得見、聽得見、摸得到、測量得出來並能夠衡量的事物，最普遍的說法就是「眼見爲憑」。

另一方面，嚴謹的信仰系統原本應該使我們超乎對於證據的需求之上，但有時卻會使我們的希望落空。因爲信仰本身有所不足，信仰可能受到壓迫、限制，因而破滅。信仰的表面可能出現裂痕，進而使你掉進下方冰冷的水中。

生命有時是如此艱困，令人感到雜亂無章，或更糟糕地，使人覺得殘酷。讓我向你擔保：無論是你目睹過的何種悲劇或面對過的何種創傷，都不是冷漠、嚴酷的神帶來的批判，也不是抽離神性的後果。世上所有的問題，都歸咎於人類對他人的善失去信心、無法善用自身的自由意志，並受到不再爲神奉獻的墮落天使所影響，因而作出的魯莽決定。這正是暴力、戰爭與地球破滅的主因。

當我們覺得似乎失去懷抱信念的理由，這才是我們最需要信念的時刻，必須相信世上仍然有神聖的存在，而這份存在能夠看見我們所遭受的苦難、洞見其中的無知，並願意助我們一臂之力。別讓受到貪婪與憤怒所主宰的麻煩製造者與和平破壞者奪走你的信念，別讓他們奪走你在混沌中的寧靜感受。神的天使們，就如同改變生命的天使與菁華天使，正奔波於地球上忙著撲滅由失去信念、聽從墮落天使讒言的人們所點燃的惡火，而且神的大天使們也與戰爭機器展開正面搏鬥。信念相當精妙細緻，而信仰正是交織於其中的一環。你只要相信神的天使，並懷抱著神並未捨棄或背叛我們的信念，這就是你的救生索。

如果你曾經相信天使們，卻覺得你試圖連繫他們的努力似乎徒勞無功，所以認爲天使並不存在，那你現在應該扭轉想法。在讀過本書後，你已經進入了生命中截然不同的時刻。你再也不需要絕望或活在黑暗之中，你已經學到如何改變生命的奧祕，以及與天使們建立連繫的關鍵。你可以尋求祂們的支持，也能在我們共同努力使這片大地充滿善的同時支持祂們。

〈後記〉

慈悲是最大關鍵

　　你所讀到的一切都來自於慈悲的聲音。我指的不是我自己的聲音——雖然我試著盡可能懷抱慈悲。我並未將自己誤認為慈悲的聲音。我說的是至高的靈，慈悲之靈，也是本書中所有資訊的來源。就如我在序言中所寫，高靈就是慈悲這個字的體現，高靈是神對人類所表現的慈悲。高靈希望你快樂又健康，讓你擁有光明的未來。高靈希望你拯救自己、適應、改變你的生命。在此頁以前的一切內容能夠來到你的眼前，都是由這份慈悲直接促成。

　　希望是現今的熱門話題。我們都想要希望，我們都需要希望。希望推動了我們對於自己與家人的夢想，希望驅動了我們的求生意志、我們的抱負。希望是人類早晨醒來的原因，是某人眼中閃爍的微光。希望是信念的火花，這份信念使你的生命在各個層面獲得改善；希望是你心中的決心，這份決心讓一切都可能好轉，必然會好轉。沒有希望，我們就成了空有軀殼的人。

　　然而，沒有慈悲就沒有希望，慈悲就是希望的靈魂。希望是未來，慈悲則是現在；希望是通往未來的道路，慈悲則是引路的火炬；希望是一扇門，慈悲則是鑰匙，當手中沒有慈悲，就無法打開希望之門。

　　當我還小時，無法承受高靈傾注給我關於人們的苦難訊息，我曾經想選擇無視。理解我身邊所有人所受的苦，著實令我心碎。我就不能停止在乎這一切嗎？我這麼質問高靈。

　　「你必須在乎。」高靈告訴我，我不能選擇放這些人逕自受苦。我必須傾心關注，學習如何懷抱慈悲——學習當下如何與他們同在，好讓他們不會覺得孤獨，好讓他們再次感受希望。我們都應該對他人抱持慈悲，這是我們

在此所能施予的善行，而且很重要。這是我們共同生命之路的一部分，也是在飛躍年代求生並使人類更上一層樓的一環。

高靈將慈悲定義爲對磨難的理解。慈悲是對於過去與周遭的審視，或時而透過我們的自身經驗與他人建立連結並表達關懷。

就最理想的情境而言，發生在我們身上的一切使我們更能對其他人感同身受。舉例而言，過去曾經斷過一條腿的女性，或許更能在她看見身旁有人拄著枴杖時伸出援手，但假如她未曾有過類似遭遇，她也許甚至不會注意陌生人的身影。

就最糟的狀況來說，生命中的難關會使我們麻木。就像成長過程中曾經歷艱難家庭生活的人，往後可能會對每位親密夥伴出氣，以讓人受傷的錯誤邏輯抹去自身的傷痛。痛苦與「你覺得你已經很慘了嗎？」這種反問句正是來自於此。

再來是中間地帶，我們的經驗可能有如流沙一般，使我們無法融入他人的內心。你是否曾經以最近生活中的事件開啓話題，但你的夥伴卻說「我知道你想說什麼」，接著往後的二十分鐘都在談論他自己？你的夥伴原本想表達對你感同身受的意圖，卻轉瞬間變爲對自己的生活滔滔不絕。

如果我們要產生共鳴，必須對他人的觀點保持開放，我們必須確實分享他人的體驗。

然而，慈悲並不是同理，同理是有保存期限的，就像一盒牛乳一樣。假如某人已經受苦很長一段時間，其他人的同理心會開始發酸。我沒辦法跟你說有多少曾經長期生病的人都告訴我相同的故事：首先，他們的朋友與家人都圍繞在他們身旁，幫忙分擔他們的負擔。過了幾個月或幾年之後，原本支持自己的人不是跑得不見人影，就是對於這份長久的苦痛轉爲質疑與斥責。

慈悲也不是同情，因爲同情是有附加條件的，就像貸款一樣。當你出於同情而傾聽某人，等於預設立場地認爲對方有一天會回報你的恩情。人們時常對於在自己分手或住院時前來表達慰問的朋友說「我欠你一次」，因爲我們都了解同情是有來有往的。

慈悲並沒有附加條件或保存期限，是永恆而且永不腐敗的。當你接受了慈悲，並不會有高利貸天涯海角地找上門，要你連本帶利地償還。同理與同情似乎總伴隨著悅耳的小提琴聲到來，但慈悲的背後並沒有悠揚的樂曲。慈

悲位在超脫於同理與同情的水平面，既強烈、至關重要，又能確切體現「有傳染力」這項特質。慈悲能夠改變生命，能夠敞開內心並且使其與靈魂相互連結。

多數人的內心深處都有慈悲的源頭，雖然可能隨著歲月被愈埋愈深，但仍然存在。而我們時常有條件地觸動這慈悲之源。我們會決定哪些處境值得我們發揮慈悲，哪些處境不值得。這是出自於保護自我的本能，就某種程度而言是正面的。當你的信任被人破壞，你就可能對於相信某個新的處境值得慈悲這件事感到驚恐，無可厚非。

但當我們太吝嗇於付出慈悲時，我們就會陷入過度保留的模式。我們變得害怕感受他人的悲傷，或是理解對方的觀點——我們不願意想像自己哪天可能落入相同處境。我們將自己的慈悲視為需要限制配給的珍貴商品，接著對於分配量變得錙銖必較。我們深陷在自我中心，我們與他人之間的藩籬愈來愈大，我們也切斷了自己身為人類最重要的能力：表達慈悲並幫助他人療癒。

我們如今比以往接收到更多提倡愛自己的主流訊息。現在很流行的一句話說，一旦你能夠欣賞鏡中看見的自己，你就能對他人表達最真切的關懷。這是邁向正確方向的腳步，自我憎恨對所有人都是毫無益處的毒藥。

然而，我們光是愛自己還不夠，下一步是重新發現慈悲——先對自己慈悲，再對他人慈悲。只要慈悲受到激發並傳遞下去，就能具有自己的力量，這股力量勝過將數百世的誕生日與休息日相互結合，也能打破所有物質律法並超越地球上可見與觸及的一切。

無論你的信仰與根本原則何在，慈悲都是不可或缺的關鍵。假如你尋求安樂的命運，慈悲就是基石。假如你想要吸引生命中的富饒，慈悲是唯一的實現之道。慈悲就是富饒——靈魂的富饒，在人與人之間延伸，表達出我們都想聽見的情感：你並不孤獨。

再真實不過了：你並不孤獨。本書中能夠改變生命的食物、對於我們當代流行病背後主因的詮釋，以及改變生命的天使，全都是高靈想傳達給你的訊息，好讓你知道自己正受到呵護、正受到關懷、正受到照看。

緊緊抓住這份知識，不僅藉此改變你的生命，更該繼續傳承下去。我們一定能調適自己，並且共同從飛躍年代邁向重生。

〈附錄〉「常見疾病 vs. 療癒食物」速查表

常見疾病	療癒食物
A 型肝炎	無花果、西洋梨、朝鮮薊、蘆薈、紅花苜蓿、野生藍莓
B 型肝炎	無花果、葡萄、西洋梨、朝鮮薊、蘆薈、紅花苜蓿、野生藍莓
C 型肝炎	無花果、葡萄、檸檬與萊姆、西洋梨、朝鮮薊、十字花科蔬菜、葉菜類、荷蘭芹、蘆薈、牛蒡、蒲公英、紅花苜蓿、野生藍莓
D 型肝炎	無花果、西洋梨、蘆薈、紅花苜蓿、野生藍莓
大腸激躁症	酪梨、香蕉、瓜類、木瓜、西洋芹、葉菜類、馬鈴薯、番薯、貓爪藤、蘆薈、野生藍莓
子宮內膜異位症	酪梨、莓果、葡萄、奇異果、馬鈴薯、番薯、薑黃、大西洋海菜、野生藍莓
子宮頸癌	蔓越莓、十字花科蔬菜、番薯、大西洋海菜、蕁麻葉、野生藍莓
子宮癌	酪梨、莓果、十字花科蔬菜、大西洋海菜、蕁麻葉、野生藍莓
不孕症	酪梨、香蕉、莓果、櫻桃、葡萄、檸檬與萊姆、芒果、瓜類、柳橙與橘子、朝鮮薊、蘆筍、西洋芹、小黃瓜、葉菜類、馬鈴薯、芽菜與菜苗、大蒜、覆盆子葉、椰子、蕁麻葉、生蜂蜜、紅花苜蓿、野生藍莓
中風	酪梨、莓果、無花果、瓜類、野生藍莓
心血管疾病	櫻桃、蔓越莓、椰棗、荷蘭芹、野生藍莓
心臟疾病	酪梨、香蕉、莓果、無花果、瓜類、葉菜類、馬鈴薯、番薯、薑黃、野生藍莓
支氣管炎	葡萄、奇異果、檸檬與萊姆、小蘿蔔、大蒜、薑黃、生蜂蜜、玫瑰果、野生藍莓
失眠／睡眠障礙	酪梨、香蕉、莓果、櫻桃、葡萄、芒果、椰棗、檸檬與萊姆、石榴、朝鮮薊、西洋芹、葉菜類、馬鈴薯、小蘿蔔、芽菜與菜苗、番薯、芫荽、薑、甘草根、薑黃、貓爪藤、椰子、生蜂蜜、野生藍莓
失智症	酪梨、莓果、櫻桃、無花果、芒果、石榴、芽菜與菜苗、芫荽、荷蘭芹、大西洋海菜、椰子、生蜂蜜、野生藍莓
甲狀腺疾病	蘋果、酪梨、莓果、椰棗、朝鮮薊、西洋芹、葉菜類、小蘿蔔、芽菜與菜苗、芫荽、大蒜、薑、檸檬香蜂草、荷蘭芹、覆盆子葉、椰子、野生藍莓
甲狀腺癌	蘆筍、葉菜類、小蘿蔔、大蒜、薑、大西洋海菜、牛蒡、椰子、野生藍莓
白血病	蔓越莓、洋蔥、大西洋海菜、白樺茸、紅花苜蓿、野生藍莓
皮膚癌	芒果、小蘿蔔、番薯、薑黃、蒲公英、野生藍莓
多囊性卵巢症候群	莓果、櫻桃、石榴、蘆筍、芽菜與菜苗、番薯、檸檬香蜂草、覆盆子葉、薑黃、蕁麻葉、野生藍莓

耳鳴	蘋果、莓果、芳香藥草、野生藍莓
自閉症	蘋果、酪梨、莓果、櫻桃、椰棗、葡萄、奇異果、石榴、西洋芹、十字花科蔬菜、芽菜與菜苗、芫荽、檸檬香蜂草、大西洋海菜、椰子、野生藍莓
低血糖症	蘋果、杏、香蕉、莓果、椰棗、葡萄、奇異果、芒果、瓜類、柳橙與橘子、木瓜、西洋梨、石榴、朝鮮薊、蘆筍、西洋芹、十字花科蔬菜、小黃瓜、葉菜類、馬鈴薯、芽菜與菜苗、椰子、生蜂蜜、野生藍莓
卵巢癌	酪梨、莓果、蔓越莓、無花果、十字花科蔬菜、番薯、大西洋海菜、白樺茸、蕁麻葉、野生藍莓
坐骨神經痛	酪梨、芳香藥草、甘草根、薑黃、蘆薈、白樺茸、椰子、野生藍莓
禿頭	酪梨、櫻桃、石榴、番薯、蕁麻葉、野生藍莓
肝硬化	瓜類、西洋梨、朝鮮薊、十字花科蔬菜、蒲公英、野生藍莓
肝癌	瓜類、西洋梨、朝鮮薊、蘆筍、馬鈴薯、大西洋海菜、牛蒡、白樺茸、野生藍莓
肝臟疾病	蘋果、瓜類、木瓜、洋蔥、馬鈴薯、蘆薈、牛蒡、紅花苜蓿、野生藍莓
足底筋膜炎	石榴、貓爪藤、薑、蘆薈、野生藍莓
乳癌	櫻桃、葡萄、瓜類、蘆筍、十字花科蔬菜、洋蔥、馬鈴薯、小蘿蔔、番薯、大蒜、牛蒡、白樺茸、蕁麻葉、野生藍莓
亞斯伯格症候群	番薯、大西洋海菜、椰子、野生藍莓
帕金森氏症	香蕉、莓果、無花果、芒果、瓜類、蘆筍、小蘿蔔、芫荽、荷蘭芹、薑黃、大西洋海菜、椰子、野生藍莓
泌尿道感染	蘋果、酪梨、櫻桃、無花果、檸檬與萊姆、芒果、瓜類、柳橙與橘子、木瓜、西洋芹、十字花科蔬菜、洋蔥、番薯、貓爪藤、芫荽、大蒜、檸檬香蜂草、甘草根、荷蘭芹、覆盆子葉、蘆薈、椰子、蒲公英、蕁麻葉、玫瑰果、野生藍莓
注意力不足過動症	蘋果、酪梨、香蕉、莓果、椰棗、無花果、葡萄、奇異果、芒果、瓜類、西洋芹、十字花科蔬菜、葉菜類、芽菜與菜苗、番薯、芫荽、檸檬香蜂草、大西洋海菜、椰子、生蜂蜜、野生藍莓
肥胖症	蘋果、蔓越莓、椰棗、檸檬與萊姆、馬鈴薯、薑黃、蒲公英、野生藍莓
肺炎	蔓越莓、檸檬與萊姆、小蘿蔔、白樺茸、野生藍莓
肺癌	椰棗、蘆筍、十字花科蔬菜、大西洋海菜、牛蒡、野生藍莓
阿茲海默症	蘋果、酪梨、香蕉、莓果、櫻桃、無花果、芒果、石榴、芽菜與菜苗、芫荽、荷蘭芹、大西洋海菜、椰子、生蜂蜜、野生藍莓
青光眼	芒果、薑黃、大西洋海菜、椰子、野生藍莓
青春痘	蘋果、杏、莓果、櫻桃、檸檬與萊姆、瓜類、柳橙與橘子、木瓜、蘆筍、西洋芹、十字花科蔬菜、葉菜類、貓爪藤、大蒜、甘草根、蘆薈、牛蒡、蒲公英、蕁麻葉、紅花苜蓿、玫瑰果、野生藍莓

流行性感冒	檸檬與萊姆、小黃瓜、洋蔥、芳香藥草、大蒜、薑、薑黃、生蜂蜜、玫瑰果、野生藍莓
胃食道逆流疾病	香蕉、椰棗、芒果、西洋梨、葉菜類、洋蔥、小蘿蔔、甘草根、野生藍莓
胃潰瘍	朝鮮薊、葉菜類、蘆薈、野生藍莓
胃癌	芒果、西洋梨、番薯、大蒜、蘆薈、大西洋海菜、野生藍莓
食物中毒	西洋梨、蘆薈、生蜂蜜、野生藍莓
食道癌	西洋梨、番薯、大蒜、野生藍莓
恐懼症	椰棗、荷蘭芹、野生藍莓
氣喘	杏、洋蔥、小蘿蔔、野生藍莓
眩暈症	蘋果、酪梨、櫻桃、椰棗、葡萄、柳橙與橘子、蘆筍、芳香藥草、芫荽、甘草根、野生藍莓
胰臟炎	檸檬與萊姆、瓜類、西洋梨、西洋芹、薑、覆盆子葉、椰子、野生藍莓
胰臟癌	葡萄、瓜類、西洋梨、朝鮮薊、西洋芹、馬鈴薯、薑、蘆薈、野生藍莓
脂肪肝	櫻桃、葡萄、芒果、朝鮮薊、西洋芹、洋蔥、蘆薈、白樺茸、蒲公英、野生藍莓
骨質疏鬆症	瓜類、柳橙與橘子、十字花科蔬菜、葉菜類、大西洋海菜、野生藍莓
骨髓炎	蘋果、莓果、朝鮮薊、蘆筍、甘草根、野生藍莓
高血糖症	杏、香蕉、奇異果、西洋芹、野生藍莓
高血壓	杏、蔓越莓、椰棗、葡萄、檸檬與萊姆、柳橙與橘子、西洋芹、十字花科蔬菜、洋蔥、小蘿蔔、檸檬香蜂草、白樺茸、椰子、野生藍莓
偏頭痛	蘋果、莓果、蔓越莓、檸檬與萊姆、木瓜、西洋梨、蘆筍、西洋芹、十字花科蔬菜、小黃瓜、葉菜類、洋蔥、芳香藥草、貓爪藤、芫荽、大蒜、薑、檸檬香蜂草、甘草根、荷蘭芹、薑黃、大西洋海菜、牛蒡、白樺茸、椰子、蒲公英、野生藍莓
動脈粥狀硬化症	莓果、蔓越莓、柳橙與橘子、荷蘭芹、野生藍莓
帶狀疱疹	蘋果、酪梨、香蕉、蔓越莓、柳橙與橘子、木瓜、西洋梨、朝鮮薊、蘆筍、十字花科蔬菜、小黃瓜、葉菜類、馬鈴薯、番薯、芳香藥草、貓爪藤、芫荽、薑、檸檬香蜂草、甘草根、蘆薈、白樺茸、椰子、蕁麻葉、紅花苜蓿、野生藍莓
強迫症	蘋果、莓果、櫻桃、椰棗、奇異果、瓜類、西洋梨、西洋芹、十字花科蔬菜、葉菜類、芫荽、大西洋海菜、野生藍莓
梅尼爾氏症	蘆筍、芫荽、檸檬香蜂草、甘草根、野生藍莓
產後憂鬱症	芽菜與菜苗、覆盆子葉、野生藍莓
痔瘡	酪梨、香蕉、葡萄、馬鈴薯、蘆薈、玫瑰果、野生藍莓
莫頓氏神經瘤	無花果、石榴、貓爪藤、蘆薈、野生藍莓

貧血	杏、櫻桃、蔓越莓、葡萄、蘆筍、葉菜類、芽菜與菜苗、覆盆子葉、大西洋海菜、白樺茸、蕁麻葉、紅花苜蓿、野生藍莓
創傷後壓力症候群	蘋果、香蕉、莓果、椰棗、無花果、芒果、瓜類、柳橙與橘子、番薯、芫荽、蕁麻葉、生蜂蜜、野生藍莓
焦慮症	蘋果、酪梨、香蕉、莓果、櫻桃、蔓越莓、椰棗、檸檬與萊姆、芒果、瓜類、柳橙與橘子、蘆筍、西洋芹、十字花科蔬菜、小黃瓜、葉菜類、馬鈴薯、芽菜與菜苗、番薯、芫荽、薑、檸檬香蜂草、荷蘭芹、薑黃、大西洋海菜、椰子、蕁麻葉、野生藍莓
痛風	蔓越莓、奇異果、蘆筍、葉菜類、牛蒡、野生藍莓
短暫性腦缺血發作（小中風）	蘋果、瓜類、蘆筍、小黃瓜、洋蔥、貓爪藤、檸檬香蜂草、紅花苜蓿、野生藍莓
結腸炎	酪梨、香蕉、芒果、瓜類、木瓜、西洋芹、馬鈴薯、番薯、芫荽、大蒜、蘆薈、野生藍莓
結腸直腸癌	番薯、蘆薈、野生藍莓
結腸癌	酪梨、無花果、葡萄、馬鈴薯、野生藍莓
結膜炎	蔓越莓、檸檬與萊姆、洋蔥、野生藍莓
腎上腺疲勞	蘋果、酪梨、香蕉、莓果、櫻桃、椰棗、奇異果、檸檬與萊姆、芒果、柳橙與橘子、石榴、蘆筍、西洋芹、十字花科蔬菜、小黃瓜、葉菜類、芽菜與菜苗、番薯、大蒜、薑、檸檬香蜂草、甘草根、荷蘭芹、薑黃、牛蒡、白樺茸、椰子、生蜂蜜、紅花苜蓿、玫瑰果、野生藍莓
腎衰竭	蔓越莓、芒果、小黃瓜、野生藍莓
腎結石	櫻桃、蔓越莓、葡萄、檸檬與萊姆、芒果、柳橙與橘子、石榴、朝鮮薊、蘆筍、西洋芹、葉菜類、牛蒡、蒲公英、野生藍莓
腎臟疾病	蘋果、酪梨、檸檬與萊姆、瓜類、西洋芹、小黃瓜、葉菜類、馬鈴薯、小蘿蔔、番薯、蒲公英、野生藍莓
腎臟癌	馬鈴薯、大西洋海菜、野生藍莓
腕隧道症候群	香蕉、蔓越莓、柳橙與橘子、朝鮮薊、薑黃、白樺茸、椰子、野生藍莓
裂孔疝氣	蔓越莓、西洋梨、蘆筍、番薯、薑、檸檬香蜂草、蘆薈、野生藍莓
間質性膀胱炎	朝鮮薊、西洋芹、檸檬香蜂草、甘草根、蕁麻葉、野生藍莓
滑囊炎	杏、櫻桃、奇異果、柳橙與橘子、蘆筍、薑黃、牛蒡、白樺茸、野生藍莓
腦癌	酪梨、莓果、十字花科蔬菜、小蘿蔔、大西洋海菜、野生藍莓
腸病毒	芳香藥草、野生藍莓
葛瑞夫茲氏病	櫻桃、芒果、柳橙與橘子、木瓜、蘆筍、十字花科蔬菜、馬鈴薯、芽菜與菜苗、甘草根、覆盆子葉、薑黃、大西洋海菜、白樺茸、野生藍莓
雷諾氏症候群	杏、石榴、芫荽、薑、薑黃、椰子、野生藍莓
厭食症	櫻桃、蕁麻葉、野生藍莓

慢性疲勞症候群	杏、酪梨、莓果、葡萄、芒果、柳橙與橘子、木瓜、蘆筍、西洋芹、小黃瓜、番薯、芳香藥草、芫荽、甘草根、薑黃、牛蒡、白樺茸、玫瑰果、野生藍莓
膀胱癌	櫻桃、蘆筍、西洋芹、大西洋海菜、白樺茸、野生藍莓
憂鬱症	杏、酪梨、香蕉、莓果、櫻桃、葡萄、奇異果、芒果、瓜類、柳橙與橘子、木瓜、西洋芹、十字花科蔬菜、葉菜類、馬鈴薯、芽菜與菜苗、番薯、芫荽、檸檬香蜂草、甘草根、荷蘭芹、大西洋海菜、椰子、蕁麻葉、野生藍莓
麩質過敏症	杏、香蕉、無花果、蘆筍、葉菜類、馬鈴薯、芽菜與菜苗、番薯、薑、薑黃、牛蒡、白樺茸、蒲公英、紅花苜蓿、野生藍莓
憩室炎	杏、香蕉、無花果、木瓜、西洋梨、葉菜類、洋蔥、芳香藥草、甘草根、蘆薈、玫瑰果、野生藍莓
憩室病	西洋梨、芳香藥草、甘草根、玫瑰果、野生藍莓
橋本氏甲狀腺炎	櫻桃、芒果、柳橙與橘子、木瓜、蘆筍、十字花科蔬菜、馬鈴薯、芽菜與菜苗、甘草根、覆盆子葉、薑黃、大西洋海菜、白樺茸、野生藍莓
糖尿病	蘋果、杏、香蕉、莓果、櫻桃、蔓越莓、椰棗、葡萄、奇異果、檸檬與萊姆、芒果、瓜類、柳橙與橘子、木瓜、西洋梨、石榴、朝鮮薊、蘆筍、西洋芹、十字花科蔬菜、小黃瓜、葉菜類、馬鈴薯、芽菜與菜苗、牛蒡、椰子、生蜂蜜、玫瑰果、野生藍莓
癌症	杏、檸檬與萊姆、芽菜與菜苗、貓爪藤、薑、荷蘭芹、薑黃、生蜂蜜、野生藍莓
膽固醇過高	十字花科蔬菜、薑黃、野生藍莓
膽結石	杏、蔓越莓、無花果、葡萄、檸檬與萊姆、柳橙與橘子、石榴、朝鮮薊、葉菜類、薑、牛蒡、野生藍莓
膽囊疾病	杏、香蕉、蔓越莓、木瓜、葉菜類、野生藍莓
關節炎	蘋果、杏、香蕉、馬鈴薯、小蘿蔔、荷蘭芹、薑黃、野生藍莓
類風濕性關節炎	奇異果、檸檬與萊姆、馬鈴薯、小蘿蔔、芳香藥草、貓爪藤、薑、甘草根、薑黃、蕁麻葉、野生藍莓
躁鬱症	香蕉、荷蘭芹、大西洋海菜、椰子、生蜂蜜、野生藍莓
攝護腺炎	櫻桃、奇異果、蒲公英、野生藍莓
攝護腺癌	莓果、洋蔥、馬鈴薯、大蒜、白樺茸、野生藍莓
纖維肌痛症	杏、酪梨、莓果、櫻桃、葡萄、柳橙與橘子、木瓜、蘆筍、西洋芹、小黃瓜、小蘿蔔、芳香藥草、芫荽、甘草根、牛蒡、白樺茸、野生藍莓
癲癇	蘋果、酪梨、莓果、無花果、芒果、瓜類、小蘿蔔、番薯、大西洋海菜、椰子、玫瑰果、野生藍莓

國家圖書館出版品預行編目資料

医療靈媒‧改變生命的食物／安東尼‧威廉（Anthony William）著；
鄧捷文譯. -- 初版. -- 臺北市：方智, 2017.08
　　368 面；17×22公分 -- （方智好讀；98）
　　譯自：Medical Medium Life-Changing Foods: Save Yourself and the Ones
You Love with the Hidden Healing Powers of Fruits & Vegetables
　　ISBN 978-986-175-466-6（平裝）
　　1. 營養　2.健康飲食
411.3　　　　　　　　　　　　　　　　　　　　　106010098

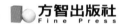

www.booklife.com.tw　　　　　　　　reader@mail.eurasian.com.tw

方智好讀 098

醫療靈媒‧改變生命的食物

作　　者／安東尼‧威廉（Anthony William）
譯　　者／鄧捷文
發 行 人／簡志忠
出 版 者／方智出版社股份有限公司
地　　址／台北市南京東路四段50號6樓之1
電　　話／（02）2579-6600‧2579-8800‧2570-3939
傳　　真／（02）2579-0338‧2577-3220‧2570-3636
總 編 輯／陳秋月
資深主編／賴良珠
責任編輯／黃淑雲
校　　對／黃淑雲‧賴良珠
美術編輯／李家宜
行銷企畫／陳姵蒨‧詹怡慧
印務統籌／劉鳳剛‧高榮祥
監　　印／高榮祥
排　　版／莊寶鈴
經 銷 商／叩應股份有限公司
郵撥帳號／18707239
法律顧問／圓神出版事業機構法律顧問　蕭雄淋律師
印　　刷／國碩印前科技股份有限公司
2017年8月　初版
2024年6月　17刷

定價 420 元　　　　　ISBN 978-986-175-466-6　　　　版權所有‧翻印必究

◎本書如有缺頁、破損、裝訂錯誤，請寄回本公司調換　　　Printed in Taiwan